Kohlhammer

Die Autorin

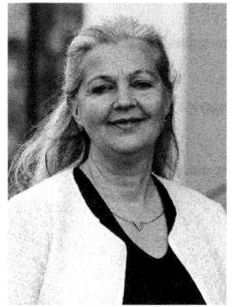

Anja Palesch, examinierte Krankenschwester, Diplom-Pflegewissenschaftlerin (FH), Qualitätsmanagementbeauftragte (TÜV), Ehrenamtskoordinatorin, über 20 Jahre Erfahrung in der Ambulanten Pflegeberatung, langjährige Teamleiterin bei COMPASS Private Pflegeberatung GmbH, seit 2018 freiberuflich tätig als systemischer Coach/Supervisorin. Bei verschiedenen Bildungsträgern als freiberufliche Dozentin tätig.

E-Mail: kontakt@anja-palesch.de
Homepage: www.anja-palesch.de

Anja Palesch

Ambulante Pflegeberatung

Grundlagen und Konzepte für die Praxis

3., erweiterte und überarbeitete Auflage

Verlag W. Kohlhammer

Dieses Werk einschließlich aller seiner Teile ist urheberrechtlich geschützt. Jede Verwendung außerhalb der engen Grenzen des Urheberrechts ist ohne Zustimmung des Verlags unzulässig und strafbar. Das gilt insbesondere für Vervielfältigungen, Übersetzungen, Mikroverfilmungen und für die Einspeicherung und Verarbeitung in elektronischen Systemen.

Die Wiedergabe von Warenbezeichnungen, Handelsnamen und sonstigen Kennzeichen in diesem Buch berechtigt nicht zu der Annahme, dass diese von jedermann frei benutzt werden dürfen. Vielmehr kann es sich auch dann um eingetragene Warenzeichen oder sonstige geschützte Kennzeichen handeln, wenn sie nicht eigens als solche gekennzeichnet sind.

Es konnten nicht alle Rechtsinhaber von Abbildungen ermittelt werden. Sollte dem Verlag gegenüber der Nachweis der Rechtsinhaberschaft geführt werden, wird das branchenübliche Honorar nachträglich gezahlt.

Dieses Werk enthält Hinweise/Links zu externen Websites Dritter, auf deren Inhalt der Verlag keinen Einfluss hat und die der Haftung der jeweiligen Seitenanbieter oder -betreiber unterliegen. Zum Zeitpunkt der Verlinkung wurden die externen Websites auf mögliche Rechtsverstöße überprüft und dabei keine Rechtsverletzung festgestellt. Ohne konkrete Hinweise auf eine solche Rechtsverletzung ist eine permanente inhaltliche Kontrolle der verlinkten Seiten nicht zumutbar. Sollten jedoch Rechtsverletzungen bekannt werden, werden die betroffenen externen Links soweit möglich unverzüglich entfernt.

Abbildungen und Tabellen ohne zusätzliche Quellenvermerke wurden von der Autorin selbst erstellt.

3., erweiterte und überarbeitete Auflage 2025

Alle Rechte vorbehalten
© W. Kohlhammer GmbH, Stuttgart
Gesamtherstellung: W. Kohlhammer GmbH, Heßbrühlstr. 69, 70565 Stuttgart
produktsicherheit@kohlhammer.de

Print:
ISBN 978-3-17-045358-6

E-Book-Formate:
pdf: ISBN 978-3-17-045359-3
epub: ISBN 978-3-17-045360-9

Danksagung

Ich möchte dem Kohlhammer Verlag danken, insbesondere Frau Anne-Marie Bergter und Frau Nicole Hartmann. Ich freue mich sehr, dass nun bereits die dritte Auflage dieses Buches erschienen ist. Bedanken möchte ich mich auch bei Christiane Bader, bei Heidi Brandenburg-Käufer, bei Sabine Lohr und bei Christiane Gathof.

Mein Dank gilt auch den vielen ehemaligen Kolleginnen und Kollegen, meinen Vorgesetzten, meinen ehemaligen Mitarbeitern und Mitarbeiterinnen, die über viele Jahre hinweg indirekt dazu beitrugen, dass dieses Werk mit all den Erfahrungen im Rahmen von Pflegeberatung zustande kam. Auch ihnen möchte ich danken, für viele gute Gedanken und interessante Anregungen.

Auch den Menschen in meinem jetzigen beruflichen Netzwerk möchte ich danken, für den vielfältigen fachlichen Austausch und das unermüdliche Engagement, für Menschen Gutes zu bewirken.

Meinen herzlichen Dank möchte ich auch den Teilnehmern der verschiedenen Fortbildungen und Ausbildungen aussprechen, die rund um das Thema Pflegeberatung mit vielen interessanten Fragen und Perspektiven auch meinen Horizont als Dozentin erweitert haben.

Zum Schluss und ganz besonders wichtig, möchte ich auch den vielen Klienten und deren Angehörigen danken, für das Vertrauen und die vielen, oft auch tiefgreifenden Schilderungen, beispielsweise in Gesprächskreisen oder in der persönlichen Beratung.

Ich bin dankbar für die vielen Erfahrungen, die in dieses Buch einfließen konnten.

Anja Palesch   Münster, Mai 2024

Inhalt

Danksagung 5

Einleitung 11

1 Bedeutung und Potenzial der Pflegeberatung in Deutschland **13**
    1.1 Aus volkswirtschaftlicher Perspektive 17
    1.2 Aus betriebswirtschaftlicher Perspektive (Leistungsanbieter) 18
    1.3 Aus der Perspektive der Krankenkassen/Pflegekassen/Versicherungen (Kostenträger) 20
    1.4 Aus der Perspektive des Pflegeberaters 20
    1.5 Aus der Perspektive des Ratsuchenden 22
    Zusammenfassung 22

2 Gesetzliche Grundlagen der Pflegeberatung in Deutschland **24**
    2.1 Pflegeberatung nach § 7 SGB XI 24
    2.2 Pflegeberatung nach § 37 Abs. 3 SGB XI 26
    2.3 Pflegekurse für Angehörige und ehrenamtliche Pflegepersonen nach § 45 SGB XI 30
    2.4 Pflegeberatung nach § 7a SGB XI 35
    2.5 Beratungsgutscheine nach § 7b SGB XI 41
    2.6 Pflegestützpunkte 42
    2.7 Fortbildung zum Pflegeberater 43
        2.7.1 Weiterbildung zum Pflegeberater nach § 45/§ 37 Abs. 3 SGB XI 43
        2.7.2 Weiterbildung zum Pflegesachverständigen ... 44
        2.7.3 Empfehlungen zur Qualifikation und zur Fortbildung der Pflegeberater nach § 7a SGB XI 44
        2.7.4 Weiterbildung zum Case Manager (CM) 46
    Zusammenfassung 48

Inhalt

3 Theorien und Konzepte im Rahmen der Pflegeberatung — 51
- 3.1 Informationsvermittlung — 52
- 3.2 Aufklärung — 53
- 3.3 Beratung — 53
  - 3.3.1 Die lösungsorientierte Gesprächsführung — 55
  - 3.3.2 Die klienten- oder personenzentrierte Gesprächsführung — 56
  - 3.3.3 Die salutogenetische Gesprächsführung — 57
  - 3.3.4 Ziele der Pflegeberatung — 58
  - 3.3.5 Der systemische Ansatz in der Pflegeberatung — 60
  - 3.3.6 Systemische Pflegeberatung — 62
  - 3.3.7 Familien- und Helferkonferenzen — 66
- 3.4 Case Management — 67
  - 3.4.1 Definition des Case Managements — 68
  - 3.4.2 Voraussetzungen für die Anwendung von Case Management — 71
  - 3.4.3 Rolle und Aufgaben des Case Managers — 73
  - 3.4.4 Die Fallebene — 74
  - 3.4.5 Instrumente und Verfahren — 79
  - 3.4.6 Die Systemebene — 90
- Zusammenfassung — 93

4 Einflussfaktoren auf die Pflegeberatung — 95
- 4.1 Der Mensch — 97
  - 4.1.1 Kommunikation — 98
  - 4.1.2 Der Pflegeberater — 101
  - 4.1.3 Die Adressaten der Pflegeberatung — 103
  - 4.1.4 Die weiteren Mitwirkenden — 104
  - 4.1.5 Das Eisberg-Prinzip — 105
- 4.2 Die Rahmenbedingungen — 106
  - 4.2.1 Der Zeitrahmen — 106
  - 4.2.2 Das Material — 107
  - 4.2.3 Das Beratungssetting — 109
- 4.3 Das Management — 116
  - 4.3.1 Das Unternehmen — 116
  - 4.3.2 Die Rolle des Pflegeberaters — 116
  - 4.3.3 Die Stellenbeschreibung — 117
  - 4.3.4 Die Dokumentation — 118
  - 4.3.5 Das Marketingkonzept — 119
- Zusammenfassung — 120

5 Thematische Schwerpunkte in der Pflegeberatung — 122
- 5.1 Entlassmanagement aus dem Krankenhaus — 123
- 5.2 Pflegehilfsmittel, Hilfsmittel und technische Hilfen — 128
  - 5.2.1 Pflegehilfsmittel — 130
  - 5.2.2 Hilfsmittel nach § 33 SGB V — 134

	5.2.3	Ausgewählte Pflegehilfsmittel	135
	5.2.4	Personenrufsystem als besonderes technisches Hilfsmittel	138
	5.2.5	DiGAs und DiPAs	141
	5.2.6	Digitale (Pflege-)Assistenzsysteme	142
5.3	Wohnumfeldverbessernde Maßnahmen		144
5.4	Die Pflegebedürftigkeit und Pflegegrade nach SGB XI (Pflegeversicherung)		149
	5.4.1	Begutachtung nach SGB XI	156
	5.4.2	Das Pflegetagebuch/Pflegeprotokoll	160
	5.4.3	Einstufung von Kindern	164
5.5	Die Leistungen im Rahmen des SGB XI		166
	5.5.1	Pflegegeldleistungen	167
	5.5.2	Pflegesachleistungen	168
	5.5.3	Kombinationsleistung	168
	5.5.4	Tages- oder Nachtpflege	169
	5.5.5	Verhinderungs-/Ersatzpflege	169
	5.5.6	Kurzzeitpflege	173
	5.5.7	Entlastungsbudget	174
	5.5.8	Entlastungsleistungen	175
	5.5.9	Stationäre Pflege	176
	5.5.10	Soziale Sicherung der Pflegeperson	186
	5.5.11	Vereinbarkeit von Beruf, Familie und Pflege	187
	5.5.12	Kurzzeitige Arbeitsverhinderung (§ 2 PflegeZG und § 44a SGB XI)	188
	5.5.13	Die Pflegezeit (§ 3 PflegeZG)	188
	5.5.14	Familienpflegezeit (§§ 2 und 3 FPfZG)	190
	5.5.15	Poolen von Leistungen	191
5.6	Weitere Schwerpunkte in der Pflegeberatung		191
	5.6.1	Wohnformen im Alter	191
	5.6.2	Beratung von Angehörigen demenziell erkrankter Menschen	195
	5.6.3	24-Stunden-Betreuung in der Häuslichkeit	198
	5.6.4	Minijob-Arbeitgebermodell	202
	5.6.5	Leistungen nach SGB XII (Sozialhilfe/Hilfe zur Pflege)	203
	5.6.6	Leistungen nach SGB IX (Schwerbehindertenrecht)	205
	5.6.7	Informationen zum Betreuungsrecht	208
	5.6.8	Unterschiede zwischen GKV und PKV	216
	5.6.9	Das Persönliche Budget	222
	5.6.10	Urlaub trotz Pflegebedarf	228
	5.6.11	Selbsthilfegruppen	230
	5.6.12	Besondere Zielgruppen beraten	231
	5.6.13	Unterstützung in der letzten Lebensphase	232
5.7	Ämter, Anlaufstellen und ihre Aufgaben		236
Zusammenfassung			238

6	**Fazit und Ausblick**	**240**

Literatur 243

Literaturtipps zum Thema Demenz 255
    Krankheitsbild Demenz 255
    Erfahrungsberichte 255
    Kinder und Demenz 256
    Therapie und Beschäftigung 256

Übersicht und Adressen aller privaten Kranken- und Pflegekassen 258

Anhang

Formular 1 265

Formular 2 270

Formular 3 275

Formular 4 279

Formular 5 285

Formular 6 290

Formular 7 299

Formular 8 304

Formular 9 308

Formular 10 314

Formular 11 316

Digitale Zusatzmaterialien 318

Stichwortverzeichnis 319

Einleitung

Aus persönlicher Erfahrung ist mir bewusst, wie wichtig Beratung der Pflegeempfangenden und deren pflegender An- und Zugehörigen in der Praxis ist. In der Bundesrepublik Deutschland sind derzeit laut Statistischem Bundesamt noch immer die pflegenden An- und Zugehörigen die größte Gruppe, die Pflege durchführt.

Pflege geschieht individuell. Die Wünsche und Bedürfnisse jedes Menschen sind individuell. Es sind meist viele Aspekte zu berücksichtigen, wenn Pflege benötigt wird. Fürsorge und Unterstützung finden oft bereits statt, bevor eine Einstufung nach SGB XI (Sozialgesetzbuch 11 = Pflegeversicherung) vorgenommen wird.

Die meisten Menschen in Deutschland möchten im Fall der Pflegebedürftigkeit zu Hause versorgt werden. Das kommt fast allen an der Pflege Beteiligten entgegen, nicht nur aus Kostengründen. Mit gelungener Pflegeberatung lassen sich sowohl die Kosten reduzieren, als auch die Interessen des Hilfsbedürftigen (in der Regel) umsetzen. In der Vergangenheit wurden viele gute Ansätze in der Gesetzgebung gemacht. Immerhin ist zu bedenken, dass die Versorgung durch die Steuerzahler finanziert werden muss.

Die dritte Auflage beginnt wieder mit einem kurzen Einführungsteil zur Situation in Deutschland und der aktuellen gesetzlichen Lage bezüglich der Pflegeberatung (▶ Kap. 1). Den ersten Teil des Buches habe ich um die aktuellen gesetzlichen Richtlinien erweitert (▶ Kap. 2). Über die Jahre hat sich die pflegerische Versorgungssituation stark verändert. Pflegeberatung wird in Zeiten lückenhafter Versorgungsstrukturen mit neuen Herausforderungen konfrontiert.

In dieser 3. Auflage gibt es einige Ideen, wie mit diesen Herausforderungen umgegangen werden kann. Sehr hilfreich kann hier auch die Systemische Pflegeberatung sein, die als fachliche Erweiterung der gesetzlich vorgeschriebenen Pflegeberatung besonders dazu dient, die pflegenden und sorgenden Angehörigen zu unterstützen und zu stärken (▶ Kap. 3.3.6).

Neu aufgenommen wurde außerdem ein praktischer Leitfaden zur Vorbereitung und Durchführung von Familien- und Helferkonferenzen.

Der zweite Teil dieser Auflage befasst sich mit den Grundlagen, den Einflussfaktoren und »Werkzeugen« der Pflegeberatung. Neu sind hier z. B. die Themen Digitalisierung und die Stufen der Beratungskompetenz in der Pflegeberatung (▶ Kap. 4.1).

Im dritten Teil des Buches, dem praktischen Teil, werden die fachlichen Schwerpunkte, die in der Pflegeberatung von Klienten nachgefragt werden bzw. die eine Pflegesituation mit sich bringen kann, vorgestellt und detailliert erläutert. Die Themen reichen wieder von der Hilfsmittelbeschaffung über die neuen Leistungen der Pflegeversicherung, Informationen zu Digitalen Gesundheitsanwendungen (DiGA) und Digitalen Pflegeanwendungen (DiPA), zu digitalen Pflegeassistenzsystemen (▶ Kap. 5.2) bis zum Case Management. In den letzten Jahren wurden zwar keine großen Reformen angestoßen, aber viele kleine gesetzliche Änderungen vorgenommen. So muss beispielsweise ab dem 01.07.2024 jeder Pflegebedürftige, der neu einen Bedarf an zum Verbrauch bestimmte Pflegehilfsmittel hat, eine Beratung in Anspruch nehmen, bevor die Kostenübernahme überhaupt beantragt bzw. bewilligt werden kann (▶ Kap. 5.2.1).

Auch Urlaubsreisen trotz Pflegebedürftigkeit ist ein Thema, das immer mehr Menschen anspricht (▶ Kap. 5.6.10).

Abschließend befasst sich das Buch mit Perspektiven und Chancen der ambulanten Pflegeberatung. Im Anhang finden Sie wie gewohnt zahlreiche Formulare, die in der Praxis hilfreich sind. Ebenso finden Sie wieder weiterführende Links und nützliche Tipps und Adressen.

Sicher habe ich in meinem Buch nicht jeden Gedanken aufgriffen. Für Hinweise und Kritik bin ich offen und freue mich über einen Austausch mit den Leserinnen und Lesern.[1]

Zur besseren Lesbarkeit wird der Begriff »Pflegeberater« mit dem Begriff »Pflegeberaterin« gleichgesetzt. Ebenso verhält es sich mit allen anderen Bezeichnungen: Es wird in dem gesamten Buch auf geschlechtsneutrale Formulierungen verzichtet, wobei die verwendeten Formulierungen sich ausdrücklich auf alle Geschlechter beziehen.

Das Buch wurde sorgfältig erarbeitet, dennoch können Irrtümer nicht ausgeschlossen werden. Auch können seit der Drucklegung rechtliche Änderungen eingetreten sein. Daher kann keine Gewähr auf Vollständigkeit der Informationen gegeben werden. Insbesondere wird keine Haftung für sachliche Fehler oder deren Folgen übernommen.

Piktogramme

☝ Tipp	🌐 Tipp im Internet	📖 Buchtipp
♀ Wichtig	👥 Beispiel	§ Gesetzestext
📋 Checkliste	ⓟ Privatversicherte	

---

[1] Hinweise können über das Kontaktformular auf der Website www.kohlhammer-pflege.de eingereicht werden. Der Verlag wird alle eingehenden Nachrichten an die Autorin weiterleiten.

1 Bedeutung und Potenzial der Pflegeberatung in Deutschland

Pflegeberatung steht weiterhin im Mittelpunkt der gesundheitspolitischen Diskussionen und pflegefachlichen Beiträge in Deutschland. Die Branche Pflege – und damit auch Pflegeberatung als neuer Berufszweig – ist weiter einem starken Wandel unterworfen. In den letzten 20 Jahren hat sich die Zahl der ambulanten Pflegedienste verdoppelt (Pressemitteilung Statistisches Bundesamt 11. Mai 2023) und doch haben wir aktuell die Situation, dass nicht jeder Hilfe durch einen Pflegedienst bekommt, der diese benötigt.

Die Zahl der hilfs- und pflegebedürftigen Menschen in Deutschland steigt weiter an. Im Gegenzug erleben wir jedoch ein Rückgang von stationärer und ambulanter Pflege. Die Gründe für die zunehmend herausfordernde Situation sind neben dem Fachkräftemangel in der Pflege leider auch die Überforderung der vorhandenen Pflege- und Hilfskräfte. Durch überbordende Bürokratie, durch unangemessenen Aufbau von Zeitdruck und letztlich auch durch explodierende Kosten (z. B. für Energie und tarifliche Entlohnung) sehen sich viele Träger außer Stande, die Einrichtungen weiter zu betreiben. Es bleibt abzuwarten, wohin uns das Dilemma führt.

Dilemma in der Versorgung

Pflegeberatung wird in diesen besonderen Zeiten immer wichtiger. Denn sie unterstützt beim Zurechtfinden im Paragrafen-Dschungel und Chaos der Institutionen und Zuständigkeiten sowie bei der Organisation der pflegerischen Versorgung. Der Eintritt von Hilfe- und Pflegebedürftigkeit stellt in der Regel eine große emotionale Herausforderung für die Betroffenen und deren Umfeld dar. Pflegeberatung bietet besonders bei Eintritt der veränderten Situation eine große Entlastung für alle Beteiligten.

Die Gesundheitspolitik in Deutschland befasst sich mit der Formulierung von Zielen, der Wahl der geeigneten Instrumente und Maßnahmen, um diese Ziele zu erreichen, sowie mit der Anwendung der Instrumente und Maßnahmen. Ziele der Gesundheitspolitik sind die Verbesserung der Lebenserwartung, die Senkung der Morbidität und der Behinderungslast, die Optimierung der gesundheitsbedingten Lebensqualität und die Verringerung der gesundheitsspezifischen sozialen Ungleichheit (Schwartz et al. 2003, S. 224–229). Außerdem befasst sich Gesundheitspolitik mit den Aufgaben und der Ausgestaltung der am Gesundheitssystem beteiligten Institutionen sowie mit den Berufsgruppen, die im Gesundheitswesen beschäftigt sind (Rosenbrock 2000, S. 187–215).

Gesundheitspolitik

Das Gesundheitssystem in Deutschland zeichnet sich vor allem durch eine starke Segmentierung aus, die historisch gewachsen ist: Förderung durch Bund, Länder und Kommunen, Pluralismus der Trägerschaft der Gesundheitseinrichtungen (öffentliche, frei-gemeinnützige und private

Gesundheitssystem

1 Bedeutung und Potenzial der Pflegeberatung in Deutschland

Träger). Es gibt den stationären und den ambulanten Sektor, den öffentlichen Gesundheitsdienst und Laienpflegekräfte (ebd.). Die Gesundheitspolitik in Deutschland hat Einfluss auf allen drei Ebenen (▶ Tab. 1.1).

Neben der Versorgung der Kranken und Pflegebedürftigen, also die Bereiche Krankenhausversorgung, Rehabilitation und Pflege, muss die Politik auch die Prävention und Gesundheitsförderung berücksichtigen. Hier sehe ich beispielsweise zusätzliches Potenzial der Pflegeberatung, z. B. den präventiven Hausbesuch, der in Städten und Kommunen organisiert wird. Laut Gesundheitsbericht des Bundes gab es im Jahr 2021 bundesweit über 4 Millionen Pflegebedürftige, die in der Häuslichkeit versorgt wurden. Rund 2,554 Millionen Pflegegeldbezieher wurden ausschließlich von pflegenden Angehörigen versorgt. Die Tendenz ist weiter steigend. Weitere rund 800.000 Pflegebedürftige wurden zu diesem Zeitpunkt in stationären Einrichtungen versorgt. Die Zahl ist in den letzten Jahren fast unverändert, da viele Einrichtungen durch gesetzliche Vorgaben und Mangel an Pflegekräften nicht mehr Menschen stationär versorgen können (Statistisches Bundesamt, 2023a).

Pflegeberatung in Unternehmen

Durch den zunehmenden Fachkräftemangel und den Anstieg von hilfs- und pflegebedürftigen Menschen installieren viele Großunternehmen inzwischen selbst eine betriebliche Pflegeberatung. In NRW wird die Ausbildung von Pflegelotsen in Unternehmen unterstützt, um dem hohen Informationsbedarf nachzukommen. So können in klein- und mittelständischen Unternehmen die Beschäftigten auch während der Arbeitszeit Pflegeberatung nutzen. Damit kann der Krankenstand gesenkt und die Mitarbeiterbindung gestärkt werden.

Tab. 1.1: Überblick über die Ebenen der Gesundheitspolitik in Deutschland bezogen auf die Pflegeberatung (in Anlehnung an Rosenbrock 2000, S. 187–215)

Ebene	Struktur	Akteure	In Bezug auf die Pflegeberatung
Mikroebene	Pflegesituation, Beratungssituation	Pflegekraft/Berater und Betroffener	Unterstützung in der Versorgung, Beratung in unterschiedlichen Kontexten, z. B. Finanzierung von Leistungen
Mesoebene	Leistungserbringer (z. B. Pflegedienst, Pflegestützpunkt) und Leistungsträger (z. B. Pflegekasse, Sozialamt)	Fachbereichsleiter/ Geschäftsführer	Ermittlung des Bedarfes sowie Bereitstellung und Optimierung des Angebotes, Bewilligung von Leistungen, Finanzierung von Leistungsansprüchen
Makroebene	Auf der Ebene der Kommunen, Länder und des Staates	Bürgermeister, Landrat, Politiker usw.	Regelung der Leistungsansprüche, deren Finanzierung, Evaluierung

In der Pflegeberatung sollten die Informationen nicht nur in eine Richtung, sondern wechselseitig fließen. Beispielsweise kann ein Pflegedienst im Rahmen der Pflegeberatung die Zufriedenheit bezüglich der bisher genutzten Leistungen abfragen (Qualitätssicherung) und die noch offenen Wünsche sammeln. Die Ergebnisse der Befragung von Patienten und deren Angehörigen zur Zufriedenheit im Rahmen der Evaluation könnten z. B. den Ergebnissen der MD-Begutachtung gegenübergestellt werden. Entsprechende Informationen sollten langfristig erhoben, gesammelt, ausgewertet und eingesetzt werden. Da ambulante Pflegedienste inzwischen in der Regel mehr Kunden haben, als versorgt werden können, ist Pflegeberatung derzeit zu Marketingzwecken nicht notwendig. Allerdings können andere Dienstleistungen beworben werden, z. B. die neue Tagespflegeeinrichtung oder Haushaltshilfen.

Pflegeberatung als Marketinginstrument

Pflegeberatung ist gesetzlich im Pflegeversicherungsgesetz (SGB XI) festgeschrieben. Der weitere Ausbau von Pflegeberatung ist in den letzten Jahren erfolgt und weiterhin im Fokus der Gesundheitspolitik. Mit Blick auf den weiter steigenden Fachkräftemangel ist heute allerdings eher die Frage von Bedeutung, welcher Pflegedienst die Betroffenen in Krisensituationen noch kurzfristig versorgen kann.

Ratsuchende als Kunden

Die pflegenden Angehörigen von heute sind die Pflegebedürftigen von morgen oder übermorgen. Im Rahmen von Pflegeberatung könnte hier ebenfalls eine Befragung stattfinden, die auf das Bereitstellen von weiteren Dienstleistungen abzielt. Welche Dienstleistungen bzw. welche Bedingungen benötigen die pflegenden Angehörigen für ihre spätere Versorgung? Da pflegende Angehörige in der Regel eine konkrete Vorstellung von den Belastungen der Pflege haben, setzen sie sich meist auch mit der eigenen Zukunft auseinander. Die so gewonnenen Informationen sind sehr wertvoll. Zudem wird den pflegenden Angehörigen Wertschätzung und Akzeptanz entgegengebracht.

Mit einer gesetzlich festgeschriebenen Erweiterung des Aufgabenspektrums von Pflegeberatung kann der Kontakt zu pflegenden Angehörigen aufgebaut und gehalten werden. Die Pflegewünsche und -bedürfnisse der Zukunft unterliegen regionalen Unterschieden, die genauer zu ermitteln wären.

Neue Wege

Mit den Pflegestärkungsgesetzen I–III hat jeder Pflegebedürftige bei einem Erstantrag auf eine Pflegeeinstufung einen Anspruch auf eine kostenlose und individuelle Pflegeberatung. Auch pflegende Angehörige können sich beraten lassen. Das ist sinnvoll, denn gerade bei dem zu erwartenden Eintritt in Pflegebedürftigkeit sind der Pflegebedürftige und seine Angehörigen vor eine Vielzahl von Entscheidungen und Herausforderungen gestellt (Thomas & Wirnitzer 2001, S. 105; Georg & Georg 2003, S. 84–86; Gittler-Hebestreit 2006, S. 17–18; Büscher 2010, S. 4).

Auch Pflegeberater sollten sich regelmäßig fragen: »War die Pflegeberatung aus eigener Sicht erfolgreich?« oder »Konnten durch die Pflegeberatung höhere Kosten (z. B. durch den längeren Verbleib in der Häuslichkeit) vermieden werden?« Um die Qualität der Pflegeberatung sicher zu stellen,

Ziele der Pflegeberatung

ist eine umfangreiche Schulung, weitergehende regelmäßige Weiterbildungen, kollegialer Austausch und Supervision erforderlich.

Pflegeberatung hat ebenfalls den Auftrag, die Kosten im Gesundheitswesen langfristig zu senken. Fachlich gute Pflegeberatung kann dies leisten (Hugo Mennemann, Bundeskongress DGSV, Vorstellung des »Ahlener Modells«, 29.10.2009 in Münster). Zu den Kosten sollten dabei nicht nur die aktuell entstandenen Beträge gesehen werden (Kosten für Pflege, ärztliche Versorgung, Medikamente und Hilfsmittel), sondern auch die Kosten, die durch langfristige Verhinderung einer Überlastung von pflegenden Angehörigen vermieden werden konnten (Burnout-Gefahr).

Kommt es zur Pflegebedürftigkeit, treten bei den Betroffenen, deren Angehörigen oder Betreuern viele Fragen auf. Der Dschungel der Entlastungsangebote, fehlende Unterstützung, die vielen Begriffe, die gesetzlichen Ansprüche und die notwendigen Hilfsmittel sind *Gründe, um Pflegeberatung in Anspruch zu nehmen*. Fakt ist: Viele Menschen sind gern bereit, den pflegebedürftigen Angehörigen zu Hause zu versorgen. Die Möglichkeiten dazu müssen weiter verbessert werden.

Zahl der Pflegebedürftigen

Um welchen Bedarf es geht, verdeutlicht die folgende Abbildung (▶ Abb. 1.1).

Abb. 1.1: Pflegebedürftige nach Versorgungsart im Jahr 2021 (Statistisches Bundesamt 2022a, 2022b, 2022c, 2022d)

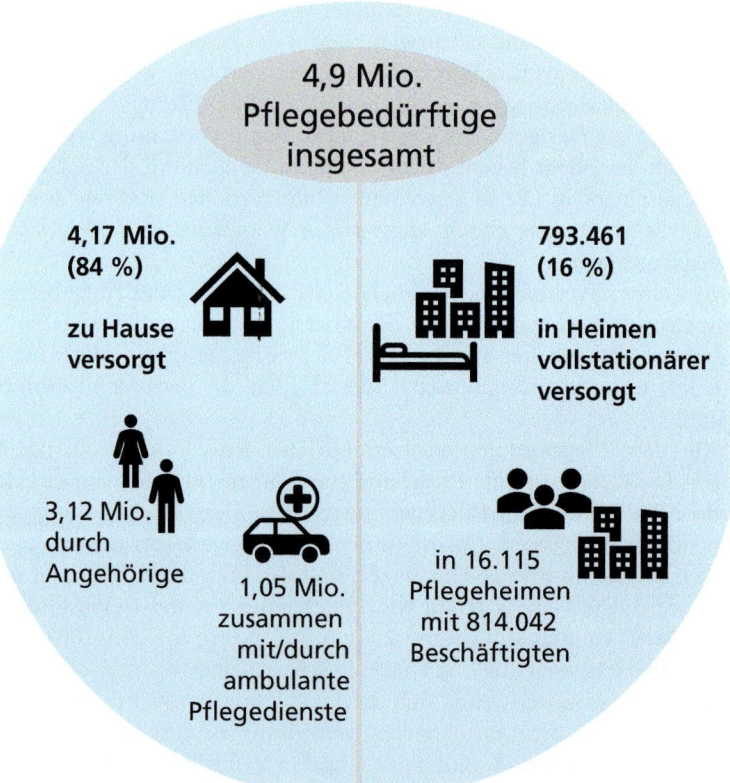

Laut Bericht des Bundesministeriums für Gesundheit werden derzeit mehr Menschen zu Hause versorgt als in vollstationären Einrichtungen. Obwohl die pflegenden Angehörigen die größte und preiswerteste Gruppe der ambulanten »Pflegedienste« bilden, nehmen die Kosten aus demografischen Gründen zu (H. Mennemann, Bundeskongress DGSV, 29.10.2009 in Münster). Eine Möglichkeit, um die Kosten geringer zu halten, ist die individuelle, neutrale und für Ratsuchende kostenfreie Pflegeberatung.

Werden die pflegenden Angehörigen, das nachbarschaftliche Umfeld, die ehrenamtliche Arbeit (inklusive der (Berufs-)Betreuer) durch die Pflegeberatung unterstützt, können hohe Kosten zumindest hinausgezögert oder auch verhindert werden.

Mit qualifizierter Pflegeberatung können der wirtschaftliche und der humanitäre Auftrag der Politik in Einklang gebracht werden. Um die Chancen von Pflegeberatung genauer zu betrachten, gehe ich im folgenden Text auf die einzelnen Perspektiven ein.

1.1 Aus volkswirtschaftlicher Perspektive

Die meisten pflegebedürftigen Menschen wünschen sich bei Pflegebedürftigkeit eine Versorgung in der häuslichen Umgebung und nicht in einer stationären Einrichtung (▶ Tab. 1.1). Kann dieser Wunsch erfüllt werden, kann auf der Meso- und Makroebene viel Geld gespart werden. Häusliche Pflege entlastet die Kommunen, da viele Pflegebedürftige mit der stationären Aufnahme zu Sozialhilfeempfängern werden.

Die Kosten für die Ausgaben der gesetzlichen Kranken- und Pflegeversicherung müssen stabilisiert werden. Dies ist in sehr unterschiedlichen Bereichen möglich, im Krankenhausbereich sorgt der Klinikalltag bisher für verschiedene Herausforderungen. Das gesetzlich vorgeschriebene Entlassmanagement beginnt bei der Aufnahme ins Krankenhaus. Leider beklagen viele Betroffene, dass die Entlassung von Pflegebedürftigen trotz des gesetzlichen Anspruchs nicht so umfassend erfolgt, dass ein Versorgungsbruch und eine drohende Unterversorgung vermieden werden können.

Kostenstabilisierung

Eine Kostensenkung wird bisher oft auf dem Rücken der Pflegekräfte, der An- und Zugehörigen und der Pflegebedürftigen ausgetragen. Pflegeberatung könnte zur Verhinderung des Drehtüreffekts, zur Verhinderung von Pflegefehlern durch pflegende Angehörige (z. B. Dekubitus) und zu einer geringeren Belastung des Krankenhauspersonals führen (z. B. durch geregelte Organisation von ehrenamtlicher Betreuung bei der Versorgung von demenziell veränderten Menschen im Krankenhaus).

Alternative Wohnformen (z. B. Wohngemeinschaften) boomen derzeit und beflügeln die Baubranche. Auch die Startup-Szene und die Hilfsmittelbranche profitieren von der wachsenden Anzahl hilfs- und pflegebedürftiger Menschen. Dienstleistungen für alte und pflegebedürftige Men-

Motor der Wirtschaft

schen, z. B. Fahrdienste, hauswirtschaftliche Unterstützung und stundenweise Betreuung, erfreuen sich ebenfalls einer steigenden Nachfrage. Meiner Erfahrung nach wird auch die Unterstützung durch ausländische Pflegekräfte in deutschen Haushalten zunehmend mehr in Anspruch genommen.

1.2 Aus betriebswirtschaftlicher Perspektive (Leistungsanbieter)

Beratung ist auch als »Direktmarketing« zu verstehen. Neben der Möglichkeit einer Teilfinanzierung (Beratungen nach § 37 Abs. 3 und § 45 SGB XI) durch die Pflegekasse kann durch Beratung auch gezielt eine bestimmte Gruppe angesprochen werden. Plant ein Pflegedienst neben der eigentlichen ambulanten Pflege den Aufbau einer Tagespflegeeinrichtung, eines betreuten Wohnens oder vielleicht eines »Haushaltsservice«, so kann und wird die Pflegeberatung sicher vermehrt im Beratungsgespräch darauf hinweisen. Der Hinweis im Beratungsgespräch nach § 37 Abs. 3 SGB XI wird wahrscheinlich aufgrund des Zeitumfangs und dem Aspekt der »Pflicht« eine andere Wirkung erzielen als ein Beratungsgespräch nach § 7a SGB XI. Anderseits haben die Pflegedienste derzeit oft erhebliche Probleme, Fachkräfte oder überhaupt geeignetes Personal zu finden. Die Pflegebedürftigen als Kunden treten da leider immer mehr in den Hintergrund. Die Anzahl der Pflegedienste in Deutschland, die wegen Personalmangel den Dienst einstellen müssen, wächst derzeit.

Chancen für Dienstleister

Die Pflegeberatung kann auch als »Barometer« dienen, um neue Angebote für die Zielgruppe zu installieren. Gerade im Bereich der Pflege wird der Markt aufgrund der demografischen Veränderungen weiter boomen. Die jetzt alt werdende Generation hat oft noch das finanzielle Polster, um sich »Sonderwünsche« zu erfüllen.

Das größte Problem ist scheinbar der Mangel an pflegerischem Fachpersonal in ambulanter und stationärer Versorgung. Die Gründe dafür sind sehr vielfältig. Durch die Pflegeberatung kann dieses Problem etwas abgepuffert werden. Die Inanspruchnahme der Pflegeberatung ermöglicht dem Pflegeempfänger und seinen Angehörigen, sich einen umfassenden Überblick zu verschaffen und gezielt auszuwählen. Anders als noch vor einigen Jahren sind die meisten Betroffenen froh, wenn sie Unterstützung durch einen Pflegedienst erhalten können. Tagespflege oder andere Betreuungsangebote können oft noch ausgewählt werden. Auch Hilfsmittel wie Notrufsysteme stehen in der Regel zur Auswahl zur Verfügung.

Herausforderungen in der Pflegeberatung

Die Pflegeberatung musste sich in den letzten Jahren einer neuen Herausforderung stellen: Versorgung in Zeiten lückenhafter Versorgungsstrukturen. Es kommt immer öfter vor, dass kein Pflegedienst die Versorgung annimmt, manchmal aus wirtschaftlichen Gründen oder wegen zu hoher Auslastung (Fachkräftemangel). In manchen Regionen sind auch in der stationären Versorgung keine Plätze mehr zu bekommen. Manche Dienstleister sind schlicht unzuverlässig und unehrlich. Meiner Erfahrung nach wird Pflegeberatung auch genutzt, um die Rechnungslegung von ambulanten Pflegediensten noch einmal zu besprechen oder die Abrechnung (z. B. bei Privatversicherten und Beihilfeberechtigten) zu erläutern.

Vorschnelle, ungeplante Entlassungen von Pflegebedürftigen aus dem Krankenhaus, mangelnder bezahlbarer Wohnraum für eingeschränkte Menschen, lange Bearbeitungszeiträume für Anträge (Wohngeld, Schwerbehinderung und Sozialhilfe), starker Anstieg der Kosten für Dienstleistungen (Pflegegeld wird für den Lebensunterhalt benötigt) und ungeklärte Deckungszusagen bei geplanter Aufnahme in eine stationäre Pflege – dies sind nur einige der Probleme, über die in der Pflegeberatung gesprochen wird. Diese Not der Betroffenen und Angehörigen wegen fehlender Unterstützung muss auch in der Pflegeberatung ausgehalten werden und stellt für viele Beratende zunehmend eine Belastung dar.

Aufgabe von Pflegeberatung ist es immer öfter, die Erwartungen des Pflegebedürftigen und seiner Angehörigen der Realität anzupassen. Immer seltener kann ein Pflegedienst die Wunschzeiten des Pflegebedürftigen einhalten. Die Unterbringung in einer stationären Pflegeeinrichtung kann nicht in der Region erfolgen und Dienstleistungen wie Pflege, mobiler Speisenservice oder hauswirtschaftliche Hilfe sind nicht verfügbar.

Viele Sanitätshäuser bieten für ihre Kunden inzwischen Pflegeberatung an, oft verbunden mit einer Hilfsmittelberatung. Viele Online-Anbieter zur Vermittlung von privaten Pflegekräften bieten inzwischen ebenfalls Pflegeberatung an, um möglichst viele neue Kunden anzuziehen.

Marketinginstrument für andere Branchen

Die Pflegeberatung kann unterstützen, z. B. beim Stellen von Anträgen. Eine Beratung in Krisensituationen und die Moderation von Familien- und Helferkonferenzen sind Aufgaben, die in der Pflegeberatung übernommen werden. Pflegeberatung kann dazu beitragen, Angehörige bei der Übernahme von Tätigkeiten zu ermutigen und zu unterstützen. Nach meiner Erfahrung genügt manchmal die bloße Wertschätzung der pflegenden Angehörigen, um eine Pflege zu Hause zu stabilisieren. Der Pflegeberater kann bei der Erstellung von individuellem Infomaterial (fachlich) helfen oder durch Vorträge für die Zielgruppe speziell auf ein bestimmtes Unternehmen/Angebot aufmerksam machen.

1.3 Aus der Perspektive der Krankenkassen/Pflegekassen/Versicherungen (Kostenträger)

Über- oder Fehlversorgung

Mithilfe von qualifizierter Pflegeberatung kann eine Über- oder Fehlversorgung bezüglich der Hilfsmittelversorgung abgewendet werden. Eine Erhöhung des Pflegeaufwandes (beispielsweise durch Pflegefehler) kann verhindert werden. Neutrale Beratung und Mediation kann eine bereits belastete Brücke zwischen der Pflegekasse/der Pflegeversicherung und dem Versichertem wieder stabilisieren. Außerdem steigen die Kosten durch Überforderung von pflegenden Angehörigen (z. B. Burnoutgefahr) oder auch Kosten infolge von Stürzen oder von Gewalt in der Pflege. Die Prävention ist im Pflegestärkungsgesetz (PSG) als weiteres Aufgabenfeld der Pflegeberatung aufgenommen worden, rückt aber noch immer zu wenig in den Fokus.

Mediatorenfunktion

Die Versicherungsfachleute der Kranken- und Pflegekassen oder die Mitarbeiter der einzelnen Versicherungen haben in der Regel keinen pflegefachlichen Hintergrund. Melden sich Pflegebedürftige oder ihre Vertreter telefonisch, kann es schnell zu Missverständnissen kommen.

Privatversicherte

Die Pflegeberatung nach § 7a SGB XI (bundesweit abgedeckt durch COMPASS Private Pflegeberatung) kann zur Optimierung der Beratung beitragen. Die aufsuchende Beratung hat für die privaten Versicherungen den Vorteil, dass hier neutrale Pflegefachkompetenz vor Ort berät. Somit kann die Pflegesituation in der Regel umfassender eingeschätzt werden, als dies telefonisch möglich ist.

1.4 Aus der Perspektive des Pflegeberaters

Pflegeberatung kann laut Gesetz (außer für die Beratungen nach § 37 Absatz 3 SGB XI) nicht nur durch Pflegefachkräfte, sondern auch durch Sozialpädagogen oder Sozialversicherungsangestellte ausgeführt werden. Meiner Meinung nach ist ein pflegefachlicher Hintergrund eine wichtige Voraussetzung, um die pflegerische Versorgung, insbesondere in der häuslichen Umgebung, auch aus praktischer Perspektive beurteilen zu können. Dazu gehören neben Tipps und Tricks auch der Umgang mit möglichem Scham, Ekel, Überforderung und Gewalt in der Pflege. Gewalt in der Pflege hat verschiedene Gesichter, die manchmal übersehen werden (z. B. Einsperren, Fixierung, Medikamentenmissbrauch, finanzielle Ausbeutung, Vernachlässigung, Demütigungen, Drohungen, Entzug von Hilfsmitteln usw.).

Viele Pflegeberater bringen genug Berufs- und Lebenserfahrung mit, um das neue Arbeitsfeld als erfüllende Aufgabe zu erleben. Neben der Fachkompetenz sind jedoch weitere Aspekte zu beachten. Zur neutralen und individuellen Pflegeberatung gehören viele Gesichtspunkte, die in den nachfolgenden Kapiteln näher erläutert werden.

Begehrtes neues Berufsfeld

Immer mehr Pflegefachkräfte werden für die Pflege aus verschiedenen Gründen (z. B. gesundheitliche Gründe) nicht mehr zur Verfügung stehen. Dadurch könnte umfangreiche Fachkompetenz verloren gehen, die nun wiederum der Gesellschaft durch den neuen Berufszweig »Pflegeberatung« erhalten bleibt. Es ist utopisch anzunehmen, dass Pflegefachkräfte viele Jahrzehnte die physisch und emotional starke Belastung am Pflegebett durchhalten können (Studie der Universität Bremen 2020; Barmer Institut für Gesundheitsforschung 2020). Daran versuchen Politik und Arbeitgeber im Gesundheitswesen etwas zu ändern. Durch die Entstehung der Pflegekammern in den einzelnen Bundesländern wird deutlich, dass es mehr als genug gut ausgebildetes Pflegepersonal in Deutschland gibt. Viele arbeiten in Teilzeitmodellen oder sogar berufsfremd.

Durch gezielte Fachkräftesicherung im Gesundheitswesen könnte hier sicherlich eine Lücke geschlossen werden. Dazu ist jedoch noch ein Umdenken in der Politik, in der Gesellschaft und bei den Pflegefachkräften selbst notwendig. In den letzten Jahren gab es viele weitere Herausforderungen, sodass manche Träger im Gesundheitswesen an den Grenzen der Machbarkeit angekommen sind. Die Pflegeberatung ist eine Dienstleistung, mit der Beschäftigte in privaten Pflegesituationen schnell und gezielt Informationen erhalten können. Immer mehr Berufstätige kommen in eine private Pflegesituation. Die Vereinbarkeit von Beruf und privater Pflegesituation ist für viele Menschen eine Herausforderung. Diese Entwicklung wird weiter zunehmen.

Es gibt in Deutschland eine große Anzahl von Pflegeberatungen unter den verschiedensten Bezeichnungen. In vielen Kreisen, Städten und Kommunen wurden in den letzten Jahren die Angebote an Pflegeberatung ausgebaut und umstrukturiert. Im Kreis Recklinghausen (NRW) z. B. die Beratungs- und Informationszentren Pflege (BIP), in Hessen sind es die Beratungs- und Koordinierungsstellen (BEKO-Stellen). Auch viele andere Beratungsstellen wie das »Informationsbüro Pflege« der Stadt Münster oder die »Zentrale Pflegeberatung« für den Kreis Coesfeld haben bereits vor dem Inkrafttreten des Pflegeweiterentwicklungsgesetzes ihre Arbeit aufgenommen und leisten einen guten fachlichen Beitrag. In NRW bieten die Regionalbüros für Alter, Pflege und Demenz viele hilfreiche Angebote für Pflegeberatungsstellen, Betroffene und pflegende Angehörige.

Entwicklungspotenzial

Im Kreis Borken erreicht die Pflegeberatung z. B. mit vielen Online-Veranstaltungen und einem Podcast viele Ratsuchende. So gibt es viele Initiativen, die versuchen, die Qualität der Pflegeberatung zu steigern und Ratsuchende umfassend zu unterstützen.

Etablierung am Markt Pflegeberatung benötigt erfahrungsgemäß eine Anlaufzeit von drei bis fünf Jahren, um von der regionalen Zielgruppe angenommen zu werden. Bis dahin ist es besonders wichtig, Öffentlichkeitsarbeit zu betreiben. Die Zielgruppen (Pflegebedürftige, pflegende Angehörige und Betreuer) und alle anderen Akteure im Netzwerk Pflege, sind über das Angebot und die Ziele von Pflegeberatung zu informieren. Nach ca. drei bis fünf Jahren kann davon ausgegangen werden, dass die Frequentierung der Beratungsstelle stabil ist. Aus demografischen Gründen wird sich die Frequentierung bereits etablierter Beratungsstellen jedoch weiter erhöhen. Die Qualität der Beratungsstelle muss an Personen festgemacht werden. Im Rahmen der Beratung ist die Persönlichkeit des Beraters ein entscheidender Faktor. Fachautoren sind der Meinung, dass der Beziehungsaufbau bei der Pflegeberatung ein zentraler Aspekt ist (vgl. Nestler et. al. 2002, S. 75–99; Koch-Straube 2008, S. 137; Büscher 2010, S. 106).

1.5 Aus der Perspektive des Ratsuchenden

Viele Betroffene (egal ob der Pflegebedürftige selbst, deren Angehörige oder Betreuer) wissen bei drohender Pflegebedürftigkeit oft noch nicht, dass sie einen Anspruch auf die Pflegeberatung nach § 7a SGB XI haben. Sie kennen weder Gesetze, Leistungserbringer noch Kostenträger.

Neben der Bereitstellung von Informationen muss erst Vertrauen zum Pflegeberater aufgebaut werden. Beratung ist nur unter bestimmten Bedingungen erfolgreich. Diese Bedingungen werden nachfolgend näher erläutert. Für die Ratsuchenden ist gerade die unabhängige Pflegeberatung nach § 7a eine Möglichkeit, neben den persönlichen finanziellen Aspekten auch die persönlichen Wünsche und Ressourcen zu berücksichtigen.

Zusammenfassung

Die Anzahl älterer Menschen (65 Jahre und älter) betrug im Jahr 2022 ca. 19 Millionen. Laut Statistik gab es im Jahr 2021 mehr als 5 Millionen Pflegebedürftige. Die Anzahl der alten Menschen und auch die Anzahl der hilfsbedürftigen Menschen wird weiterhin stark zunehmen (Bund-Länder Demographie Portal 2024). Die Pflegebedürftigkeit zieht sich durch alle Altersklassen, vom Neugeborenen bis zum Greis. Allerdings sind Menschen ab einem Lebensalter von 80 Jahren deutlich häufiger betroffen.

Mit dieser Entwicklung geht eine Zunahme der Risiken gesundheitlicher Belastungen und chronischer Erkrankungen einher, die Selbstständigkeit,

Selbstbestimmung und damit die Lebensqualität älterer Menschen erheblich beeinträchtigt. Schon heute sind der körperliche und psychische Gesundheitszustand der Menschen sowie die Lebenslagen außerordentlich unterschiedlich.

Will unsere Gesellschaft älteren Menschen ein Leben in Würde und Selbstbestimmung ermöglichen, so geht dies nur, indem Kommunen, Gesundheitseinrichtungen, ambulante und stationäre Einrichtungen gezielt bestehende Versorgungssysteme weiterentwickeln. Der Anspruch auf Unabhängigkeit und Selbstbestimmung – auch für chronisch kranke, behinderte und alte Menschen – muss gesichert sein. Dabei nimmt die Pflegeberatung oft eine zentrale Vermittlerrolle zwischen dem Bedarf der Klienten und den Interessen der Versicherungsträger ein.

2 Gesetzliche Grundlagen der Pflegeberatung in Deutschland

Das folgende Kapitel bezieht sich auf die gesetzlich vorgeschriebenen Pflegeberatungen nach dem Sozialgesetzbuch. Pflegeberatung findet jedoch auch außerhalb der gesetzlichen Vorgaben statt. Dies betrifft viele private Pflegedienste, Wohlfahrtsverbände und Freiberufler, die als Sachverständige diese Leistung anbieten.

2.1 Pflegeberatung nach § 7 SGB XI

Schon vor dem Inkrafttreten des Pflegeweiterentwicklungsgesetzes ab dem 01.07.2008 haben nach § 7 SGB XI die Pflegekassen die Verantwortung, die Versicherten sowie deren Angehörige durch entsprechende Aufklärung und Beratung zu allen mit der Pflegebedürftigkeit zusammenhängenden Fragen zu unterrichten und zu beraten.

§

Laut Gesetz gilt Folgendes

1) Personen, die Leistungen nach diesem Buch erhalten, haben Anspruch auf individuelle Beratung und Hilfestellung durch einen Pflegeberater oder eine Pflegeberaterin bei der Auswahl und Inanspruchnahme von bundes- oder landesrechtlich vorgesehenen Sozialleistungen sowie sonstigen Hilfsangeboten, die auf die Unterstützung von Menschen mit Pflege-, Versorgungs- oder Betreuungsbedarf ausgerichtet sind (Pflegeberatung); Anspruchsberechtigten soll durch die Pflegekassen vor der erstmaligen Beratung unverzüglich ein zuständiger Pflegeberater, eine zuständige Pflegeberaterin oder eine sonstige Beratungsstelle benannt werden. Für das Verfahren, die Durchführung und die Inhalte der Pflegeberatung sind die Richtlinien nach § 17 Absatz 1a maßgeblich. Aufgabe der Pflegeberatung ist es insbesondere,

1. den Hilfebedarf unter Berücksichtigung der Ergebnisse der Begutachtung durch den Medizinischen Dienst der Krankenversicherung sowie, wenn die nach Satz 1 anspruchsberechtigte Person zustimmt, die Ergebnisse der Beratung in der eigenen Häuslichkeit nach § 37 Absatz 3 systematisch zu erfassen und zu analysieren,
2. einen individuellen Versorgungsplan mit den im Einzelfall erforderlichen Sozialleistungen und gesundheitsfördernden, präventiven, kurativen, rehabilitativen oder sonstigen medizinischen sowie pflegerischen und sozialen Hilfen zu erstellen,
3. auf die für die Durchführung des Versorgungsplans erforderlichen Maßnahmen einschließlich deren Genehmigung durch den jeweiligen Leistungsträger hinzuwirken,

4. die Durchführung des Versorgungsplans zu überwachen und erforderlichenfalls einer veränderten Bedarfslage anzupassen,
5. bei besonders komplexen Fallgestaltungen den Hilfeprozess auszuwerten und zu dokumentieren sowie
6. über Leistungen zur Entlastung der Pflegepersonen zu informieren.

Der Versorgungsplan wird nach Maßgabe der Richtlinien nach § 17 Absatz 1a erstellt und umgesetzt; er beinhaltet insbesondere Empfehlungen zu den im Einzelfall erforderlichen Maßnahmen nach Satz 3 Nummer 3, Hinweise zu dem dazu vorhandenen örtlichen Leistungsangebot sowie zur Überprüfung und Anpassung der empfohlenen Maßnahmen. Bei Erstellung und Umsetzung des Versorgungsplans ist Einvernehmen mit dem Hilfesuchenden und allen an der Pflege, Versorgung und Betreuung Beteiligten anzustreben. Soweit Leistungen nach sonstigen bundes- oder landesrechtlichen Vorschriften erforderlich sind, sind die zuständigen Leistungsträger frühzeitig mit dem Ziel der Abstimmung einzubeziehen. Eine enge Zusammenarbeit mit anderen Koordinierungsstellen, insbesondere den Ansprechstellen der Rehabilitationsträger nach § 12 Absatz 1 Satz 3 des Neunten Buches, ist sicherzustellen. Ihnen obliegende Aufgaben der Pflegeberatung können die Pflegekassen ganz oder teilweise auf Dritte übertragen; § 80 des Zehnten Buches bleibt unberührt. Ein Anspruch auf Pflegeberatung besteht auch dann, wenn ein Antrag auf Leistungen nach diesem Buch gestellt wurde und erkennbar ein Hilfe- und Beratungsbedarf besteht. Es ist sicherzustellen, dass im jeweiligen Pflegestützpunkt nach § 7c Pflegeberatung im Sinne dieser Vorschrift in Anspruch genommen werden kann und die Unabhängigkeit der Beratung gewährleistet ist.

(2) Auf Wunsch einer anspruchsberechtigten Person nach Absatz 1 Satz 1 erfolgt die Pflegeberatung auch gegenüber ihren Angehörigen oder weiteren Personen oder unter deren Einbeziehung. Sie erfolgt auf Wunsch einer anspruchsberechtigten Person nach Absatz 1 Satz 1 in der häuslichen Umgebung oder in der Einrichtung, in der diese Person lebt. Ein Versicherter kann einen Leistungsantrag nach diesem oder dem Fünften Buch auch gegenüber dem Pflegeberater oder der Pflegeberaterin stellen. Der Antrag ist unverzüglich der zuständigen Pflege- oder Krankenkasse zu übermitteln, die den Leistungsbescheid unverzüglich dem Antragsteller und zeitgleich dem Pflegeberater oder der Pflegeberaterin zuleitet.

Die Pflegekassen haben die Eigenverantwortung der Versicherten durch Aufklärung und Beratung über eine gesunde, der Pflegebedürftigkeit vorbeugende Lebensführung zu unterstützen und auf die Teilnahme an gesundheitsfördernden Maßnahmen hinzuwirken.

Die Pflegekassen haben die Versicherten [...] über die Leistungen und Hilfen anderer Träger zu unterrichten und zu beraten. Mit Einwilligung des Versicherten haben der behandelnde Arzt, das Krankenhaus, die Rehabilitations- und Vorsorgeeinrichtungen sowie die Sozialleistungsträger unverzüglich die zuständige Pflegekasse zu benachrichtigen, wenn sich der Eintritt von Pflegebedürftigkeit abzeichnet [...]

Gleichzeitig ist der Pflegebedürftige über den nächstgelegenen Pflegeberatungsstützpunkt (§ 92c), die Pflegeberatung (§ 7a) und darüber zu unterrichten, dass die Beratung und Unterstützung durch den Pflegestützpunkt sowie die Pflegeberatung unentgeltlich sind. [...]

Sobald sich der Verdacht auf Eintritt der Pflegebedürftigkeit abzeichnet, haben die behandelnden Ärzte, das Krankenhaus, die Rehabilitations- und Vorsorgeeinrichtungen sowie die Sozialhilfeträger mit Einwilligung des Versicherten unverzüglich eine Beratung vorzunehmen.

Die Pflicht zur kostenlosen und individuellen Beratung besteht auf Seiten der Pflegekassen (Pflegeversicherungen), der Krankenhäuser (z. B.

Krankenhaussozialdienst) und der behandelnden Ärzte seit dem Inkrafttreten der Pflegeversicherung.

Mit dem 1. Januar 2017 sind wesentliche Änderungen durch das Pflegestärkungsgesetz II in Kraft getreten. Dazu gehört auch der Anspruch auf eine kostenlose und individuelle Pflegeberatung schon bei Antragstellung auf einen Pflegegrad. Durch die Änderung von Pflegestufen in Pflegegraden, die Neudefinition des Pflegebedürftigkeitsbegriffes und damit auch der Begutachtungsrichtlinien wurde die Pflegeberatung nach § 7a SGB XI noch bedeutender und die Beratungsgutscheine nach § 7b SGB XI wurden eingeführt (▶ Kap. 2.5).

2.2 Pflegeberatung nach § 37 Abs. 3 SGB XI

Die Pflegeberatung nach § 37 Abs. 3 SGB XI richtet sich an Personen, die ausschließlich Pflegegeld beanspruchen und noch keine Entlastungsangebote nutzen, die über die Pflegekassen finanziert werden. Das Gesetz lautet wie folgt (§ 37 SGB XI):

§

Pflegebedürftige können anstelle der häuslichen Pflegehilfe ein Pflegegeld beantragen. Der Anspruch setzt voraus, dass der Pflegebedürftige mit dem Pflegegeld entsprechend die erforderliche Grundpflege und hauswirtschaftliche Versorgung durch eine Pflegeperson in geeigneter Weise selbst sicherstellt. […]

(3) Pflegebedürftige, die Pflegegeld nach Absatz 1 beziehen, haben in folgenden Intervallen eine Beratung in der eigenen Häuslichkeit abzurufen:

1. in den Pflegegraden 2 und 3 halbjährlich einmal,
2. in den Pflegegraden 4 und 5 vierteljährlich einmal.

Pflegebedürftige mit Pflegegrad 1 haben Anspruch, halbjährlich einmal eine Beratung in der eigenen Häuslichkeit abzurufen. Beziehen Pflegebedürftige von einem ambulanten Pflegedienst Pflegesachleistungen, können sie ebenfalls halbjährlich einmal eine Beratung in der eigenen Häuslichkeit in Anspruch nehmen. Auf Wunsch der pflegebedürftigen Person erfolgt im Zeitraum vom 1. Juli 2022 bis einschließlich 30. Juni 2024 jede zweite Beratung abweichend von den Sätzen 1 bis 3 per Videokonferenz. Bei der Durchführung der Videokonferenz sind die nach § 365 Absatz 1 Satz 1 des Fünften Buches vereinbarten Anforderungen an die technischen Verfahren zu Videosprechstunden einzuhalten. Die erstmalige Beratung nach den Sätzen 1 bis 3 hat in der eigenen Häuslichkeit zu erfolgen.

(3a) Die Beratung nach Absatz 3 dient der Sicherung der Qualität der häuslichen Pflege und der regelmäßigen Hilfestellung und praktischen pflegefachlichen Unterstützung der häuslich Pflegenden. Die Pflegebedürftigen und die häuslich Pflegenden sind bei der Beratung auch auf die Auskunfts-, Beratungs- und Unterstützungsangebote des für sie zuständigen Pflegestützpunktes sowie auf die Pflegeberatung nach § 7a hinzuweisen.

(3b) Die Beratung nach Absatz 3 kann durchgeführt werden durch

1. einen zugelassenen Pflegedienst,
2. eine von den Landesverbänden der Pflegekassen nach Absatz 7 anerkannte Beratungsstelle mit nachgewiesener pflegefachlicher Kompetenz oder
3. eine von der Pflegekasse beauftragte, jedoch von ihr nicht beschäftigte Pflegefachkraft, sofern die Durchführung der Beratung durch einen zugelassenen Pflegedienst vor Ort oder eine von den Landesverbänden der Pflegekassen nach Absatz 7 anerkannte Beratungsstelle mit nachgewiesener pflegefachlicher Kompetenz nicht gewährleistet werden kann.

[...] (6) Rufen Pflegeempfangende die Beratung nach Absatz 3 Satz 1 nicht ab, hat die Pflegekasse oder das private Versicherungsunternehmen das Pflegegeld angemessen zu kürzen und im Wiederholungsfall zu entziehen.

Die Selbstverantwortlichkeit für die Abrufung des Beratungsbesuches durch den Pflegebedürftigen bzw. die pflegenden Angehörigen hat der Gesetzgeber somit geregelt.

Kurz vor Ablauf der Frist für die Möglichkeit der Videoberatung hat der Gesetzgeber die Frist bis zum 31. März 2027 verlängert. Diese Änderung findet sich allerdings in einem anderen Gesetz, mit dem Namen: EM-Bestandsrentenverbesserungsauszahlungsgesetz.

Die Kosten pro Besuch betragen je nach Bundesland zwischen 55 € und 80 €. Bei Pflegegrad 2 und 3 müssen diese Beratungen halbjährlich bescheinigt werden (Formular »Nachweis über einen Beratungseinsatz nach § 37,3 SGB XI«; ▶ Anhang, Formular 5). Bei Pflegegrad 4 und 5 muss der Besuch vierteljährlich nachgewiesen werden. Durch die zunehmende Digitalisierung währen der Covid-Pandemie ist es inzwischen möglich, diese Beratungen auch per Videogespräch durchzuführen. Die angepasste Vergütung macht diese Beratung für viele Pflegedienste, private Pflegeberater und auch für Compass Private Pflegeberatung (für Privatversicherte) lukrativer und wird als kalkulierbarer Verdienst gern genutzt. *Pflicht des Versicherten*

Seit dem 01.01.2019 haben Pflegebedürftige, die Sachleistungen beziehen (also z. B. Unterstützung durch einen Pflegedienst erhalten), ebenfalls die Möglichkeit, diesen Beratungsbesuch in Anspruch zu nehmen. Die Kosten werden in gleicher Höhe von der Pflegekasse übernommen, wie bei den Pflegegeldempfängern. Diese Beratungen können halbjährlich abgerufen werden. *Anspruch als Sachleistungsempfänger*

Die Pflegegeldbezieher und damit die Leistungen der pflegenden Angehörigen stellen den »größten Pflegedienst« in Deutschland dar. Die Anzahl der Pflegebedürftigen wächst (Statistisches Bundesamt 2022a) und damit die Anzahl der Beratungen nach § 37 Abs. 3 SGB XI. *Bedeutung der Angehörigen*

Beispiel

Frau E. versorgt ihren Mann nach mehreren schweren Operationen selbst. Beide leben von seiner Rente als Kranführer und haben drei gemeinsame Kinder, die nur sehr selten kommen, da sie viele Kilometer entfernt wohnen. Herr E. sitzt im Rollstuhl, wirkt während der Beratung desorientiert und ruft zwischendrin immer mal wieder sehr laut um Hilfe. Er hat vor einem Jahr den Pflegegrad 3 anerkannt bekommen. Frau

> E. gibt an, mit der Situation gut zurechtzukommen. Bei dieser Aussage zittert ihre Stimme.

Beratungsthemen

Erfahrungsgemäß könnten folgende Beratungsinhalte angesprochen werden:

- Stellen eines Verschlechterungsantrags bei der zuständigen Pflegekasse
- Beantragung zusätzlicher Betreuungsleistungen
- Vorstellung beim Neurologen (Angst/Rufen des Pflegebedürftigen)
- Stundenweise Verhinderungspflege/Ersatzpflege
- Einsatz eines Pflegedienstes
- Zusammenstellen eines Notfallplanes (wenn Frau E. kurzfristig erkrankt)
- Vorsorgevollmacht/Betreuungsrecht
- Hinweis auf ein Informationsinteresse/die Einbeziehung der Kinder
- Hilfenetz in Form von Nachbarn, Freunden, früheren Kollegen
- Informationen zur Tages- und Kurzzeitpflege
- Informationen zur Kombinations- und Sachleistung
- Informationen zu ehrenamtlichen Hilfen/zeitintensivem Betreuungsdienst
- Informationen zum Schwerbehindertengesetz (Antrag auf die Merkzeichen »aG und H«)
- Information zum Fahrdienst durch den geförderten Anbieter (kostenlose Beförderung zum Demenzcafé)
- Informationen zum Hausnotrufsystem
- Angehörigen-Gesprächsgruppen
- Schulungen nach § 45 SGB XI

Zur Verdeutlichung folgt in der Tabelle die Prozessbeschreibung für die Beratung nach § 37 Abs. 3 SGB XI (▶ Tab. 2.1).

Tab. 2.1: Prozessbeschreibung Beratungsbesuch nach § 37 Abs. 3

	Akteur	Prozessschritt	Handlungshinweise/Anmerkungen
1	Pflegekasse/Pflegeversicherter	Information zur Durchführung des Beratungsbesuches	Verpflichtend bei Pflegebedürftigen, die Pflegegeldleistungen beziehen, je nach Pflegegrad in viertel- oder halbjährlichem Rhythmus, bei Pflegegrad 1 oder dem Bezug von Sachleistungen, *kann* diese Beratung ebenfalls abgerufen werden
2	Pflegebedürftiger/Angehöriger	Terminvereinbarung	Pflegebedürftiger meldet sich beim Leistungserbringer (z. B. ein ambulanter Pflegedienst). Dieser plant je nach Unternehmensvorgaben ein Zeitkontingent (meist ca. 30 Minuten).
2	Pflegefachkraft	Vorbereitung des Beratungsbesuches	• Vorbereitung des Formulars (doppelter Durchschlag) • Dokumentation der bisherigen Besuche sichten • Informationsmaterial zurechtlegen • Route/Fahrzeit planen

2.2 Pflegeberatung nach § 37 Abs. 3 SGB XI

Akteur	Prozessschritt	Handlungshinweise/Anmerkungen
3 Pflegefachkraft	Durchführung des Beratungsbesuchs	• Begrüßung und ggf. Erläuterung des Ziels des Beratungsbesuches • Erfassung der derzeitigen Pflegesituation • Erläuterung von speziellen Entlastungsangeboten/Hilfsmitteln usw. • Klärung von weiteren Maßnahmen zur Erhaltung/Verbesserung der pflegerischen Situation • Übergabe von Infomaterial/Absprache zur Weitergabe von weiteren Informationen • Ausfüllen und Unterschreiben des Formulars (das Original verbleibt beim Pflegebedürftigen/den Durchschlag nimmt die Pflegefachkraft mit) • Übergabe von weiterem Material, z. B. Visitenkarte
4 Pflegebedürftiger/Angehöriger	Versenden des Formulars	• Versenden des Originals an die Pflegekasse (ggf. eine Kopie an die Beihilfestelle) • Ein Exemplar verbleibt beim Pflegebedürftigen Als Service übernimmt oft der Pflegedienst das Übermitteln des Nachweises per Fax an die zuständige Pflegekasse/Pflegeversicherung
5 Pflegefachkraft	Nachbereitung des Besuches	• Dokumentation des Besuches/Abheften der Durchschrift des Beratungsformulars • Ggf. nachreichen von Informationen an den Pflegebedürftigen • Ggf. Information an die zuständige Pflegekasse (Pflege ist nicht sichergestellt?!) • Ggf. Weitergabe des erhöhten Beratungsbedarfes innerhalb des Pflegedienstes (z.B. Beratung nach § 7a).

Tab. 2.1: Prozessbeschreibung Beratungsbesuch nach § 37 Abs. 3 – Fortsetzung

Um den Beratungsbesuch nach § 37 Abs. 3 SGB XI nachzuweisen und abrechnen zu können, ist ein bestimmtes Formular notwendig. Es wird von allen Pflegekassen und allen privaten Pflegeversicherungen gleichermaßen akzeptiert. Das Nachweisformular ist ein Formular mit Durchschlag. Es ist auf der Website des GKV-Spitzenverbandes kostenfrei zu beziehen.

Formular für die Beratung

> **Tipp**
>
> Das Formular für die Beratungsbesuche wurde auch auf Grund des europäischen Datenschutzrechtes 2018 angepasst. Das aktuelle Formular befindet sich im Anhang (▶ Anhang, Formular 5 »Nachweis über einen Beratungseinsatz nach § 37,3 SGB XI«).

> **Privatversicherte**
>
> Privatversicherte müssen die Beratungsbesuche zunächst selbst bezahlen, können aber die Rechnung bei der Versicherung (ggf. auch bei der Beihilfe) einreichen. Außerdem kann unter der Telefonnummer 0800 101800 eine neutrale Beratung durch COMPASS Private Pflegeberatung angefordert werden.

2.3 Pflegekurse für Angehörige und ehrenamtliche Pflegepersonen nach § 45 SGB XI

Pflegeberatung findet auch im Rahmen von Pflegekursen statt. Laut Gesetz gilt Folgendes:

> Die Pflegekassen haben für Angehörige und sonstige an einer ehrenamtlichen Pflegetätigkeit interessierte Personen Schulungskurse unentgeltlich anzubieten, um soziales Engagement im Bereich der Pflege zu fördern und zu stärken, Pflege und Betreuung zu erleichtern und zu verbessern sowie pflegebedingte körperliche und seelische Belastungen zu mindern. Die Kurse sollen die Fertigkeiten für die eigenständige Durchführung der Pflege vermitteln.
> Auf Wunsch der Pflegeperson und der pflegebedürftigen Person findet die Schulung auch in der häuslichen Umgebung des Pflegebedürftigen statt. § 114a Absatz 3a gilt entsprechend. Die Pflegekassen sollen auch digitale Pflegekurse anbieten; die Pflicht der Pflegekassen zur Durchführung von Schulungskursen nach Satz 1 vor Ort bleibt unberührt.
> (2) Die Pflegekasse kann die Kurse entweder selbst oder gemeinsam mit anderen Pflegekassen durchführen oder geeignete andere Einrichtungen mit der Durchführung beauftragen.

Individuelle Entlastung Pflegenden Angehörigen und sonstigen Interessierten werden im Alltag durch engagierte Pflegedienste meist ein bis zwei Mal im Jahr entsprechende Kurse angeboten. Die Kosten dafür werden in der Regel von den zuständigen Pflegekassen übernommen. Um den bürokratischen Aufwand zu mindern, werden manchmal von einer einzigen Pflegekasse alle Kosten des Kurses übernommen. Alternativ kann auch eine individuelle Schulung in der häuslichen Umgebung durch einen Pflegedienst abgerufen werden und so eine individuelle Hilfestellung bei der Versorgung zu Hause genutzt werden.

> **Beispiel**
>
> Frau E. klagt in der Pflegeberatung nach § 37 Abs. 3 SGB XI über Schmerzen im Rücken und einen vorliegenden Bandscheibenvorfall.

Besonders das Umsetzen des Mannes aus dem Bett auf den WC-Stuhl macht ihr zu schaffen. Der Pflegeberater lässt sich die Situation am Bett zeigen. Er stellt dabei fest, dass Herr E. durchaus Ressourcen hat, den Transfer aus dem Bett auf den WC-Stuhl selbstständig durchzuführen. Frau E. müsste lediglich für Sicherheit sorgen und Anleitungen zu den einzelnen Schritten geben. Für beide wäre dies eine gute Alternative zur bisherigen Situation.

Frau E. benötigt jedoch zunächst einmal selbst eine detaillierte, mehrfache Anleitung, um die neue Strategie des Transfers sicher mit ihrem Mann bewältigen zu können.

Eine Pflegeberatung nach § 45 SGB XI über zwei Schulungseinheiten nimmt das Ehepaar dankbar an. Die Schulung sollte in diesem Fall mit dem Schwerpunkt Kinästhetik erfolgen.

In der Praxis gestaltet sich die Teilnahme an den Pflegekursen oft schwierig. Die Schulungsabende gehen in der Regel über einen längeren Zeitraum, in dem der Pflegebedürftige regelmäßig allein gelassen werden muss bzw. eine Betreuung durch andere Personen erfolgen muss. Eine Alternative ist die Schulung über ein Wochenende. Außerdem wird oft auf die Schulung in der häuslichen Umgebung zurückgegriffen.

Stolpersteine in der Praxis

Die Chancen liegen in der individuellen Schulung. Diese hat mehrere Vorteile (vgl. Steimel 2003, S. 19; Elzer & Sciborski 2007, S. 175):

Chancen in der Praxis

- Die Hauptpflegeperson muss nicht das Haus verlassen.
- Die Schulung orientiert sich an der individuellen Situation und den räumlichen Bedingungen.
- Der Pflegebedürftige ist in der Regel anwesend und kann direkt mit einbezogen werden.
- Durch das Kennenlernen des persönlichen Umfelds kann Vertrauen aufgebaut werden.

Kritisch anzumerken ist, dass die Beratung und Schulung von pflegenden Angehörigen Erwachsenenbildung ist und daher mehr als nur ein Krankenpflegeexamen erfordert.

In der Tabelle folgt eine Prozessbeschreibung zur Schulung nach § 45 SGB XI (▶ Tab. 2.2):

	Akteur	Prozessschritt	Handlungshinweise/Anmerkungen
1	Beratungsstelle/Pflegefachkraft/Mitarbeiter der Pflegekasse	Information zur Durchführung des Beratungsbesuchs	Laut Gesetz Kurse für Angehörige und sonstige an einer ehrenamtlichen Pflegetätigkeit interessierte Personen/oder individuelle Schulung in der häuslichen Umgebung (Zeitumfang ca. zwei Stunden)
2	Interessierte Person	Terminvereinbarung mit Leistungsanbieter	Pflegebedürftiger meldet sich beim Leistungsanbieter (z. B. einem ambulanten Pflegedienst). Möglich ist die Teilnahme an einem Schulungskurs (z. B. über zehn Aben-

Tab. 2.2: Prozessbeschreibung Beratungsbesuch nach §45 SGB XI

Tab. 2.2:
Prozessbeschreibung Beratungsbesuch nach §45 SGB XI – Fortsetzung

Akteur	Prozessschritt	Handlungshinweise/Anmerkungen
		de à zwei Stunden) oder eine individuelle Schulung in der häuslichen Umgebung mit ca. zwei Stunden.
2 Pflegefachkraft	Vorbereitung des Beratungsbesuches	• Terminvereinbarung/Klärung des Umfangs und der Kosten • Antrag an die zuständige Pflegekasse (siehe Zusatzmaterial), je nach Dringlichkeit auch mündlich/per Fax abzuklären • Inhalte der Schulung zusammenstellen (bei der individuellen Schulung in der häuslichen Umgebung) • Informationsmaterial zusammenstellen • Fahrtroute planen
3 Pflegefachkraft	Durchführung des Beratungsbesuchs	• Begrüßung und Erläuterung des Ziels des Beratungsbesuchs • Erfassung der derzeitigen Pflegesituation durch die Pflegefachkraft • Beantwortung von Fragen • Erläuterung der speziellen Entlastungsangebote/Hilfsmittel usw. • z. B. Durchführung des Transfers vom Bett in den Rollstuhl inkl. Tipps der Pflegefachkraft/Klärung von weiteren Maßnahmen zur Erhaltung/Verbesserung der pflegerischen Situation/Erläuterung und Übergabe von Infomaterial • Ausfüllen und Unterschreiben des Formulars zur Kostenübernahme der Pflegekasse der Schulung (siehe Zusatzmaterial) • Übergabe einer Visitenkarte oder Ähnlichem
4 Pflegefachkraft	Versenden des Besuchsnachweises	• Versenden des Schulungsnachweises an die Pflegekasse (ggf. eine Kopie an die Beihilfestelle) • Ein Exemplar verbleibt beim Pflegebedürftigen. • Als Service übernimmt oft der Pflegedienst das Übermitteln des Nachweises per Fax an die zuständige Pflegekasse/Pflegeversicherung
5 Pflegefachkraft	Nachbereitung des Besuches	• Dokumentation des Besuches • Nachreichen von Informationen

Schulungsinhalte von Pflegekursen oder Schulungen in der häuslichen Umgebung können sein (vgl. Steimel 2003, S. 66):

- Umgang mit Hilfsmitteln
- Mobilitätsübungen

- Transfermöglichkeiten (z. B. Schwerpunkte rückenschonendes Arbeiten/Kinästhetik)
- Durchführung individuell angepasster Lagerung
- Wahrnehmungsfördernde Maßnahmen
- Übungen spezieller Lebensaktivitäten
- Gebrauch von Inkontinenzhilfen (Urin)
- Inkontinenztraining (Urin)
- Gebrauch von Inkontinenzhilfen (Stuhl)
- Nutzung von Prophylaxen
- Umgang mit speziellen Therapeutika

Musteranschreiben 1

Antrag für eine Kostenübernahme der Schulung nach § 45 SGB XI

Anschrift der Pflegekasse

Anschrift des Pflegebedürftigen
Versicherungsnummer

_____

Ort, Datum

Bei der oben genannten Person soll eine Schulung nach § 45 SGB XI zur Verbesserung der Pflegesituation am _____ durchgeführt werden.

Bitte bestätigen Sie die Kostenübernahme in Höhe von _____ €.

Mit freundlichem Gruß

_____   _____
Unterschrift der/des Versicherten   Stempel und Unterschrift
                                      des Pflegedienstes

Kostenzusage

Hiermit bestätige ich die Kostenübernahme für die obengenannte Schulung nach § 45 SGB XI

Bei _____

_____

Ort, Datum   Unterschrift des Bearbeiters

Musteranschreiben 2

Nachweis über eine Schulung nach § 45 SGB XI

Anschrift der Pflegekasse

Anschrift des Pflegebedürftigen
Versicherungsnummer

_____

Ort, Datum

Sehr geehrte Damen und Herren,

bei der oben genannten Person wurde eine Schulung nach § 45 SGB XI am _____ durchgeführt.

Zur Verbesserung der Pflegesituation wurden folgende Schulungsinhalte vermittelt:

Umgang mit Hilfsmitteln
Mobilitätsübungen, Transfermöglichkeiten
Durchführung individuell angepasster Lagerung
Wahrnehmungsfördernde Maßnahmen
Übungen spezieller Lebensaktivitäten
Gebrauch von Inkontinenzhilfen
Inkontinenztraining (Urin)
Gebrauch von Inkontinenzhilfen (Stuhl)
Nutzung von Prophylaxen
Umgang mit speziellen Therapeutika

Anwesend bei der Schulung war (Name und Anschrift der Person):

Daher möchte ich Sie bitten, die im Anhang befindliche Rechnung in Höhe von _____ € zu begleichen.

_____

Unterschrift der/des Versicherten   Stempel und Unterschrift des Pflegedienstes

---

Zum Anforderungsprofil der Berater/Schulungspersonen gehören (vgl. Steimel 2003, S. 139):

- Soziale Kompetenz
- Reflexionsfähigkeit/Kritikfähigkeit
- Fähigkeiten im Bereich der Moderation und Vermittlung

- Kreativität als Basis individueller Lösungswege
- Kenntnisse, Erfahrungen und Fähigkeiten zur klientenzentrierten Gesprächsführung
- Breit gefächerte praktische Erfahrungen in der Krankenpflege
- Erfahrung mit unterschiedlichen therapeutischen Konzepten
- Didaktisch-pädagogische Fähigkeiten im Bereich der Erwachsenenbildung
- Fachwissen und Kenntnisse im Bereich des Sozialrechts

Hier wird deutlich, dass entweder professionsübergreifend Personal zusammenarbeiten sollte oder es sich um eine mehrfach gut ausgebildete Person handeln sollte, welche die Schulungen durchführt.

Die beiden aufgeführten Anschreiben (▶ Musteranschreiben 1; ▶ Musteranschreiben 2) dienen als Vorlage bei der Beantragung und Abrechnung der Pflegeberatung nach § 45 SGB XI bei der Pflegekasse oder der Pflegeversicherung.

2.4 Pflegeberatung nach § 7a SGB XI

Es besteht ein Anspruch auf kostenlose, neutrale und individuelle Pflegeberatung nach § 7a SGB XI. Dies ist bereits im Pflegeweiterentwicklungsgesetz festgeschrieben worden.

> **Tipp**
>
> Am 7. Mai 2018 sind vom GKV-Spitzenverband einheitliche Richtlinien zur Durchführung der Pflegeberatung nach § 7a SGB XI herausgegeben worden, die auch für den PKV (insbesondere auch für Compass Private Pflegeberatung e.V. als Beratungsunternehmen aller privaten Pflegeversicherungen in Deutschland) gelten.
> Auf der Website des GKV können diese kostenfrei heruntergeladen werden: www.gkv-spitzenverband.de

Im gesamten Buch spiegeln sich die Vorgaben des GKV an unterschiedlichen Stellen wider, werden aber nicht immer extra benannt oder gekennzeichnet. Im Gesetz § 7a SGB XI steht Folgendes:

> Personen, die Leistungen nach dem SGB XI erhalten, haben Anspruch auf individuelle Beratung und Hilfestellung durch einen Pflegeberater oder eine Pflegeberaterin bei der Auswahl und Inanspruchnahme von bundes- oder landesrechtlich vorgesehenen Sozialleistungen sowie Hilfsangeboten, die auf die Unterstützung von Menschen mit Pflege-, Versorgungs-, oder Betreuungsbedarf ausgerichtet sind (Pflegeberatung) […]. Aufgabe der Pflegeberatung ist es insbesondere,

1. den Hilfebedarf unter Berücksichtigung der Feststellungen der Begutachtung durch den Medizinischen Dienst [...] systematisch zu erfassen und zu analysieren,
2. einen individuellen Versorgungsplan mit den im Einzelfall erforderlichen Sozialleistungen [...] zu erstellen
3. auf die für die Durchführung des Versorgungsplans erforderlichen Maßnahmen [...] hinzuwirken
4. die Durchführung des Versorgungsplans zu überwachen [...]
5. bei komplexen Fallgestaltungen den Hilfeprozess auszuwerten und zu dokumentieren sowie
6. über Leistungen zur Entlastung der Pflegeperson zu informieren.

[...] Es ist sicherzustellen, dass im jeweiligen Pflegestützpunkt nach § 7c SGB XI Pflegeberatung im Sinne der Vorschrift in Anspruch genommen werden kann und die Unabhängigkeit der Beratung gewährleistet ist [...].

(2) Auf Wunsch der anspruchsberechtigten Person erfolgt die Pflegeberatung auch gegenüber ihren Angehörigen oder weiteren Personen [...].

Die gesetzlichen Anforderungen an die Pflegeberatung gemäß § 7a SGB XI beinhalten die Schritte des Case Managements (▶ Tab. 2.3).

Tab. 2.3: Gesetzliche Aufgaben der Pflegeberatung nach § 7a SGB XI

Inhalt	Im Gesetz als Aufgabe benannt:
Erfassung	[...] den Hilfebedarf unter Berücksichtigung der Feststellung der Begutachtung durch den Medizinischen Dienst der Krankenkassen systematisch zu erfassen [...]
Analyse	[...] und zu analysieren [...]
Information/Aufklärung/Beratung	[...] einen individuellen Versorgungsplan mit den im Einzelfall erforderlichen Sozialleistungen und gesundheitsfördernden, präventiven, kurativen, rehabilitativen oder sonstigen medizinischen sowie pflegerischen und sozialen Hilfen zu erstellen, [...] sowie über Leistungen zur Entlastung der Pflegepersonen zu informieren [...]
Umsetzung	[...] auf die für die Durchführung des Versorgungsplans erforderlichen Maßnahmen einschließlich deren Genehmigung durch den jeweiligen Leistungsträger hinzuwirken, die Durchführung des Versorgungsplans zu überwachen, erforderlichenfalls einer veränderten Bedarfslage anzupassen sowie [...]
Evaluation/Dokumentation	[...] bei besonders komplexen Fallgestaltungen den Hilfeprozess auszuwerten und zu dokumentieren.

Versorgungsplan

Bei jeder Pflegeberatung nach § 7a SGB XI soll laut Gesetz ein elektronischer Versorgungsplan erstellt werden. Es gibt einheitliche Vorgaben über die Inhalte des Versorgungsplans, die im Folgenden aufgeführt sind:

- »Allgemeine Angaben (u.a. Erstellungs-/Anpassungsdatum, Stammdaten, Angaben zur Pflegeberaterin oder zum Pflegeberater),
- Individueller Hilfe- und Unterstützungsbedarf,
- Zielformulierung,

- gemeinsam vereinbarte Maßnahmen unter Berücksichtigung der im Einzelfall erforderlichen Sozialleistungen und gesundheitsfördernden, präventiven, kurativen, rehabilitativen oder sonstigen medizinischen sowie pflegerischen und sozialen Hilfen, insbesondere Leistungen nach dem SGB V, SGB VI, SGB VIII, SGB IX, SGB XI und SGB XII,
- Empfehlungen zur Umsetzung der gemeinsam vereinbarten Maßnahmen (insbesondere mit Hinweisen zu den dazu vorhandenen (örtlichen) bedarfsgerechten Unterstützungen) und Festlegung der Verantwortlichkeiten oder weiterer am Versorgungsprozess Beteiligten,
- Hinweise zur gemeinsamen Überprüfung und Anpassung der Maßnahmen, beispielsweise auf Wunsch eine Vereinbarung von Folgekontakten.« (Richtlinien des GKV-Spitzenverbands zur einheitlichen Durchführung der Pflegeberatung nach § 7a SGB XI (GKV-Spitzenverband 2024, S. 16)

Der Versorgungsplan ist den Betroffenen nach der gemeinsamen Erstellung unverzüglich zu übermitteln. Im Plan sind die ermittelten Hilfe- und Unterstützungsbedarfe sowie die beschlossenen Maßnahmen erfasst. Ergänzt werden diese Absprachen über Dienste, Einrichtungen oder andere Unterstützungsmöglichkeiten, die für die Versorgung benötigt werden. Vor der Versendung der ersten Version des Versorgungsplanes an die Betroffenen sollte besprochen werden, dass die Umsetzung des Planes einen Konsens benötigt, der mit der Unterschrift der Beteiligten dokumentiert wird.

Nach der Einleitung der erforderlichen Maßnahmen soll der Pflegeberater die Überwachung des Versorgungsplanes übernehmen. Dies kann durch telefonische Rücksprachen oder im Rahmen weiterer Beratungsgespräche vor Ort erfolgen. Im Plan sollte auch erfasst werden, wenn Dienstleistungen wegen lückenhafter Versorgungsstrukturen nicht abgerufen werden können. Die Ziele und Maßnahmen müssen immer wieder der Bedarfslage und der Umsetzbarkeit der geplanten Maßnahmen angepasst werden.

Überwachung des Versorgungsplanes

Versicherte, die Leistungen nach dem SGB XI beziehen oder beantragt haben und bei denen erkennbar ein Hilfe- und Betreuungsbedarf besteht, haben Anspruch auf umfassende qualifizierte Pflegeberatung. Dieses Recht wurde mit dem Pflegestärkungsgesetzen (PSG I–III) weiter ausgebaut. Die Beratung schließt die Feststellung und die systematische Erfassung des Hilfebedarfs, die Erstellung eines individuellen Versorgungsplans sowie die Überwachung der Durchführung des Versorgungsplans ein. Außerdem müssen die Pflegeberater den präventiven Ansatz verfolgen und z. B. zu Leistungen für die Entlastung der Pflegeperson beraten. Ziel der Beratung ist es, die Versorgungssituation des Pflegebedürftigen zu verbessern und Angehörige zu entlasten. Im Kapitel »Case Management« (▶ Kap. 3.4) befinden sich Beispiele für Versorgungs- und Hilfepläne, die als Instrumente für diese Aufgabe dienen können.

Umfang der Beratung

Die Pflegekassen müssen eine dem Bedarf ihrer Versicherten entsprechende Anzahl von Pflegeberatern einsetzen bzw. beauftragen und sich dabei auf eine weiterhin wachsende Nachfrage einstellen. Folgende Elemente kennzeichnen eine professionelle Beziehung zwischen Pflegeberater und Ratsuchendem (vgl. Nestler et. al. 2002, S. 75–99; Koch-Straube 2008, S. 137):

- Intensive Gespräche, in denen auch Fragen zur Gestaltung der Lebenssituation besprochen werden und die in Beratungsanlässe münden.
- Beratungsgespräche, die zur Orientierung und Entscheidungsfindung bezüglich der weiteren Versorgung dienen.
- Sicherung der Versorgungskontinuität im häuslichen Bereich, die sich sowohl auf die Initiierung professioneller Hilfe erstreckt als auch auf die Anleitung zur Selbstpflege.
- Entlastende Gespräche bezüglich der neuen, belastenden Situation.

Das folgende Fallbeispiel dient dazu, die Beratung nach § 7a deutlicher von den anderen bisherigen Beratungen abzugrenzen.

Beispiel

Frau M. erlitt einen Schlaganfall, von dem sie sich gut erholt hat. Sie wird nach der Entlassung aus der neurologischen Klinik eine ambulante Rehabilitationsmaßnahme wahrnehmen. Die Lähmung des linken Beins und die Transporte zur Rehabilitation stellen die Familie vor eine neue Herausforderung. Eine stationäre Rehabilitation kommt für Frau M. nach den vielen Krankenhausaufenthalten nicht mehr in Frage.

Die Klientin Frau M. wird von ihrem Mann versorgt. Sie hat verschiedene Grunderkrankungen, die dazu führen, dass sie im Laufe eines Quartals immer wieder in verschiedenen Fachkliniken versorgt werden muss. Im Haus lebt der verheiratete Sohn des Ehepaars mit seiner Frau. Beide sind berufstätig und haben keine Kinder. Die Beziehung ist laut Aussage der Klientin seit der Hochzeit im vergangenen Jahr angespannt. In die Versorgung von Frau M. ist außerdem ihre Schwester Frau S. involviert, insbesondere wenn der Ehemann der Klientin (selbst schwer erkrankt) nicht zur Verfügung steht. Fr. S. besitzt keinen Führerschein und wird daher immer von ihrem Mann, Herrn S., gefahren. Das Ehepaar S. lebt 20 km entfernt auf dem Land. Die Tochter des Ehepaars S. (Frau H.) lebt mit ihrer Familie in unmittelbarer Nachbarschaft der Klientin Frau M. Diese ist arbeitsuchend gemeldet und erledigt derzeit den Haushalt der Klientin Frau M.

Die Klientin kann sich orientieren, ist aber körperlich stark eingeschränkt. Das Ehepaar M. lebt von der Rente des Mannes, der beim ortsansässigen Bauunternehmen angestellt war. Sie bewohnen ein Haus, das sie vor zwei Jahren ihrem Sohn überschrieben haben.

Im Rahmen der Einstufung in einen Pflegegrade wird die Klientin von einem Gutachter des MD besucht. Der Pflegegrad 3 wird anerkannt, außerdem verschiedene Hilfsmittel. Um die Versorgung weiter sicherzustellen, kommt der Pflegedienst zum Duschen zweimal pro Woche ins Haus. Um auftretende Engpässe (durch Arztbesuche, Einkäufe, Familienangelegenheiten, wie Taufe, Geburtstage, Beerdigungen) sicherzustellen, soll nun noch eine weitere Kraft gefunden werden. Familie M. war früher aktiv in der Pfarrgemeinde. Es finden regelmäßige Besuche durch Freunde statt.

Die Abbildung (▶ Abb. 2.1) zeigt, wie komplex und anspruchsvoll eine Pflegeberatung sein kann. Dies sind die Pflegeberatungen, die aus meiner Sicht nicht nur hohe Ansprüche an den Pflegeberater stellen, sondern auch an die Rahmenbedingungen.

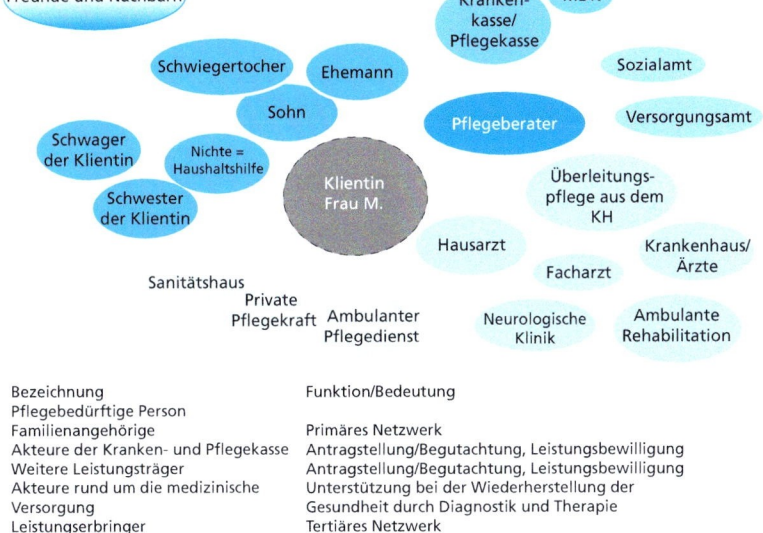

Abb. 2.1: Bildliche Darstellung eines Fallbeispiels

Bezeichnung	Funktion/Bedeutung
Pflegebedürftige Person	
Familienangehörige	Primäres Netzwerk
Akteure der Kranken- und Pflegekasse	Antragstellung/Begutachtung, Leistungsbewilligung
Weitere Leistungsträger	Antragstellung/Begutachtung, Leistungsbewilligung
Akteure rund um die medizinische Versorgung	Unterstützung bei der Wiederherstellung der Gesundheit durch Diagnostik und Therapie
Leistungserbringer	Tertiäres Netzwerk
Nachbarn und Freunde	Sekundäres Netzwerk
Pflegeberater	Lotse und Koordinator, Unterstützer (z.B. bei der Antragstellung)

Auftrag des Pflegeberaters könnte es im Rahmen von Familienkonferenzen sein, das vorhandene Netzwerk zusammenzuführen, zu strukturieren und in die Betreuung der Klientin verlässlich mit einzubeziehen. Die Pflegeberatung nach § 7a SGB XI lässt sich anhand des Beratungsprozesses darstellen:

	Akteur	Prozessschritt	Handlungshinweise/Anmerkungen
1	Ratsuchender	Kontakt mit einem Anbieter von Pflegeberatung	• Laut Gesetz steht jedem Pflegebedürftigen eine kostenlose, individuelle und neutrale Pflegeberatung zu. • Dem Ratsuchenden wird von seiner Pflegekasse eine neutrale Beratungsstelle/ein Pflegestützpunkt genannt.
2	Ratsuchender	Aufsuchen der Beratungsstelle	• Der Ratsuchende meldet sich bei der Beratungsstelle.

Tab. 2.4: Prozessbeschreibung Beratungsbesuch nach § 7a SGB XI

Tab. 2.4: Prozessbeschreibung Beratungsbesuch nach § 7a SGB XI – Fortsetzung

Akteur	Prozessschritt	Handlungshinweise/Anmerkungen
3 Pflegeberater	Beratung	• Dem Ratsuchenden wird das Angebot erläutert (wenn dieser zum ersten Mal die Beratung aufsucht). Der Beratungsprozess: • Informationen im Gespräch sammeln (dazu gehört auch die Aufnahme von Stammdaten) • Situation aufgrund der gewonnenen Informationen analysieren • Gezielte Informationsweitergabe (z. B. Adressen von verschiedenen Pflegediensten) oder/und • Aufklärung (z. B. über Leistungen nach SGB XI) oder/und • Beratung (z. B. Anbieten von verschiedenen Lösungsvorschlägen für das aktuelle Problem des Ratsuchenden) • Umsetzung (z. B. das gemeinsame Ausfüllen eines Antrages) • Laut Gesetz müsste es möglich sein, die Familie eng zu begleiten. Dazu gehören z. B. das Aufsuchen der Pflegebedürftigen in der aktuellen Wohnsituation, das Abfragen der Interessen, das Vermitteln bei Konflikten, das Moderieren von Fallkonferenzen oder Familienkonferenzen. • Wie dies in der Praxis umgesetzt wird, ist recht unterschiedlich. • Das Gespräch sollte immer mit dem Hinweis enden, sich bei erneuten Fragen wieder an die Beratungsstelle wenden zu können. • Wichtig ist auch, dass der Ratsuchende den Namen der Beratungsstelle, des Pflegeberaters und eine Telefonnummer für Rückfragen zum Abschied erhält.
4 Pflegeberater	Nachbereitung der Beratung	• Recherche zu den bestimmten Themen • Weitergabe dieser Informationen an den Ratsuchenden • Vereinbarungen einhalten (z. B. Kontaktieren eines Leistungsanbieters im Auftrag des Ratsuchenden) • Dokumentation • Ggf. Monitoring/Evaluation (bei sehr umfangreichen Beratungen/Begleitungen)
5 Ratsuchender	Nachbereitung der Beratung	Einhalten von Absprachen, z. B. Versenden des gemeinsam ausgefüllten Antrags auf Einstufung nach SGB XI

Pflegeberatung kann an unterschiedlichen Orten (Settings) stattfinden: Sie kann in der Häuslichkeit, in der Beratungsstelle, telefonisch oder über das

Internet erfolgen. Die Vor- und Nachteile der einzelnen Settings werden im Kapitel »Einflussfaktoren auf die Pflege« (▶ Kap. 4) genauer betrachtet.

2.5 Beratungsgutscheine nach § 7b SGB XI

Der Gesetzgeber hat seit dem 01.01.2017 festgeschrieben, dass die Pflegekasse/Pflegeversicherung dem Antragsteller den Zugang zur kostenlosen und individuellen Pflegeberatung erleichtern muss. Dazu findet man im Gesetz folgenden Wortlaut:

> (1) Die Pflegekasse hat dem Antragsteller unmittelbar nach Eingang eines erstmaligen Antrags auf Leistungen nach SGB XI oder des erklärten Bedarfs einer Begutachtung zur Feststellung der Pflegebedürftigkeit […]:
> 1. unter Angabe einer Kontaktperson einen konkreten Beratungstermin anzubieten, der spätestens innerhalb von zwei Wochen nach Antragseingang durchzuführen ist, oder
> 2. einen Beratungsgutschein auszustellen, in dem Beratungsstellen benannt sind, bei denen er zu Lasten der Pflegekasse innerhalb von zwei Wochen nach Antragseingang eingelöst werden kann; § 7a Absatz 4 Satz 5 ist entsprechend anzuwenden.
>
> Die Beratung richtet sich nach § 7a. Auf Wunsch des Versicherten hat die Beratung in der häuslichen Umgebung stattzufinden und kann auch nach Ablauf der in Satz 1 genannten Frist durchgeführt werden; über diese Möglichkeiten hat ihn die Pflegekasse aufzuklären.
> (2) Die Pflegekasse hat sicherzustellen, dass die Beratungsstellen die Anforderungen an die Beratung nach § 7a einhalten. Die Pflegekasse schließt hierzu allein oder gemeinsam mit anderen Pflegekassen vertragliche Vereinbarungen mit unabhängigen und neutralen Beratungsstellen […]

§

Beratungsgutscheine

Die Beratungsgutscheine haben die Funktion, konkrete Beratungsstellen zu benennen, in denen zeitnah eine Pflegeberatung genutzt werden kann. Dabei ist auch ohne Gutschein z.B. eine kostenlose und individuelle Pflegeberatung in der Häuslichkeit möglich. Die Pflegekasse/Pflegeversicherung ist verpflichtet zu überprüfen, ob die Anforderungen von der Beratungsperson erfüllt werden. Die Nutzung von Pflegeberatung bei einer anderen Beratungsstelle ist weiterhin kostenlos möglich. Es gibt allerdings auch Dienstleister, die für eine Pflegeberatung vor Ort eine Rechnung erstellen. Manche Dienstleister haben auch individuelle Verträge mit den Pflegekassen geschlossen (z.B. SpektrumK).

Neutralität

2.6 Pflegestützpunkte

Die gesetzliche Grundlage zur Errichtung und Betreibung von Pflegestützpunkten findet man unter § 7c SGB XI. Darin werden unter Absatz 2 auch die Aufgaben beschrieben:

Aufgaben der Pflegestützpunkte

(2) Aufgaben der Pflegestützpunkte sind

1. umfassende sowie unabhängige Auskunft und Beratung zu den Rechten und Pflichten nach dem Sozialgesetzbuch und zur Auswahl und Inanspruchnahme der bundes- oder landesrechtlich vorgesehenen Sozialleistungen und sonstigen Hilfsangebote einschließlich der Pflegeberatung nach § 7a in Verbindung mit den Richtlinien nach § 17 Absatz 1a,
2. Koordinierung aller für die wohnortnahe Versorgung und Betreuung in Betracht kommenden gesundheitsfördernden, präventiven, kurativen, rehabilitativen und sonstigen medizinischen sowie pflegerischen und sozialen Hilfs- und Unterstützungsangebote einschließlich der Hilfestellung bei der Inanspruchnahme der Leistungen,
3. Vernetzung aufeinander abgestimmter pflegerischer und sozialer Versorgungs- und Betreuungsangebote.

Neutralität der Beratung

Die Pflegestützpunkte haben die Aufgabe, die wohnortnahe Anlaufstelle für alle Personen mit entsprechenden Fragen zu sein. Da bei den Pflegestützpunkten aufgrund der Struktur (Klienten müssen sich dort hinbewegen/ »*Richtlinie*«: ca. 100.000 Menschen pro Pflegestützpunkt) oft nur eine allgemeine Beratung möglich ist, leiten die Mitarbeiter der Pflegestützpunkte die Ratsuchenden dann an die entsprechenden Experten weiter. Das bedeutet die Weitergabe von Informationen zu allen Entlastungsangeboten, die der Ratsuchende nachfragt. Er bekommt beispielsweise *alle* Adressen von allen ambulanten Pflegediensten in der Region oder Unterstützung beim Antrag auf einen Pflegegrad. Die Bezeichnung »Pflegestützpunkt« ist nicht geschützt.

Erreichbarkeit

Derzeit gibt es ca. 675 Pflegestützpunkte im gesamten Bundesgebiet (vgl. Borchert 2023), allerdings ist die Verteilung sehr unterschiedlich. Die Beratungsqualität hängt davon ab, wie gut die Berater den individuellen Bedarf erfassen und bewerten und ob sie in der Lage sind, die Informationen verständlich zu vermitteln. Je nach Stützpunkt wird die Beratung telefonisch, vor Ort oder auch in der häuslichen Umgebung angeboten.

Jedes Bundesland kann selbst entscheiden, ob es Pflegestützpunkte einrichtet. In Sachsen und Sachsen-Anhalt sind derzeit keine Pflegestützpunkte installiert. In Sachsen hilft stattdessen das »PflegeNetz« und in Sachsen-Anhalt gibt es einen Zusammenschluss unter dem Namen »Vernetzte Pflegeberatung Sachsen-Anhalt« und ca. 11 einzelne Beratungsstellen. Diese wollen flächendeckend und wohnortnah die Bürger beraten (vgl. Borchert 2023).

2.7 Fortbildung zum Pflegeberater

Es gibt viele unterschiedliche Angebote von Kursen, Seminaren und Weiterbildungen für examinierte Pflegefachkräfte und andere Berufsgruppen zur Qualifizierung als Pflegeberater. Auch der Umfang der Stunden ist sehr unterschiedlich (zwischen 8–448 Unterrichtsstunden). Meist handelt es sich um theoretischen Unterricht und einen praktischen Teil (von ein bis fünf Tagen). Folgende Abschlüsse sind derzeit möglich:

- Pflegeberater nach § 7a SGB XI
- Pflegeberater nach § 45 SGB XI
- Pflegeberater nach § 37 Abs. 3 und § 45 SGB XI
- Pflegesachverständiger
- Case Manager

Außerdem gibt es unterschiedlichste Fortbildungen, bei denen die »spezifische Beratungskompetenz in der Pflege« Zielsetzung ist. Nähere Angaben bezüglich der Ziele, Inhalte und des Zeitumfangs für die Fort- und Weiterbildungsmöglichkeiten folgen nachstehend in Kurzfassung.

2.7.1 Weiterbildung zum Pflegeberater nach § 45/§ 37 Abs. 3 SGB XI

Es gibt eine ganze Reihe von Angeboten, von denen man sich im Internet ein umfangreiches Bild verschaffen kann. Die Zielgruppen sind examinierte Kranken- und Altenpflegekräfte mit zweijähriger Berufserfahrung. Die angebotenen Lehrgänge haben sehr unterschiedliche Formate und Umfänge. Es werden auch immer mehr Online-Weiterbildungen angeboten. Ein Aufbaukurs umfasst beispielsweise 90 Lerneinheiten (à 45 Min.).

Als inhaltliche Schwerpunkte werden genannt:

Schwerpunkte

- Allgemeine rechtliche Grundlagen zur Pflegeberatung
- Prophylaxen in der Pflege
- Grundlagen des Sozialrechts
- Kommunikative Kompetenzen in der Pflegeberatung
- Konzeptionelle Vorrausetzung einer kompetenten Pflegeberatung
- Exemplarische Beratungssituationen
- Rechte und Pflichten aus dem Vertrag gemäß § 45 SGB XI (Teil I und II) und § 37,3 SGB XI
- Rahmenverträge der Pflegekasse

2.7.2 Weiterbildung zum Pflegesachverständigen

Begrifflichkeit

Der Begriff »Sachverständiger« ist in der Bundesrepublik Deutschland nicht geschützt. Jeder Bürger, der auf einem bestimmten Sachgebiet überdurchschnittliche Fachkenntnisse besitzt, kann sich als sachverständig bezeichnen. Es hat sich im Laufe der Jahre ein Sachverständigenwesen herausgebildet, welches definierte Anforderungen an die Person des Sachverständigen stellt. Hier handelt es sich um eine berufsbegleitende Qualifizierung, die beispielsweise von der TÜV Rheinland Akademie angeboten wird. Die Weiterbildung zum »Pflegesachverständigen (TÜV)« wird angeboten vom Bundesverband unabhängiger Pflegesachverständiger und PflegeberaterInnen e. V. und beinhaltet als Basis die Schulung zur »Fachkraft für Pflegebedürftigkeit«. Viele Pflegekräfte sehen mit dieser Fortbildung eine Möglichkeit, um den Schritt in die Selbstständigkeit zu wagen.

Thematische Schwerpunkte

Die Fortbildung befasst sich ausführlich mit Themen wie:

- Rechtsgrundlagen/allgemeines Sozialrecht
- Qualitätsmanagement
- Pflegefachliche Grundlagen
- Einführung in die Tätigkeit als Pflegesachverständiger
- Kommunikation in Begutachtungssituationen
- Begutachtungsrichtlinien
- Durchführung von Begutachtungen
- Dokumentenanalyse
- Pflegefachliche Instrumente zur Begutachtung
- Betriebswirtschaftliche Grundlagen

Darüber hinaus werden Fertigkeiten vermittelt (Schreibwerkstatt, Moderationstechniken, gutachterliche Tätigkeiten) bezüglich der selbstständigen Anfertigung eines freien wissenschaftlichen Sachverständigengutachtens. Die Absolventen sind in der Lage, Pflegegrade zu überprüfen und einzuschätzen sowie Pflege und gegebenenfalls auch Pflegefehler fachlich zu beurteilen. Dieses Bildungsangebot wird vor Ort und auch digital angeboten. Der Schulungsumfang wird bei den unterschiedlich Bildungsanbietern mit zwischen 390 und 560 Stunden angegeben.

2.7.3 Empfehlungen zur Qualifikation und zur Fortbildung der Pflegeberater nach § 7a SGB XI

Es gibt eine ganze Reihe von Angeboten, von denen man sich unter dem Stichwort »Weiterbildung zum Pflegeberater« im Internet ein umfangreiches Bild verschaffen kann.

Kein geschützter Begriff

Der Titel »Pflegeberater« ist nicht geschützt oder an bestimmte Kriterien gebunden. Am 22. 08. 2018 hat der GKV-Spitzenverband allerdings konkrete Empfehlungen zur Anzahl, der Qualifikation und dem Fortbildungsumfang von Pflegeberatern ausgesprochen: www.gkv-spitzenverband, Stichwort: Richtlinien zur Pflegeberatung nach § 7a.[2]

Mit dem Abschluss der Weiterbildung werden die neu definierten Qualifikationsanforderungen an Pflegeberater gemäß den Empfehlungen des GKV-Spitzenverbands erfüllt. Die Weiterbildung spricht Beschäftigte und Einrichtungen an, die mit Präventions-, Schulungs-, Beratungs- oder Koordinationsaufgaben betraut sind bzw. diese in ihr Dienstleistungsspektrum aufnehmen möchten. Die Weiterbildung ist im Idealfall modular aufgebaut, – ermöglicht so auch einen Quereinstieg – und erfüllt auch die Kriterien der Pflegeberatung nach § 37 Abs. 3 und 45 SGB XI. Typische Arbeitsfelder des Pflegeberaters sind allgemeine Beratungsstellen, Pflegestützpunkte und ambulante Dienste.

In den Empfehlungen werden folgende berufliche Grund-Qualifikationen angegeben:

- Pflegefachkräfte, z. B. examinierte AltenpflegerInnen,
- Gesundheits- und KrankenpflegerInnen,
- KinderkrankenpflegerInnen
- Sozialversicherungsangestellte oder
- Sozialpädagogen/-arbeiterInnen

Grund-Qualifikationen

Zusätzlich müssen Pflegeberater nun die erforderlichen Kenntnisse und Fertigkeiten durch eine angemessene Weiterbildung (folgt weiter unten) und durch ein Pflegepraktikum nachweisen. Übergangsregeln von bestehenden Fortbildungen werden konkret beschrieben. Dabei gilt eine Anerkennung auch für Fortbildungen, die vor Mai 2018 begonnen wurden, wenn diese die nun festgelegten Kriterien *nicht* erfüllen.

Die erforderlichen Qualifikationen gliedern sich in die Module:

- Pflegefachwissen (insgesamt 100 Stunden)
- Case Management (insgesamt 170 Stunden)
- Recht (insbesondere Sozialrecht und Grundkenntnisse des BGB mit insgesamt 130 Stunden)

Die Inhalte der Fortbildung und auch die Anforderungen an das Pflegepraktikum sind recht konkret beschrieben. Bereits vorhandene Qualifikationen können anerkannt werden. Außerdem werden Themenspezifische

---

2 GKV-Spitzenverband (2018). Empfehlungen des GKV-Spitzenverbandes nach § 7a Absatz 3 Satz 3 SGB XI zur erforderlichen Anzahl, Qualifikation und Fortbildung von Pflegeberaterinnen und Pflegeberatern vom 29. August 2008 in der Fassung vom 22. Mai 2018. https://www.gkv-spitzenverband.de/media/dokumente/pflegeversicherung/richtlinien_vereinbarungen_formulare/richtlinien_zur_pflegeberatung_und_pflegebeduerftigkeit/180522_Pflege_Empfehlungen_7a_Abs._3_Satz_3_SGB_XI.pdf (Zugriff am 02.04.2024)

Vertiefungen und regelmäßige Fortbildungen in den oben genannten Themenfeldern vorgeschrieben.

2.7.4 Weiterbildung zum Case Manager (CM)

Begrifflichkeit
Eine weitere sinnvolle Weiterbildung für »Pflegeberater nach § 7a SGB XI« ist die Weiterbildung zum Case Manager (durch die Deutsche Gesellschaft für Care- und Case Management, DGCC). Auf den Seiten des DGCC präsentieren verschiedene Bildungsanbieter die unterschiedlichen Kursangebote. Die insgesamt ca. 210 Unterrichtseinheiten bestehen meist aus Präsenzunterricht und Selbstlernangeboten. Auch Online-Angebote stehen zur Verfügung. Zunehmend werden auch Studiengänge angeboten. Damit wird dieser Weiterbildung eine viel größere Bedeutung zugesprochen. Die Deutsche Gesellschaft für Care und Case Management hat ein Zertifizierungssystem zur Sicherung der Qualität der Aus- und Weiterbildung von Case Managern aufgebaut. Diese Standards und Richtlinien wurden von der 2005 gegründeten DGCC entwickelt. Zugelassen werden nur Personen mit einem abgeschlossenen Hochschulstudium im Fachbereich Pflege und mindestens einjähriger Berufserfahrung oder einer vergleichbaren abgeschlossenen pflegeberuflichen Ausbildung und mindestens zweijähriger Berufserfahrung. Die Weiterbildung zum Case Manager ist nicht nur im Bereich der Pflegeberatung von zunehmender Bedeutung. Neben Pflegefachkräften werden auch Sozialpädagogen, Verwaltungsangestellte, Heilpädagogen, Diplompädagogen, Psychologen, Mediziner oder auch Betriebswirte zu Case Managern ausgebildet. Das Konzept Case Management wird beispielsweise auch in der Eingliederungsphase nach Krankheit oder in der Agentur für Arbeit erfolgreich angewendet und beschränkt sich nicht nur auf Pflegeberatung.

Die Ziele der Weiterbildung laut DGCC sind:

- Rollenklarheit als Case Manager
- Vertiefte Kenntnisse in Case Management
- Verfahrenssicherheit in der Fallsteuerung
- Befähigung zur ressourcen- und netzwerkorientierten Arbeit
- Grundkenntnisse auf dem Gebiet der Systemsteuerung und Anwendungsbezüge

Der Nachweis über Befähigungen/Kenntnisse ist für folgende Bereiche zu erbringen:

- Kommunikations- und Gesprächsführung (mind. 54 Stunden)
- Moderation (mind. 18 Stunden)
- Allgemeine sozialrechtliche Kenntnisse (mind. 48 Stunden)
- Selbstreflexion (mind. 36 Stunden; diese können anerkannt oder während der Weiterbildung additiv erworben werden)

- Eine entsprechende berufliche Praxis während der Weiterbildung im Gesundheits-/Sozialbereich oder in der Beschäftigungsförderung

Folgende Inhalte werden während der Fortbildung vermittelt:

- Geschichte, Definitionen und Funktionen von Case Management
- Konzepte von Case Management, einschließlich Strategien, Verfahren und Phasen von Case Management
- Ethische Dimensionen von Case Management, z. B. Nutzer- und Anbieterorientierung, Consumer- vs. Systemorientierung
- Relevante gesetzliche Grundlagen des Case Managements
- Netzwerktheorien und Netzwerkarbeit
- Ressourcenanalyse und Ressourcensicherung
- Konzepte zur Bedarfsermittlung und Angebotssteuerung
- Handlungsfeldspezifische Theorien und Anwendungen
- Fallmanagement und Fallsteuerung
- Systemmanagement und Systemsteuerung
- Qualitätssicherung im Case Management

Zum Abschluss muss eine schriftliche Hausarbeit über einen Ausschnitt aus dem Case Management erstellt und präsentiert werden. Diese Abschlussarbeit schließt eine theoretische Fundierung des Dargelegten unter Verwendung einschlägiger Literatur ein. Alternativ zur schriftlichen Hausarbeit ist eine adäquate Projektarbeit möglich. Das Zertifikat bei erfolgreichem Abschluss lautet »Zertifizierter Case Manager« mit dem Zusatz »DGCC«. *Abschluss*

Für Case Manager, die speziell in der Pflegeberatung eingesetzt werden möchten, werden inzwischen in vielen Instituten spezielle Ausbildungen angeboten. Die Teilnehmer der Weiterbildung müssen sich mit gerontologischem, geriatrischem und gerontopsychiatrischem Fachwissen auseinandersetzen und Handlungskompetenzen in mehreren Arbeitsfeldern erwerben.

Sie müssen Kenntnisse in der Gesundheitsberatung und -förderung, in der Wohn- und Pflegeberatung in ambulanten Diensten, in Pflegestützpunkten und Pflegekassen, im Beraten, Begleiten und Unterstützen von alten Menschen mit Hilfs- und Pflegebedarf im häuslichen Umfeld, einschließlich ihrer Angehörigen aufweisen. *Spezielle Kenntnisse*

Diese umfangreiche Qualifizierung bereitet auf folgende Tätigkeiten vor:

- Übergangsbegleitung vom Krankenhaus ins häusliche Umfeld und in nachsorgende Einrichtungen.
- Beratung und Begleitung von Menschen mit psychischen Erkrankungen in ambulanten gerontopsychiatrischen Diensten.
- Selbstständige Beratungsleistung in Beratungsstellen, Pflegestützpunkten und Krankenkassen.
- Erhebung des Pflege- und Versorgungsbedarfs für Versicherungsträger und die Pflegeversicherung.

- Entwicklung von verbesserten Strukturen der Versorgung.
- Durchführung von Seminaren für pflegende Angehörige und zur Gesundheitsförderung alter Menschen.

Zusammenfassung

Chancen der Pflegeberatung

Seit Jahren werden die Schattenseiten des bundesdeutschen Gesundheits- und Sozialsystems kritisiert. Vor allem die ambulante Versorgung von hilfs- und pflegebedürftigen Menschen ist geprägt durch zahlreiche Schnittstellen, Leistungssegmentierungen, fragmentierte Zuständigkeiten und durch für einen Laien undurchschaubaren Markt an Leistungsanbietern. Viele Unterstützungsmöglichkeiten sind den Betroffenen und ihrem Umfeld nicht bekannt oder stehen wegen lückenhafter Versorgungsstrukturen nicht zur Verfügung.

Die Konkurrenzgedanken vieler Träger, mangelnde Flexibilität und fehlende Kundenorientierung prägen das Bild gegenüber den Hilfesuchenden. Die Überforderung versorgender Personen, auch durch fehlende oder nicht adressatengerechte Entlastungsangebote führen zu Drehtüreffekten und vorzeitigen oder unnötigen Heimeinweisungen. Oft werden auch in Krankenhäusern falsche Weichen gestellt, indem Menschen voreilig und ohne exaktes »Assessment« der häuslichen Versorgungssituation zum direkten Einzug in stationäre Versorgung gedrängt werden (vgl. Gerwin & Lorenz-Krause 2005, S. 61).

Pflegeberatung kann hier sicher eine Menge bewegen. Im Dschungel all der Gesetze stellt sich mit Recht die Frage: Wer berät nun eigentlich zu was (▶ Tab. 2.5)?

Tab. 2.5: Gegenüberstellung aller gesetzlichen Beratungsangebote nach SGB XI

	Beratung nach § 7 SGB XI	Beratung nach § 37,3 SGB XI	Beratung/Schulung nach § 45 SGB XI	Beratung nach § 7a SGB XI
Zielgruppe	Alle Pflegebedürftigen und von Pflegebedürftigkeit bedrohten Personen und deren Angehörige	Alle Pflegebedürftigen, die Pflegegeld beziehen	Alle Angehörigen von Pflegebedürftigen und alle Ehrenamtlichen/sonstigen Interessierten	Alle Pflegebedürftigen und deren Angehörigen/Betreuer/Bevollmächtigte
Leistungserbringer	Krankenhaus Sozialdienst, behandelnder Arzt, Sozialfachangestellte (Pflegekasse/	Pflegefachkräfte	Pflegefachkräfte	• Altenpfleger/in • Gesundheits- und Krankenpfleger/in

	Beratung nach § 7 SGB XI	Beratung nach § 37,3 SGB XI	Beratung/Schulung nach § 45 SGB XI	Beratung nach § 7a SGB XI
	Pflegeversicherung)			• Gesundheits- und Kinderkrankenpfleger/in • Sozialversicherungsfachangestellte/r oder • Sozialarbeiter/Sozialpädagogen
Leistung	Beratung zur Antragstellung nach SGB XI	Nachweis, dass die Pflege zu Hause sichergestellt ist	Schulung in der Gruppe oder Einzelschulung in der konkreten Pflegesituation	Information, Aufklärung und Unterstützung bei allen Fragen rund um Pflegebedürftigkeit
Kosten	Für die Pflegebedürftigen und deren Angehörigen kostenfrei	Je nach Bundesland und Pflegegrad zwischen 55 und 80 € pro Besuch	Ca. 100 € eventuell plus An- und Abfahrt	Für die Pflegebedürftigen und deren Angehörigen kostenfrei
Zeitlicher Umfang	Individuell, im Rahmen der üblichen Beratung im Krankenhaus, beim Hausarzt und bei der Pflegekasse/PPV	Bei Pflegegrad 1 bis 3 halbjährlich Bei Pflegegrad 4 und 5: vierteljährlich Meist ca. 30 Minuten	Ca. 2 x 45 Minuten oder eine Schulung in der Gruppe von ca. 20 Stunden	Individuell
Inhalt	Informationen zu allen Leistungen nach SGB XI, auch zu Leistungsanbietern	Feststellen von Beratungs- und Informationsbedarf beim Pflegebedürftigen oder deren Pflegeperson, schriftliche Stellungnahme gegenüber der Pflegekasse/Pflegeversicherung unter Berücksichtigung des Standardformulars	Pflegerelevante, praxisnahe Tipps zum Thema Pflege, z. B. der Einsatz von Hilfsmitteln	Alle Informationen rund um das Thema »Pflegebedürftigkeit«, also SGB XI, SGB IX, SGB XII, aber auch Informationen zum Betreuungsrecht, zu Leistungsanbietern, Erstellen eines individuellen Hilfe-, Versorgungs- oder Betreuungsplans
Formular bzw.	nein	ja	ja	nein

Tab. 2.5: Gegenüberstellung aller gesetzlichen Beratungsangebote nach SGB XI – Fortsetzung

Tab. 2.5: Gegenüberstellung aller gesetzlichen Beratungsangebote nach SGB XI – Fortsetzung

	Beratung nach § 7 SGB XI	Beratung nach § 37,3 SGB XI	Beratung/Schulung nach § 45 SGB XI	Beratung nach § 7a SGB XI
Antrag bei der Pflegekasse				
Pflicht	Ja, siehe Leistungserbringer	Bei Pflegegrad 1 freiwillig, ab Pflegegrad 2 Pflicht für ausschließliche Pflegegeldbezieher, kann ab 1.2.2019 auch bei Bezug von Sachleistungen genutzt werden	nein	nein

3 Theorien und Konzepte im Rahmen der Pflegeberatung

Rund um das Thema Beratung lassen sich unterschiedliche Publikationen finden. Die folgende Übersicht dient zur analytischen Abgrenzung zwischen Information, Aufklärung, Beratung und Therapie. Wichtig ist auch der Aspekt der gesundheitlichen Aufklärung. Erfahrungsgemäß kommt dieser Aspekt in der Praxis der Pflegeberatung bisher wenig vor.

Tab. 3.1: Unterschiede kommunikativer Interventionsstrategien (entnommen aus Schaeffer & Dewe 2012, S. 163)

	Information	Gesundheitliche Aufklärung	Beratung	Psychotherapie
Anlässe	Wissens- und Informationsdefizite in aktuellen Lebenssituationen	gesundheitsbezogene Wissens- und Verhaltensdefizite	Problemdruck, eingeschränkte Entscheidungsfähigkeit	Leidensdruck resultierend aus Gesundheitsstörungen
Ziele	Wissenserweiterung zum Zweck der Verbesserung individueller Handlungsvoraussetzungen	Wissenserweiterung zum Zweck der Verbesserung individueller Handlungsvoraussetzungen	Förderung von individuellen Handlungskompetenzen zur Problembewältigung	Wiederherstellung von Gesundheit bzw. Wiedererlangung individuellen Handlungsvermögens
Bezugspunkt	Allgemeine Lebensführung	Gesundheitliche Lebensführung	Konkrete Problemsituation	Personale Identität
Aufgabe	Erschließung und Weitergabe themenbezogenen Wissens	Weitergabe und Vermittlung adressatengerechten Wissens	Unterstützung von Problemlösungsprozessen durch Erarbeitung von Bewältigungsmöglichkeiten und Kompetenzförderung	Restitution von Gesundheit bzw. der psycho-sozialen Integrität
Methodische Vorgehensweise	prospektiv, Anregung kognitiver Lernprozesse	prospektiv, Anregung kognitiver Lernprozesse	situativ, Optimierung der Handlungskompetenz	retrospektiv; Revision normativer Geltungsbestände und Korrektur individuellen Handelns

Tab. 3.1:
Unterschiede kommunikativer Interventionsstrategien (entnommen aus Schaeffer & Dewe 2012, S. 163) – Fortsetzung

	Information	Gesundheitliche Aufklärung	Beratung	Psychotherapie
Charakter der Interventionen	orientierend	orientierend	unterstützend/ begleitend	heilend/kurativ
Interaktionsstruktur	lose, unverbindliche Interaktionsstruktur, variables Beziehungsgeflecht	lose, unverbindliche Interaktionsstruktur, variables Beziehungsgeflecht	unspezifische Interaktionsstruktur, wenig Kontaktregelungen	spezifische Interaktionsstruktur mit besonderen Kontaktregelungen
Zeitliche Aspekte	Punktuelle Intervention	Punktuelle Intervention	Kurzzeitintervention	Langzeitintervention
Rolle der Adressaten	Laie	Laie	Klient/Ratsuchender	Patient

Anlässe für die Information, die Aufklärung oder die Beratung sind im Rahmen der Pflegeberatung:

- Individueller Handlungs-, Problem- oder Leidensdruck (z. B., wenn die unmittelbare Entlassung aus dem Krankenhaus ansteht)
- Zeitlich begrenzter Verlust von gewohnten Orientierungs- und Verhaltensgewissheiten (z. B. Alltag mit einem demenziell veränderten Angehörigen bewältigen)

Die Vermittlung von Informationen steht meist zu Beginn der Pflegeberatung an. Andauernde Pflegebedürftigkeit stellt sich oft als Herausforderung dar. Oft entwickelt sich nach und nach ein Vertrauensverhältnis zwischen Ratsuchendem und Berater. Pflegeberatung ist *kein therapeutischer Ansatz*.

3.1 Informationsvermittlung

Die Weitergabe von Informationen im Rahmen von Pflegeberatung dient

- der Erschließung und Weitergabe von themenbezogenem Wissen bei Wissens- und Informationsdefiziten in der aktuellen Lebenssituation,
- als Mittel zur Ergänzung des vorhandenen Wissens, wenn eine Person ein subjektives Defizit empfindet,

- der Wissenserweiterung zum Zweck der Verbesserung individueller Handlungsvoraussetzungen.

Mögliche Aufgaben des Pflegeberaters sind daher:

- Sammeln und Bereitstellen von Wissen, z. B. Informationen zu Entlastungsangeboten für pflegende Angehörige und deren Finanzierungsmöglichkeiten durch SGB XI
- Überprüfung der Richtigkeit der zu vermittelnden Informationen
- Weitergabe dieses Wissens im Rahmen der Möglichkeiten des Empfängers (z. B. die Auflistung möglicher Leistungsanbieter mit den aktuellen Ansprechpartnern und Telefonnummern)

3.2 Aufklärung

Aufklärung im Rahmen der Pflegeberatung ist die Vermittlung von adressatengerecht aufbereiteten Informationen bei einem bestehenden Wissensdefizit, bei dem auf den Ratsuchenden aktiv zugegangen wird. Zum Beispiel klärt der Krankenhaussozialdienst die Betroffenen und deren Angehörigen über die zu erwartenden Einschränkungen und die damit verbundenen Anforderungen in der häuslichen Umgebung auf.

Adressatenorientierung

Ziel ist die individuelle Wissenserweiterung durch gezielte und systematische Interventionen zur Verbesserung der individuellen Handlungsfähigkeit. Die Person soll somit in die Lage versetzt werden, die Situation einzuschätzen, Einstellungen und Handlungen zu reflektieren, zu überprüfen und entscheidungsfähig für zukünftiges Handeln zu sein. Die Aufgabe des Pflegeberaters besteht im Vermitteln von individuell erforderlichem, verständlichem und nutzbarem Sachwissen.

3.3 Beratung

Beratung ist sehr vielfältig. In der Fachliteratur findet man folgende Definition für Beratung: Dies ist «[…] eine Interaktion zwischen zumindest zwei Beteiligten, bei der die beratende[n] Person[en] die Ratsuchende[n] – mit Einsatz kommunikativer Mittel – dabei unterstützen, in Bezug auf eine Frage oder auf ein Problem mehr Wissen, Orientierung oder Lösungskompetenz zu gewinnen» (Sickendiek et al. 1999, S. 124).

Beratung bedeutet Interaktion

Qualifizierte Beratung erfolgt prozesshaft (Hummel-Gaatz & Doll 2007, S. 29):

- Beziehung herstellen
- Beratungsbedarfe und -bedürfnisse erfassen
- Beratungsziele aushandeln
- Lösungen finden
- Beratungsprozess reflektieren
- Beratung beenden

Ziel von Beratung ist die »Förderung und (Wieder-)Herstellung der Bewältigungskompetenzen von Individuen und ihrer sozialen Umwelt, durch eine gemeinsame (Weiter-)Entwicklung von Zustands- und Bedingungsanalysen und deren Interpretationen sowie den Entwurf von Entscheidungs- und Handlungsperspektiven« (Sickendiek et al. 1999, S. 134).

Bei der Pflegeberatung kann eine Einzel-, Paar- oder Familienberatung sinnvoll sein. Jede Konstellation birgt unterschiedliche Chancen und Risiken. Folgende Fragen sollten im Laufe des ersten Beratungsgesprächs angesprochen werden, wenn mehr als ein Ratsuchender an der Beratung teilnimmt:

- Welche Erwartungen haben die Beteiligten an die Beratung?
- Welche Bedeutung hat das Gespräch für sie?
- Welche Problemdefinition haben die Beteiligten?
- Welche Meinungen und Einstellungen zum Problem vertreten die Beteiligten?
- Welche Unterschiede gibt es?

Zentrale Charakteristika der Einzelberatung sind (Emmerich et al. 2006, S. 113):

- Die Möglichkeit einer sehr individuellen Problembetrachtung, die sich auf die Erfahrungen des Klienten konzentriert.
- Die Chance zur Erarbeitung individueller Lösungsansätze.
- Eine vertrauensvolle Gesprächssituation, in der persönliche Emotionen und Beweggründe schneller angesprochen werden können.
- Es muss nicht auf die Gefühle anderer (Beteiligter) Rücksicht genommen werden.
- Pflegeberater und Klient sind auf die gegenseitigen Informationen angewiesen, müssen also den Dissens und Konsens ertragen.

Es gibt verschiedene Arten der Beratung, z. B.:

- Psychosoziale Beratung
- Psychologische Beratung
- Pädagogische Beratung
- Soziale Beratung

- Sozialpädagogische Beratung
- Ressourcenorientierte Beratung
- Lösungsorientierte Beratung
- Präventive Beratung
- Klientenorientierte Pflegeberatung
- Systemische Beratung
- Salutogenetische Beratung
- Konfrontative Beratung

Die psychosoziale Begleitung ist ein unabdingbarer Bestandteil der Pflegeberatung. Jedes Beratungskonzept setzt unterschiedliche Schwerpunkte in Bezug auf das Menschenbild, die Veränderung des Verhaltens und die Ziele der Beratung. Der Begriff »Pflegeberatung« ist nicht eindeutig in der Fachliteratur definiert. Daher wird hier der Begriff »Gesprächsführung« im Rahmen von Pflegeberatung benutzt. Für die Pflegeberatung sehe ich drei relevante Ansätze der Gesprächsführung, auf die ich kurz eingehen möchte:

- Lösungsorientierte Gesprächsführung
- Die klienten- oder personenzentrierte Gesprächsführung
- Die salutogenetische Gesprächsführung

Erfahrungsgemäß wird bei der Pflegeberatung je nach Situation eine dieser Gesprächsformen gewählt. Um den Erfordernissen der Praxis gerecht zu werden, wählt der Pflegeberater aus verschiedenen Ansätzen aus und variiert diese.

Ein vergleichsweise neues Angebot ist die Systemische Pflegeberatung. Diese Beratung richtet sich ausschließlich an pflegende und sorgende An- und Zugehörige und wird in Kapitel 3.3.6 näher erläutert (▶ Kap. 3.3.6).

3.3.1 Die lösungsorientierte Gesprächsführung

Die lösungsorientierte Gesprächsführung konzentriert sich auf Wünsche, Ziele, Ressourcen und auf Ausnahmen vom Problem anstatt auf Probleme und deren Entstehung. Dieser Ansatz verbreitete sich in den letzten Jahren auch in anderen Bereichen wie dem Coaching, dem Management sowie der Seelsorge (Berg 1999, S. 27–29). Die Leitsätze der lösungsorientierten Beratung lauten:

Positiv gerichteter Ansatz

- Wenn etwas funktioniert, mach mehr davon!
- Reparier nicht, was nicht kaputt ist!
- Wenn etwas nicht funktioniert, wiederhol es nicht! Mach etwas anderes!

Dabei sollte der Berater fähig sein, folgende Haltung anzunehmen:

- Menschen haben Ressourcen
- Auf Positives ausrichten

- Kleine Änderungen im System führen zu großen Änderungen
- Ausnahmen verweisen auf Lösungen
- Kooperation ist unvermeidlich
- Neugierig sein auf die Sicht des Ratsuchenden
- Offen sein für ungewöhnliche Vorschläge

Besonderheit gleich Einfachheit

Dieser Ansatz wird beispielsweise bei der Beratung zum Umgang mit schwierigem Verhalten bei Menschen mit demenziellen Veränderungen genutzt. Das »Besondere« am lösungsorientierten Gesprächsansatz ist das Bekenntnis zur »Einfachheit«: Um in komplexen Situationen und Systemen erfolgreich zu sein, ist es nicht immer hilfreich, sie modellieren und verstehen zu wollen. Oft ist es hilfreicher, unvoreingenommen zu erarbeiten, was bereits gut gelingt und diesen positiv besetzten Ansatz zu verstärken.

Haltung des Beraters

Die Methode unterscheidet sich von anderen Vorgehensweisen durch die Überzeugung des Beraters, dass bereits eine kleine Veränderung im Verhalten eines einzigen Menschen erhebliche und weitreichende Veränderungen aller übrigen Beteiligten nach sich ziehen kann. Dieser systemische Ansatz in der Pflegeberatung hat zum Ziel, mit den Klienten gemeinsam Perspektiven zu entwickeln, welche ihn ermutigen, möglichst selbstgefundene Schritte in Richtung seiner angestrebten Ziele zu gehen. Die lösungsorientierte Gesprächsführung verzichtet auf die Erhebung von Defiziten eines Individuums. Sie zeichnet sich durch das Bemühen aus, persönliche und soziale Fähigkeiten einer Person deutlich zu machen und gemeinsam Lösungen zu finden (Bamberger 2022, S. 25–29).

3.3.2 Die klienten- oder personenzentrierte Gesprächsführung

Hilfe zur Selbsthilfe

Mit der personenzentrierten Gesprächsführung von Carl Rogers (1902–1987) liegt ein Ansatz vor, mit dem eine konsequente Orientierung an dem subjektiven Erleben des Klienten ermöglicht wird. Der Klient wird bei der Aktivierung seiner persönlichen Ressourcen unterstützt. Ziel ist es, im Beratungsgespräch dem Klienten zu eigenen und selbstverantwortlichen Lösungen zu verhelfen, also die Hilfe zur Selbsthilfe. Der Ratsuchende wird als Klient verstanden, der selbst seine Situation am ehesten einschätzen kann und im Rahmen dieser Gesprächsführung auch bereit ist, die selbst vorgeschlagenen Lösungen umzusetzen. Der Klient muss also nicht gelenkt oder gesteuert werden (Weinberger 2004, S. 45–48).

Grundlagen der personenzentrierten Gesprächsführung sind nach Carl Rogers:

1. Kongruenz (Echtheit)
2. Akzeptanz (positive Wertschätzung)
3. Empathie (einfühlendes Verstehen)

1. Kongruenz in seiner Haltung zu zeigen, bedeutet: Echtheit des Pflegeberaters als Wahrhaftigkeit gegenüber dem Klienten und offenes Wahrnehmen des eigenen Erlebens des Pflegeberaters, der mit dem Klienten in Beziehung steht. Dieses »Offen-Sein« schließt auch Echtheit in dem Sinn ein, dass der Pflegeberater nicht nur als Fachpersonen in Erscheinung tritt, sondern auch als Mensch (Finke 2004, S. 123). — *Echtheit*
2. Akzeptanz bedeutet: Die bedingungslose positive Wertschätzung gegenüber der Person des Ratsuchenden mit ihren Schwierigkeiten und Eigenheiten. Das Bedürfnis nach bedingungsloser positiver Wertschätzung gehört zu den personenzentrierten Grundannahmen über die Natur des Menschen. Das vorbehaltlose Annehmen des vom Klienten Ausgedrückten, das Ausdrücken von Solidarität, das Ermutigen der ratsuchenden oder leidenden Person sind Grundformen des Wertschätzens. — *Positive Wertschätzung*
3. Empathie bedeutet: einfühlsames Verstehen der Welt und der Probleme aus der Sicht des Klienten und die Fähigkeit, dies mit ihm zu kommunizieren. Grundformen der Empathie sind beispielsweise die Wiederholung des Gesagten und die Konkretisierung (Finke 2004, S. 126). — *Einfühlen und Verstehen*

Die Wirkung von personenzentrierter Beratung wurzelt in erster Linie in der Umsetzung dieser drei Grundhaltungen. Der Pflegeberater ist dabei unterstützender Zuhörer, der sich emphatisch auf den Klienten »einschwingt«. Er wiederholt mit seinen eigenen Worten die Ausführungen seines Gegenübers und spiegelt die Gefühle wider, die er wahrnimmt. Durch diese Rückkopplung wird für den Klienten die Möglichkeit geschaffen, sich selbst und seine inneren Impulse zu erforschen.

3.3.3 Die salutogenetische Gesprächsführung

Die Gesundheit der Pflegenden wird selten der Gesundheit des Pflegebedürftigen gegenübergestellt. Auftrag der Pflegeberatung muss auch sein, zur Pflegeprävention und zu Krankheitsfolgen durch Überlastung der Pflegenden zu beraten. Dementsprechend sollte die Gesprächsführung gewählt werden. Der Ansatz von Aron Antonovsky »Was erhält den Menschen gesund, auch wenn er große Herausforderungen des Lebens bewältigen muss?« wird hier aufgegriffen. Antonovsky setzt drei Komponenten voraus: — *Prävention*

- Die Verstehbarkeit (comprehensibility)
- Die Handhabbarkeit (manageability)
- Die Sinnhaftigkeit (meaningfulness)

Alle drei zusammen werden als Sense of Coherence = Kohärenzgefühl (SOC) bezeichnet. Für die Pflegeberatung bedeutet dies, folgende Fragen zu bearbeiten:

- Sind der Betroffene und dessen pflegende Angehörige kognitiv in der Lage, die Situation zu verstehen und richtig einzuschätzen?

- Welche Informationen und Fakten müssten wie vermittelt werden, damit der Betroffene und dessen Angehörige dies können?
- Welche inneren und äußeren Ressourcen müssen mobilisiert werden, damit die Pflege und die Versorgung sichergestellt werden kann?
- Sind der Betroffene und sein Umfeld in der Lage, die Situation zu »managen«? Wenn nicht, wäre es überhaupt möglich?
- Was müsste als Unterstützung (z. B. durch Pflegeberatung) noch angeboten werden?
- Sind der Betroffene und sein Umfeld überhaupt in der Lage, den Sinn der geplanten Maßnahmen, den persönlichen Mehrwert der anstehenden Belastungen für sich zu erkennen?

Der entscheidende Faktor ist laut Antonovsky der SOC, die persönliche Einstellung zu sich selbst und der Umwelt. Dieser Faktor wird im Laufe eines Lebens geprägt und hängt mit vielen Aspekten zusammen, die uns zu weit vom Thema entfernen würden. Die Fähigkeit, solche Gespräche zu führen, nimmt vor dem anwachsenden Beratungsbedarf von Angehörigen an Bedeutung zu.

Zusammenhang von Körper und Seele

Dass der Körper und die seelische Verfassung eng zusammenhängen, ist mittlerweile eine verbreitete Erkenntnis. Es gibt verschiedene Ansätze, mit dieser Erkenntnis umzugehen, doch haben bisher wenige davon Eingang in die medizinische Versorgung durch z. B. Krankenkassen gefunden. Im Beratungsgespräch werden gezielt Gesundheit bzw. die Fähigkeit zur Gesundheit und subjektives »Sich-gesund-Fühlen« angesprochen im Sinne des zentralen Elements des Kohärenzgefühls (Müller 2005, S. 45).

Stärkung des vorhandenen Potenzials und der Verantwortung

Es wird der Versuch unternommen, die jeweils individuellen Strategien einer Person, ihr Leben zu meistern und dabei gesund zu bleiben, zu erkennen. In einem zweiten Schritt sollen diese meist unbewussten Strategien der ratsuchenden Person zurück gespiegelt werden, so dass ihr dabei deren positive Elemente ins Bewusstsein kommen und ihre Fähigkeiten und Widerstandsressourcen gestärkt werden. Dies wird Empowerment genannt. Ein weiterer Aspekt ist die Partizipation und wird gleichgestellt mit: Beteiligung, Teilhabe, Teilnahme, Mitwirkung, Mitbestimmung und Einbeziehung.

3.3.4 Ziele der Pflegeberatung

Die Pflegeberatung kann folgende Ziele haben (vgl. London 2003, S. 320; Hummel-Gaatz & Doll 2007, S. 85):

- Hilfe zur Selbsthilfe
- Krisenbewältigung, Prävention und Coping
- Auseinandersetzung mit Emotionen, die durch die Krise ausgelöst wurden (z. B. Angst, Wut, Verlust, Trauer, Leiden, Krankheitsgeschehen)
- Förderung der Compliance (z. B. kooperatives Verhalten des Ratsuchenden, z. B. Einsatz von entlastenden Hilfsmitteln)

- Linderung von Hoffnungslosigkeit
- Selbstwirksamkeit und Kontrollüberzeugung
- Verbesserung des Selbstbewusstseins, Selbstvertrauens, Selbstwertgefühls und der Selbstsicherheit
- Verbesserung der Selbstorganisationsfähigkeit, Aktivieren von Selbststeuerungspotenzialen
- Reduzierung der Hilflosigkeit
- Akzeptanz von Einschränkungen und Veränderungen
- Selbstpflegekompetenz und Selbstmanagement
- Kohärenzsinn
- Reduktion von Wissensdefiziten
- Stärkung der Partizipation
- Selbstbestimmter Umgang mit Kranksein (Krankheit und die Folgen davon)
- Gesundheitsförderung
- Steigerung von Lebensqualität und Wohlbefinden

Um diese Ziele zu erreichen, muss der Pflegeberater eine interdisziplinäre Kooperation anstreben. Außerdem sollte er die Pflegesituation, die Motive der Pflegeübernahme und mögliche individuelle Belastungen der Pflegeperson kennen. Motive von Pflegenden für die Übernahme der Pflege zu Hause können sein (vgl. Steimel 2003, S. 51):

- Gemeinsamer Haushalt
- Selbstverwirklichung (siehe Bedürfnispyramide nach Maslow)
- Gegebenes Versprechen
- Pflichtgefühl
- Schuldgefühle vermeiden
- Dankbarkeit
- Mitleid/Nächstenliebe
- Finanzielle Motivation

Dabei können folgende Belastungen von pflegenden Angehörigen auftreten (Steimel 2003, S. 55):

- Behinderung beruflicher Karrieren
- Notwendigkeit ständiger Anwesenheit
- Gesundheitliche Einschränkungen
- Fehlende Anerkennung
- Beschränkung sozialer Kontakte oder der eigenen Lebensplanung
- Umkehr und Neubestimmung gewachsener/tradierter Rollen
- Isolationsgefahr und psychische Erkrankungen
- Alleinige Zuständigkeit/Überforderung
- Mehrfachbelastungen

Mit diesen Belastungen ist die Reduzierung der Kosten für den Staat (Ansprüche auf Sozialhilfe), für die Pflegekassen (Kosten für die stationäre

»Ambulant vor stationär«

Versorgung sind oft höher als die Kosten für die ambulante Versorgung) und für die Betroffenen verbunden. Fast die Hälfte aller befragten Menschen möchten laut einer Studie von COMPASS Private Pflegeberatung bis zum Schluss zu Hause versorgt werden (COMPASS Private Pflegeberatung 2010). So sind die Ziele aller Beteiligten gut miteinander vereinbar.

3.3.5 Der systemische Ansatz in der Pflegeberatung

Grundsätze Jede Pflegeberatung ist individuell. Die folgenden acht Leitsätze habe ich im Laufe der Jahre aus der Mediation und dem systemischen Ansatz (früher habe ich es Prinzipien der Pflegeberatung benannt) für die Pflegeberatung entwickelt. In der Pflegeberatung ist ein systemisches/mediatives Beratungsverständnis von grundlegender Bedeutung, wenn mehr als nur eine Informationsweitergabe erfolgen soll. Denn im Informationsgespräch wird mögliches Konfliktpotenzial vom Ratsuchenden nicht angesprochen.

Werden Konflikte im Rahmen der Versorgung durch den Ratsuchenden thematisiert, wandelt sich das Gespräch zur Beratung. Bei komplexen Pflegeberatungen, bei Hilfeplanungen oder Familienkonferenzen sind die folgenden Prinzipien hilfreich (die Prinzipien des Case Managements sind im folgenden Kapitel dargestellt, ▶ Kap. 3.4):

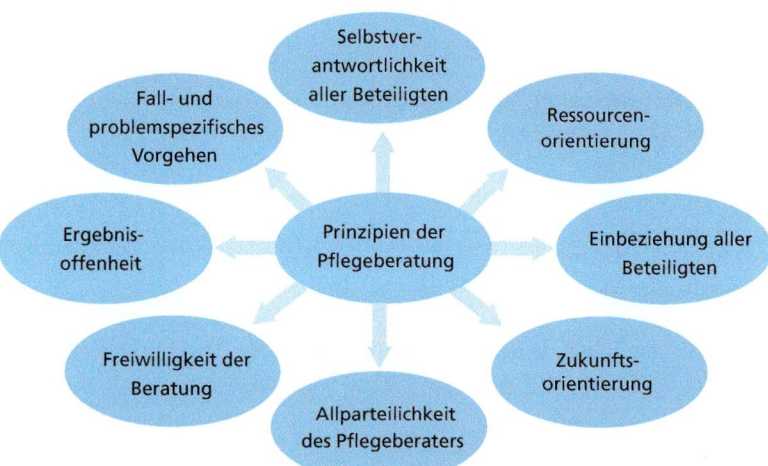

Abb. 3.1: Der systemische Ansatz in der Pflegeberatung

1. **Der Pflegeberater als externer Dritter ist allparteilich.**

Allparteilichkeit Der Pflegeberater ist nicht ausschließlich »Anwalt des Klienten/des Betroffenen«. Er ist grundsätzlich nicht an einem möglichen Konfliktgeschehen beteiligt. Der Pflegebedürftige und seine Angehörigen können recht unterschiedliche Sichtweisen und Ziele haben. Der Pflegeberater muss sich hier, ebenso wie bei der Auseinandersetzung mit Leistungserbringern oder Leistungsträgern, allparteilich verhalten. Insbesondere interfamiliäre Konflikte können im Rahmen der Pflegeberatung nicht gelöst werden. Die Position als externer Dritter schafft die notwendige Vertrauensbasis für die Zusammenarbeit aller Beteiligten. Auf der Basis der Allparteilichkeit (Betroffener, Angehörige, Leistungserbringer, Kostenträger) wird der Pflegeberater versuchen, sich in die Standpunkte aller Beteiligten einzudenken und einzufühlen, mit dem Ziel, eine für alle akzeptable Lösung zu finden.

2. Die Einbeziehung (möglichst) aller an der Pflege Beteiligten ist notwendig.

Der Pflegeberater unterstützt die Einbeziehung aller an der Pflege Beteiligten. Dies bedeutet, dass auch die ausländische Hilfskraft oder beispielsweise Kostenträger mit einbezogen werden. Auch (sehr weit entfernt wohnende) nahe Angehörige des Pflegebedürftigen sollten (als Ressourcen) berücksichtig werden. Die Entscheidung dazu wird vom Betroffenen selbst oder vom Bevollmächtigten (oder gesetzlichen Betreuer) getroffen. Diese wirkt sich in der Regel positiv auf die weitere Versorgung aus.

Berücksichtigung aller Beteiligten

3. Die Annahme von Pflegeberatung ist freiwillig.

Nur freiwillig gesuchte Beratung kann vom Ratsuchenden angenommen werden. Der Ratsuchende muss den Mehrwert der Pflegeberatung für sich erkennen können.

Angebot

4. Alle an der Beratung Beteiligten handeln selbstverantwortlich.

Mit der Freiwilligkeit zur Inanspruchnahme von Pflegeberatung ist auch die Eigenverantwortlichkeit für die Ergebnisse der Beratung verbunden. Der Pflegeberater ist der fachliche Experte, der durch den Beratungsprozess führt und hier jeden Beteiligten im Blick hat. Für die Umsetzung und Einhaltung der Absprachen ist jeder Beteiligte selbst verantwortlich. Das bedeutet in der Praxis, wenn die Tochter des Pflegebedürftigen sich verbindlich nach der Übernahme eines Hilfsmittels bei der Pflegekasse erkundigen möchte, soll sie dies übernehmen. Ebenso kann der Pflegeberater zwingend anstehende Aufgaben übernehmen, soweit dies niemand anders übernehmen kann und die Zeit drängt. Die Einrichtung einer gesetzlichen (oder ehrenamtlichen) Betreuung sollte dann allerdings ein Beratungsthema sein.

Eigenverantwortlichkeit

5. Die Pflegeberatung erfolgt fall- und problemspezifisch.

Jede Pflegeberatung hat unitären Charakter, egal wie viel Beratungserfahrung der Pflegeberater bereits aufweisen kann. Er sollte immer individuell und prozessorientiert an die Situation herangehen. Jede Familie, jeder Pflegebedürftige, jede Wohn- und Lebenssituation ist einzigartig.

Individualität jeder Beratung

6. Das Ergebnis der Pflegeberatung ist offen.

Ergebnisoffenheit

Da in der Pflegeberatung die Sichtweisen und Interessen des Pflegebedürftigen und seines Umfelds, aber auch die der Leistungserbringer und Kostenträger akzeptiert werden, muss von Ergebnisoffenheit ausgegangen werden.

7. Die Pflegeberatung erfolgt ressourcenorientiert.

Ressourcenorientierung

Bei allen Prinzipien ist die unbedingte Ressourcennutzung zu berücksichtigen, die unabdingbar mit der Pflegeberatung verknüpft ist.

8. Die Pflegeberatung erfolgt zukunftsorientiert.

Zukunftsorientierung und Würdigung

Bei allen Prinzipien ist der Blick auf die Zukunft der Pflegesituation gerichtet. Schuldzuweisungen, Enttäuschungen, Vorwürfe, nicht eingehaltene Abmachungen, Kränkungen können einer ehrlichen Würdigung bedürfen. Danach sollte aber die Energie in die Zukunft gerichtet werden. Manchmal ist es durch die Würdigung widriger Umstände anschließend viel leichter, positiv in die Zukunft zu blicken und gemeinsam die Pflegesituation zu meistern. Eine Bagatellisierung ist immer fehl am Platz.

3.3.6 Systemische Pflegeberatung

Zielgruppe

Die Systemische Pflegeberatung ist eine Sonderform der Pflegeberatung. Anders als alle anderen Ansätze der Pflegeberatung richtet sie sich ausschließlich an die pflegenden und sorgenden An- und Zugehörigen und nicht an die Pflegeempfangenden selbst. Diese helfenden Personen (meist Hauptbezugspersonen) werden in den Fokus gerückt, denn sie können im Pflegesystem einfacher Veränderungen herbeiführen als der Pflegeempfangende selbst. Die pflegenden und sorgenden Angehörigen als tragende Säule der Häuslichen Pflege müssen langfristig gestärkt werden, wenn weniger Dienstleistungen für die einzelnen Menschen zur Verfügung stehen.

Zielsetzung

Die Ziele der Systemischen Pflegeberatung sind die Entlastung und Stärkung der pflegenden und sorgenden Angehörigen. Insbesondere vor dem Hintergrund von Vereinbarkeit von Familie, Beruf und privater Pflegesituation können Menschen in Überlastung kommen. Kleine, bewusste Veränderungen können eine Situation verschärfen oder entspannen. Dafür soll in der Systemischen Pflegeberatung ein Bewusstsein erzeugt werden.

Systemische Theorie

Anders als die gesetzlich verankerten Angebote der Pflegeberatung geht es hier um systemisches Coaching, um die bisherige Situation zu verbessern. In der systemischen Arbeit ist eine Grundannahme, dass wir alle miteinander verbunden sind und dass wir in unterschiedlichen Systemen leben. Ein System ist z.B. unser Organismus, ein anderes System ist die Beziehung, in der wir vielleicht leben. Ein weiteres System ist unsere Ursprungsfamilie und die erweiterte Familie, die wir durch eine Eheschließung vielleicht dazu gewonnen haben (Familie des Ehepartners). Auch unsere eigene kleine Familie ist ein (in sich geschlossenes) System. So könnte man noch weiter fortführen. Systeme gibt es auch im beruflichen und gesellschaftlichen Kontext. Schließlich leben wir sogar in einem Sonnensystem.

Eine weitere Grundannahme ist, dass ein System immer nach Ausgleich strebt. Diese Annahme wird in der Systemischen Pflegeberatung ebenfalls genutzt. Eine kleine Veränderung wird also, ähnlich wie bei der Berührung eines Mobiles, erst einmal Bewegung verursachen. Die Bewegung (Schwingung) ist so stark, wie die Veränderung, die das System berührt hat. Nach einer Weile (hier ist Geduld ein guter Ratgeber) pendelt sich das Mobile wieder ein und kommt in den Ruhezustand. Das System ist ausgeglichen. Dieses physikalische Grundgesetz wird in der Systemischen Pflegeberatung berücksichtigt.

Mobile als Modell

Wenn man das Eisbergmodell betrachtet (▶ Kap. 4.1.5), findet die gesetzlich formulierte Pflegeberatung auf der Sachebene statt, also oberhalb der Wasseroberfläche. Die Systemische Pflegeberatung hingegen beschäftigt sich mit dem viel größeren Bereich unter der Wasseroberfläche, der Beziehungsebene. Allein durch das Größenverhältnis wird bereits klar, dass die Veränderungen unterhalb der Wasseroberfläche, also in der Beziehung/im System, eine große Rolle spielen.

Eisbergmodell

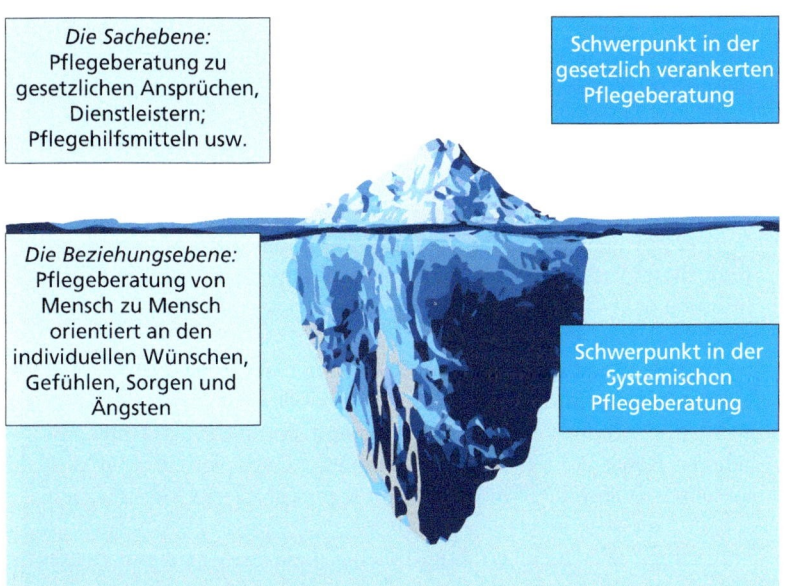

Abb. 3.2: Systemische Pflegeberatung (erstellt von Dennis Palesch und Anja Palesch)

Die Systemische Pflegeberatung orientiert sich an ausgewählten Methoden aus der Systemischen Arbeit. Die Beratung erfolgt lösungsorientiert und immer individuell auf die Klienten ausgerichtet. Das kann z. B. das Auftragskarussell (Arist von Schlippe) oder Genogrammarbeit sein. Es gibt

Methoden der Systemischen Pflegeberatung

bisher nur wenige Berater, die diese Leistung anbieten. In den beiden Fachverbänden Systemische Gesellschaft (SG) und Deutsche Gesellschaft für Systemische Therapie, Beratung und Familientherapie (DGSF) können sich Systemische Berater zertifizieren lassen. Die Voraussetzungen für diese Zertifizierung sind anspruchsvoll und umfangreich. Berater mit einem entsprechenden Zertifikat sind oft in der Lage, eine Systemische (Pflege-) Beratung durchzuführen.

Beispiel

Gerlinde Gesund versorgt ihre Mutter. Vor einigen Jahren ist sie mit ihrem Mann und den Söhnen in das Elternhaus gezogen. Vor drei Jahren ist der Vater gestorben. Die Mutter hat nun einen zunehmenden Bedarf an Gesellschaft und Unterstützung. Die beiden Söhne von Gerlinde sind inzwischen in der Ausbildung und können nicht mehr unterstützen. Gerlinde und ihr Mann sind berufstätig und können erst in ca. zehn Jahren in Rente gehen. Die beiden Schwestern von Gerlinde wohnen in einem Nachbarort und schauen wöchentlich nach der Mutter.

Gerlinde kommt in die Systemische Pflegeberatung mit folgendem Anliegen: »Ich möchte, dass sich mein Verhältnis zu meiner Mutter verbessert. Ich bin oft so genervt und werde dann ungerecht. Ich kann die Erwartungen meiner Mutter und meiner Schwestern nicht erfüllen.«

In der Systemischen Pflegeberatung wird zunächst die aktuelle, problembelastete Situation besprochen. Dann wird nach Ausnahmen von diesen Problemen geschaut. Es wird eine neue Situation kreiert, in der die Probleme plötzlich eine völlig andere Bedeutung erhalten. Gerlinde erhält viele Anregungen, um die aktuell noch schwierig wirkende Situation aus einer neuen Perspektive zu betrachten. Hilfreiche Fragen sind z. B.: Welche Gründe könnte es für das Verhalten der Mutter und der Schwestern geben? Welche Gedanken könnten dazu führen, dass Gerlinde dieses Verhalten nicht mehr stört? Welche Reaktionen von Gerlinde könnten dazu führen, dass sich die Situation verändert? Für wen könnte das hilfreich sein?

In diesem Fall wurde mit der Erstellung eines Genogramms sehr viel »Unbewusstes« in das »Bewusstsein« gehoben und konnte so aufgelöst werden. Ergebnis: Gerlinde freut sich nun, wenn die Schwester (die bereits in Rente ist) der Mutter regelmäßig Essen vorbeibringt und ihr Gesellschaft leistet. Gerlinde hat nun kein schlechtes Gewissen mehr.

Literaturtipps: Wer mehr erfahren möchte, kann sich gern mit folgenden Büchern einen ersten Eindruck verschaffen: *Birgit Hickey: Wie die Familie unser Leben bestimmt – Genogramm und systemische Aufstellungen* oder *Rainer Schwing, Andreas Fryszer: Systemisches Handwerkszeug*. Auf der Homepage www.systemische-pflegeberatung.de wird auch zur Systemischen Pflegeberatung informiert.

Beispiel

Regina und Andre haben drei minderjährige Kinder. Corinna, die 14-jährige Tochter, leidet seit einigen Jahren unter einer Essstörung. Inzwischen wurde ihr sogar der Pflegegrad 2 zugesprochen, denn Corinna muss z. B. beim Essen begleitet werden. Die beiden jüngeren Kinder Max und Jan (Zwillinge/12 Jahre alt) können nicht verstehen, was mit ihrer Schwester los ist.

Regina und Andre machen sich insgeheim Vorwürfe. Sie berichten, besorgt darüber zu sein, ob sie die aktuelle Situation gut bewältigen können. Beide sind berufstätig und haben ihre Stellen auf je 60 % gekürzt, um die gemeinsamen Kinder zu versorgen. In der Systemischen Pflegeberatung haben beide Eltern nun die Möglichkeit, in Ruhe über ihre Gedanken zu sprechen und die aktuellen Herausforderungen gemeinsam zu betrachten. Beide profitieren davon, denn im privaten Umfeld ist es selten möglich, über diese Dinge zu sprechen. Andre hatte sich zunächst sehr schwergetan, seine Verzweiflung über einige Situationen auszusprechen. Im Rahmen der Beratung wird den beiden auch bewusst, dass die Zwillinge in dieser Situation anders aufgefangen werden sollten.

Erfolgreiche Systemische Pflegeberatung

Die Systemische Pflegeberatung kann nur hilfreich sein, wenn bei den Ratsuchenden tatsächlich ein starker Leidensdruck, eine große Bereitschaft vorhanden ist, etwas zu verändern. Veränderungen, auch wenn sie klein sind, erfordern immer Energie. Diese Energie wird nur aufgewendet, wenn ein attraktives Ziel in Aussicht gestellt ist. Veränderungen können wir uns nicht entziehen. Umso besser ist es, kleine positive Veränderungen bewusst herbeizuführen.

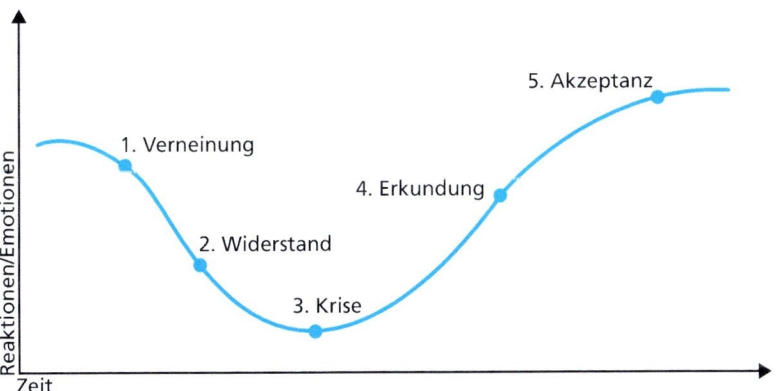

Abb. 3.3: Veränderungskurve

Zukunftsperspektive

Die Systemische Pflegeberatung ist ein neuer Ansatz, um Menschen in privaten Pflegesituationen zu unterstützen. Sicherlich wird es in den nächsten Jahren dazu weitere Angebote geben. Die Kosten für diese Beratung können vom Pflegegeld finanziert werden. In der Systemischen Pflegeberatung ist natürlich auch der Datenschutz entsprechend der EU-Norm einzuhalten. Die Beratung kann auch per Video erfolgen. Telefonische Beratung ist hier hingegen nicht zu empfehlen, da in der Regel »Bilder« entwickelt werden, die gemeinsam angeschaut und besprochen werden.

3.3.7 Familien- und Helferkonferenzen

Angehörige stärken

Familienkonferenzen unterstützen nicht nur in der Pflegeberatung, sondern werden auch in der Arbeit mit Kindern und Jugendlichen erfolgreich eingesetzt. In der Pflegeberatung wird es immer wichtiger, die privaten Hilfenetze der Pflegebedürftigen zu stärken. Dies kann auch mithilfe von Familienkonferenzen gelingen.

Anders als in der Kinder- und Jugendhilfe stehen diese Konferenzen auch als Zeichen für einen neuen Lebensabschnitt. Der hilfs- und pflegebedürftige Mensch kann oder möchte nicht mehr selbst die Verantwortung für die Organisation seines Lebens übernehmen und nun werden dies andere Menschen stellvertretend übernehmen (müssen). Damit wird klar, dass eine Familienkonferenz immer eine Veränderung signalisiert und eine hohe Sensibilität, auch bei der Vorbereitung und Moderation dieser Konferenz, erforderlich ist.

Jede Familien- und Helferkonferenz ist individuell. Allerdings ist es sinnvoll, einer Struktur zu folgen. Eine wichtige Frage ist fast immer, ob der Pflegebedürftige, um den es geht, auch anwesend sein soll. Nach meiner Erfahrung ist es selten hilfreich, denn meist werden sehr sensible Themen angesprochen, die den Betroffenen kränken könnten. Außerdem ist die Gefahr groß, dass nicht alle Anwesenden ihre Anliegen deutlich machen, um den Betroffenen nicht zu brüskieren oder um ihn zu schonen. Wenn Kinder sich z. B. um die Versorgung der Eltern streiten, sind die wenigsten Eltern begeistert.

Helferkonferenzen moderieren

Familienkonferenzen sollten nur von der Pflegeberatung organisiert werden, wenn die teilnehmenden Familienmitglieder dahinter auch einen wirklichen Sinn für sich erkennen können. Sonst kann die Konferenz schnell zu einem Kriegsschauplatz werden, an dem jeder versucht, seine Interessen zu vertreten.

Familien- und Helferkonferenzen können nach folgendem Schema ablaufen:

- Planung (Termin, Ort, konkretes Anliegen/Ziel, mögliche Beteiligte, Zeitrahmen, Moderation)
- Einladung (früh genug, alle Beteiligten berücksichtigen)
- Vorbereitung (Raum, Getränke, Material, eventuell Protokoll, eventuell Anwesenheitsliste/Unterschriften)
- Begrüßung
- Vorstellung der Anwesenden
- Ablauf/Zeitplan/Umgang mit dem Protokoll/eventuell Unterschriften auf Anwesenheitsliste

- Klärung der Themen, Wünsche, Anliegen (Mitschrift aller Anliegen usw., um nichts zu vergessen, am besten am Whiteboard oder Flipchart)
- Klärung der individuellen Zielsetzungen (Wann sind die Teilnehmenden mit dem Ergebnis dieser Konferenz zufrieden?)
- Offener Austausch (Zeit im Blick haben, alle Anwesenden zu Wort kommen lassen bzw. gezielt auffordern, die Meinung zu äußern)
- Zusammenfassung/Zwischenstand
- Vereinbarungen zusammenbringen (möglichst visualisieren), Aufgaben und Absprachen klar definieren
- Zustimmung und Feedback einholen
- Ergebnisse zusammenfassen, wer muss informiert werden? Wer übernimmt diese Info-weitergabe?
- Protokoll, Folgetermin?
- Dank und Verabschiedung

Eine Helferkonferenz kann ähnlich moderiert werden. Die Hauptbezugspersonen sind immer besonders zu berücksichtigen, da diese in der Regel die größte Verantwortung übernehmen. In Familien- und Helferkonferenzen ist immer, soweit vorhanden, auch der (gesetzliche) Betreuer in das Geschehen zu involvieren. Oft kann von diesem auch die weitere Organisation des Hilfenetzes übernommen werden. Es ist in diesen Konferenzen sehr hilfreich, lösungsorientiert mit den Herausforderungen der Pflegesituation umzugehen und allen Anwesenden das gleiche Rederecht einzuräumen. Dass die Moderation neutral und wertschätzend erfolgt, ist sicher selbstverständlich. Die Konferenzen können auch per Video durchgeführt werden.

Die Ergebnisse und Maßnahmen der Konferenz sollten protokolliert, terminiert und einer jeweils verantwortlichen Person zugewiesen werden. Im Protokoll sollten alle Absprachen konkret festgehalten und allen Anwesenden zeitnah zugestellt werden. Auch die Anwesenheitsliste kann zur Stärkung von Verbindlichkeit und Transparenz beitragen.

Ergebnisse sichern

3.4 Case Management

Im Gesetz § 7a SGB XI und auch in der beruflichen Praxis der Pflegeberatung stößt man immer wieder auf den Begriff Case Management. Um Begrifflichkeiten zu klären und eine Übersicht zu geben, habe ich mich entschieden, dieses Kapitel aufzunehmen. Case Management findet im Rahmen der Pflegeberatung statt (gesetzliche Vorgabe). Zunächst aber zu den wichtigsten Begrifflichkeiten, Perspektiven und Arbeitshilfen: Case Management ist ein Handlungskonzept, das zur erfolgreichen Umsetzung in der jeweiligen Organisation verankert sein muss. Der notwendige Metho-

Begriffsklärung

denmix muss mithilfe definierter Formulare, Verfahrensanweisungen und Kompetenzen innerhalb der Organisation zur Verfügung stehen.

3.4.1 Definition des Case Managements

Ziele

Unabhängig von den vielfältigen Anwendungsgebieten im Einzelnen ist Case Management im Kern ein Verfahren oder ein Programm, um Menschen in Not Hilfe von außen zu bringen. Case Management ist als gebietsüberspannender Ansatz anzusehen. Dieser verfolgt den Zweck, für Menschen in Not eine kontinuierliche Versorgung zur rechten Zeit in Form von angemessenen Dienstleistungen sicherzustellen (Raiff & Shore 1997, S. 16–18). Das übergeordnete Ziel von Case Management besteht darin, eine Verbesserung der Versorgungsqualität bei bestmöglichem Einsatz der zur Verfügung stehenden Ressourcen zu erzielen. Gleichzeitig soll eine Überversorgung vermieden werden.

Aufgaben

Case Management oder Unterstützungsmanagement, zunächst als Erweiterung der Einzelfallhilfe in den USA entwickelt, ist zu einer methodischen Neuorientierung in der Sozialen Arbeit und im Gesundheitswesen geworden. Systemische und ökosoziale Perspektiven kommen in dieser Konzeption grundlegend zum Ausdruck. Case Management soll Fachkräfte im Sozial- und Gesundheitswesen befähigen, unter komplexen Bedingungen Hilfsmöglichkeiten abzustimmen und die vorhandenen institutionellen Ressourcen im Gemeinwesen oder Arbeitsfeld koordinierend heranzuziehen (Netzwerkarbeit). Aufgabe ist es, ein zielgerichtetes System von Zusammenarbeit zu organisieren, zu kontrollieren und auszuwerten. Dies geschieht ausgerichtet am konkreten Unterstützungsbedarf der einzelnen Person.

Voraussetzungen

Die betroffene Person wird konkret beteiligt. Nicht nur die Beraterqualitäten sind bedeutend, sondern auch die als Moderator mit Letztverantwortung. Dies ist notwendig, um im Prozess die tatsächlichen Bedürfnisse der Klienten einzuschätzen und die Planung und die Bereitstellung medizinischer und sozialer Dienstleistungen zu koordinieren. Zudem gilt es, Prioritäten zu setzen und ggf. Standards zu erarbeiten bzw. festzulegen und für ihre Einhaltung zu sorgen (Regelkreis des Case Managements) (Deutsche Gesellschaft für Care und Case Management 2010a). Um Case Management tatsächlich umzusetzen, müssen dem Case Manager bestimmte Entscheidungsgewalten und Arbeitsbedingungen ermöglicht werden. Das betrifft im Rahmen der Pflegeberatung die Struktur der Organisation, die Arbeitsmittel, Räumlichkeiten, die Position und Verantwortlichkeit im Unternehmen, die Auswertung des Case Managements im Einzelfall und die Einbeziehung der Ergebnisse in die weitere Arbeit.

Komplexität des Case-Management-Ansatzes

Viele Menschen sind in einer plötzlich auftretenden (Pflege-)Notsituation (kurzfristig) überfordert. Nicht selten sind mehrere Helfer notwendig, um die komplexe Problemlage mit hoher Fachkompetenz zu bewältigen. Es werden neben den medizinischen, pflegerischen und sozialrechtlichen auch die psychosozialen Bedürfnisse berücksichtigt. Ziele von Case Management sind daher die individuelle, ressourcenorientierte, kompetente Organisation und langfristige Sicherstellung der Versorgung des Betroffenen und ggf. seiner betroffenen Familie (z. B. Bunter Kreis/Unterstützung von Familien mit erkrankten oder behinderten Kindern). Relevant im Case Management ist die Verknüpfung von Fallebene (Optimierung der Hilfe im konkreten Fall) und Systemebene (Optimierung der Versorgung im Zuständigkeitsbereich). Das Besondere am Handlungskonzept Case Management liegt in der Verknüpfung der folgenden drei Ebenen:

- Einzelfallebene (bezogen auf den Klienten)
- Organisationsebene (bezogen auf die Arbeit des Case Managers)
- Institutionelle Netzwerkebene (bezogen auf die Kooperation in der Region)

Die Verbindung dieser drei Ebenen bewirkt den zentralen Paradigmenwechsel: Alle Dienstleistungen in der Region richten sich mittelfristig an den Bedürfnissen der Klienten aus, die Angebotspalette wird erweitert und optimiert.

Tab. 3.2: Gegenüberstellung von Fallmanagement und Systemmanagement

Fallebene (Einzelfallebene und Organisationsebene)	Systemebene (Organisationsebene und Netzwerkebene)
• Einzelfallebene (Hilfsbedürftiger steht im Mittelpunkt der Bemühungen)	• Bezeichnet die Vernetzung der Dienstleistungsanbieter und informellen Hilfen vor Ort
• Erfolgt strukturiert	• Initiierung und Aufbau sowie die prozesshafte Pflege und Überprüfung des individuellen Netzwerkes im lokalen Versorgungsgefüge
• Prozesshafte Durchführung erfolgt in sechs Phasen	
• Stellt eine konkrete Unterstützungsarbeit zur Verbesserung der persönlichen Netzwerke dar	• dient der Optimierung der Versorgung der Klienten
• In der Organisation fließen die Ergebnisse der Evaluation des Case Managementfalls ein, wirken sich auf die weitere Arbeit aus	• kann zum Abschließen von Kooperationsverträgen und Ausbau von Leistungen führen, auch innerhalb der Organisation

In der Pflegeberatung kann dies die Begleitung einer Familie mit einem mehrfach behinderten Kind sein.

> **Beispiel**
>
> Durch einen Unfall im Kleinkindalter ist die Tochter von Frau M. körperlich und geistig behindert. Die Geschwisterkinder und die Eltern haben mit verschiedenen Herausforderungen zu kämpfen. Die Familie wandte sich an den Pflegeberater, um sich nach einer Einrichtung für die Unterbringung ihrer Tochter zu erkundigen. Die Mutter wirkte emotional sehr belastet und weinte während des ersten Gesprächs mehrfach.

In mehreren intensiven und vertrauensvollen Gesprächen mit den Eltern des Kindes in der Häuslichkeit werden folgende Punkte benannt:

- Schuldgefühle, die auch die Ehe stark belasten
- Überforderung mit der Versorgung zu Hause
- Hoher Zeitaufwand für Versorgung, Betreuung und Hauswirtschaft
- Zuwendungsdefizite in Bezug auf die beiden Geschwister wegen des hohen Pflegeaufwands für das behinderte Kind/Verhaltensauffälligkeiten der beiden Geschwisterkinder
- Finanzielle Probleme
- Fehlende regionale Entlastungsangebote für das behinderte Kind, das jetzt im Grundschulalter ist
- Fehlende Informationen, welche Ansprüche auf Entlastung der Familie überhaupt zustehen (z. B. Anpassung des Pflegegrads)

Der Pflegeberater nimmt sich ausreichend Zeit. Er nimmt die Situation auf und führt zunächst ein organisationsspezifisches Assessment durch. Die Familie stimmt dem Case Management zu. Damit wird der Pflegeberater zum Case Manager. Es folgen die einzelnen Schritte des Case Management, die gemeinsam mit der Familie gegangen werden. Zunächst bleiben wir jedoch noch bei den Grundlagen des Case Managements.

Tab. 3.3: Leitprinzipien des Case Managements im Sozial- und Gesundheitswesen

Klientenadressierung	Fachlichkeit	Gesellschafts- und sozialpolitische Ordnungsgesichtspunkte
Klientenorientierung (individuelle, personenbezogene Bedarfserhebung, Einbeziehung und Unterstützung)	*Interprozessionalität* (fachübergreifende Zusammenarbeit, Tätigkeit und Denkweise)	Vorrangigkeit von Eigenhilfe und informeller Hilfe
Lebensweltnähe (Bezugnahme der sozialen und örtlichen Lebenssituation)	*Neutralität*	Welfaremix (Ineinandergreifen von informellen Netzwerken, professionellen und beruflich erbrachten Leistungen und bürgerschaftliches Engagement)
Mehrdimensionalität des Menschen (Beachtung der seelischen, emotionalen, kognitiven, physischen, sozialen, organisationsbezogenen und örtlichen Merkmale des Klienten)	*Effektivität* (Erzielung der größtmöglichen Wirksamkeit)	
	Effizienz (Ökonomischer Einsatz der Unterstützungsleistungen)	Hilfen erbringen, trägerübergreifend, also quer zu den bestehenden Kosten- und Leistungsträgerstrukturen
	Leistungstransparenz (aus zweifacher Sicht: 1. aus Sicht des Klienten, 2. aus Sicht der Kooperationspartner, Rollenklarheit, Autorisierung)	Ambulant vor stationär
Ressourcenorientierung (Gegenteil von Defizitorientierung – Nutzung aller relevanten Fähigkeiten/Fertigkeiten des Klienten und der vorhandenen		

Klientenadressierung	Fachlichkeit	Gesellschafts- und sozialpolitische Ordnungsgesichtspunkte
personellen und materiellen Hilfen • *Empowerment* (Selbstbefähigung des Menschen durch Ermutigung, Informationsvermittlung, Beratung und Unterstützung)		

Tab. 3.3: Leitprinzipien des Case Managements im Sozial- und Gesundheitswesen – Fortsetzung

Case Management kann beispielsweise eingesetzt werden, wenn bei einer Familie mit einem demenziell veränderten Menschen und fehlenden Ressourcen plötzlich die Hauptpflegeperson wegfällt und dadurch die weitere Versorgung nicht gewährleistet werden kann. Sofern zwar die Klärung einer komplexen Notlage, aber keine Kooperation von Diensten zur Behebung dieser Notlage notwendig ist, handelt es sich nicht um Case Management, sondern um eine komplexe Pflegeberatung. *Die Einbeziehung der Infrastrukturebene unterscheidet Case Management wesentlich von anderen Beratungsformen.* Darüber hinaus hat es den Anspruch, einzelfallübergreifend mittels des Abgleichens von Bedarfs- und Bestandsanalysen Einfluss auf die strategische und politische Ebene zu nehmen (Systementwicklung). Die Übergänge vom Systemmanagement zum Care Management sind fließend. Die Fachgruppe Case Management der DGS hat dazu ein Positionspapier erarbeitet. In Tabelle 3.3 wurden die Leitprinzipien beschrieben (▶ Tab. 3.3).

Einsatz von Case Management

3.4.2 Voraussetzungen für die Anwendung von Case Management

Der Case Manager (CM) begleitet, unterstützt, berät und handelt auf Wunsch des Klienten. Die spezifischen Merkmale des Case-Management-Prozesses sind:

- Ausrichtung am Einzelfall
- Steuerung der Hilfeleistungen im regionalen Versorgungsgefüge »aus einer Hand«
- Transparenz des Verfahrens
- Aufeinander abgestimmte Hilfeleistungen
- Sicherung einer kontinuierlichen und bedarfsgerechten Versorgung

Es wurden Ethische Grundlagen des Handlungskonzeptes CM vom DGCC veröffentlicht (www.dgcc.de). Diese umfassen:

- die Menschenrechte (Achtung der Würde, Einzigartigkeit des Menschen)
- Sozialrechte (SGB)

- ethische Werte (Autonomie, Gerechtigkeit, Sorge für das Wohl des Klienten, Toleranz und Nachhaltigkeit)
- Pflichten (Transparenz, Verantwortung im fachlichen Kontext, Partizipation)
- Orientierung in Dilemmasituationen (Wahrhaftigkeit, Selbstsorge, Besonnenheit)

Durch die Anwendung der Methode Case Management sollen folgende Schritte ermöglicht werden:

- Überwindung von Schnittstellen zwischen unterschiedlichen Professionen, Netzwerken und Sektoren der Versorgung
- Vermeidung von Über- und Unterversorgung der Klienten
- Klientenorientierung aller Unterstützungsleistungen mit Blick auf Effektivität und mittelfristig auf Effizienz (gesamtwirtschaftliche Sicht)
- Überwindung von Egoismen von Leistungs- und Kostenträgern
- Optimierung der regionalen Unterstützungsangebote/Ausrichtung an den Bedürfnissen der Klienten

Case Management wird nur sinnvoll angewendet, wenn mindestens zwei der folgenden Kriterien erfüllt sind:

- Vorliegen einer komplexen Bedarfs- oder Problemlage
- Beteiligung mehrerer Leistungsanbieter oder Kostenträger, deren Leistungen aufeinander abgestimmt werden müssen, um für diesen Einzelfall die Versorgung zu gewährleisten (Welfare Mix)
- Fehlen eines Regelversorgungspfades für diesen Einzelfall
- Fehlen von Ressourcen beim Klienten (und seinem unmittelbaren Umfeld)/Subsidiarität
- *Unbedingt notwendig:* die Einwilligung des Klienten

Nachfolgend wird dargestellt, wie die Rolle und Aufgaben des Case Managers zu gestalten sind, um diesen hohen Ansprüchen in der Praxis gerecht zu werden.

Ein weiterer Aspekt ist das Verständnis von Netzwerkarbeit im Case Management. Meiner Meinung nach wird erst durch den Case-Management-Ansatz deutlich, wie bedeutend die Zusammenarbeit mit anderen Akteuren auch im Rahmen »einfacher« Pflegeberatung für die Qualität und Effizienz der Beratung ist.

Ch. Bader (2016) schreibt dazu: »Auf der Fallebene kann qualitativ angemessen angelegte Pflegeberatung der Pflegekassen zum Case Management werden und enorme Steuerungskraft entfalten.« Allerdings sind dazu noch einige Schritte zu optimieren und folgende Faktoren zu berücksichtigen (Bader 2016, S. 122):

- Gesetzliche Regelungen
- Wunsch der Klienten

- Komplexität der Pflegsituation
- Qualifikation des Pflegeberaters
- Organisationsform und regionale Präsenz der Pflegeberatung vor Ort
- Möglichkeiten der Fallsteuerung
- Möglichkeiten der Netzwerkkooperation
- Steuerungsaktivitäten der Kommunen und anderer Akteure
- Gestaltung der gemeinsamen Entwicklungsbereitschaft von Pflegeberatung/Pflegekasse, Kommune und anderen Akteuren im Sinne der geteilten Verantwortung.

Es gibt also noch viel zu tun, bis Case Management in der Pflegeberatung optimal eingesetzt wird.

3.4.3 Rolle und Aufgaben des Case Managers

Das Kompetenzprofil des Case Managers (CM) lässt sich aus dem vorhergehenden Kapitel ableiten und wird genau beschrieben (Löcherbach 2005, S. 236).

Die Aufgabenbereiche des Case Managements erfordern unterschiedliche Rollen oder Funktionen, in denen der Case Manager (CM) tätig wird (vgl. von Reibnitz 2015, S. 44):

- *Advokat* (Umfassende Information des Klienten und seiner Angehörigen über sein Recht auf Versorgung und Hilfe, wie z. B., dass auch den Angehörigen das Recht auf Gesundheit, Wohlbefinden und Selbstbestimmung erhalten bleiben muss, gerade, wenn sie ein krankes Familienmitglied betreuen/auch gegen den Widerstand von Leistungsträgern.)
- *Broker* (Makler- oder Vermittlertätigkeit zwischen den einzelnen Dienstleistern und dem Klienten.)
- *Gatekeeper* (Wegbereiter, prüft die Zugangsvoraussetzungen für die Nutzung der gesetzlichen Leistungen der Pflege- und Krankenversicherung und achtet auf die Effizienz und Effektivität der Maßnahmen.)
- *Supporter* (er unterstützt den Klienten bei der Findung und Nutzung vorhandener Ressourcen, er fördert das Empowerment.)

Außerdem zählt zu den Aufgaben des Case Managers das Pflegemanagement (die Verantwortlichkeit für die Durchführung, Überwachung und Dokumentation der Maßnahmen). Dazu gehört die Information des Klienten und der Leistungserbringer über den Erfolg der Maßnahmen. Der CM wird auch beratend tätig, beispielsweise bei der Überleitung. Pflegepädagogische Tätigkeiten, z. B. die Schulung der Pflegekräfte in der Handhabung von Dokumenten oder der Verbesserung der Schnittstellen, gehören ebenfalls zu seinen möglichen Aufgaben.

Weitere Aufgaben des Case Managers

Tab. 3.4: Kompetenzprofil des Case Managers (in Anlehnung an: Junk et al. 2015, S. 23 f.)

Rolle	Beschreibung
Berufliches Selbstverständnis	Der Case Manager besitzt eine positive Grundhaltung gegenüber den unterschiedlichen Klienten, ihm ist seine Funktion bewusst, er berücksichtigt die vorhandenen Ressourcen und richtet seine Arbeit orientiert am Klienten aus.
Sach- und Systemkompetenz	Der Case Manager ist in der Lage, sachliche Zusammenhänge zu erklären und notwendige Handlungen dazu zu beschreiben und durchzuführen. Er besitzt Organisationswissen, Kenntnisse der medizinischen und sozialen Infra- und Versorgungsstruktur, kulturelles Wissen auch über die Klienten und arbeitsfeldspezifisches Wissen.
Soziale Kompetenz und Teamfähigkeit	Der Case Manager besitzt eine hohe kommunikative Kompetenz, verfügt über kooperatives Handlungsgeschick, kann gut Abläufe koordinieren und besitzt den notwendigen Überblick. Er ist auch in der Lage, Konflikte und Kritik konstruktiv zu verarbeiten und ist fähig, multidisziplinär zusammen zu arbeiten.
Selbstkompetenz	Der Case Manager verfügt über eine angemessene Selbstsicherheit und besitzt ein gesundes Selbstbewusstsein. Dazu gehören auch die Reflexionsfähigkeit, Offenheit, Authentizität, Kreativität, Überzeugungskraft und Belastbarkeit. Er kann sich gut selbst organisieren und ergreift aktiv die Initiative.
Methoden- und Verfahrenskompetenz	Der Case Manager erkennt die Notwendigkeit des Networking und nutzt das Netzwerk aktiv. Er ist fähig, den Regelkreis des Case Managements (Verfahrenskompetenz) anzuwenden, beherrscht sinnvolle Tools des Coachings, des Wissensmanagements und verfügt über Kompetenzen im Rahmen der notwendigen Evaluation.

3.4.4 Die Fallebene

Auf der (Einzel-)Fallebene steht der Hilfsbedürftige mit seinen Bezugspersonen im Vordergrund. Die Ebene betrifft die konkrete Unterstützungsarbeit des CM zur Verbesserung der persönlichen Netzwerke. Es geht um die effektive und effiziente Steuerung des Hilfeprozesses für den hilfsbedürftigen Menschen. Case Management geht ganzheitlich auf die aktuelle Situation des Hilfsbedürftigen und seines Umfeldes ein. Von den betroffenen Hilfsbedürftigen und seinem Umfeld wird folgender Kreislauf wahrgenommen (▶ Abb. 3.4).

Gemeinsam mit dem Betroffenen und dessen Angehörigen wird das Ergebnis bewertet. Sollte das Ziel sich verändert haben oder nicht erreicht worden sein, kann in diesem Schritt der Kreislauf mit dem Besprechen des Hilfebedarfes erneut beginnen. Dieser Kreislauf kann ggf. mehrfach wiederholt werden.

Case Management verläuft in sieben Schritten. Einen generellen Anspruch auf Case Management gibt es nicht. In einigen Handlungsfeldern ist ein gesetzlicher Anspruch formuliert.

Tab. 3.5: Ablauf, Akteure und Instrumente des Case Managements

Phase	Erläuterung	Dauer	Akteure	Instrumente	Besonderheiten
Klärungsphase (Intake)	Im Kennenlerngespräch wird vereinbart, ob CM überhaupt notwendig ist oder ob z. B. schon gezielte Unterstützung oder bestimmte Informationen ausreichen, um den Bedarf zu decken.	1–2 Einheiten, je nach Arbeitsfeld und Einbeziehung von Fachkräften zwischen wenigen Minuten bis zu zwei Stunden	Klient, ggf. Angehörige, CM oder Fachkräfte, welche die Kriterien kennen	Definierte, organisationsinterne Kriterien (z. B. Screeninginstrumente/Fragekatalog) oder gesetzliche Vorgaben, Stammdatenblatt	Zu Beginn muss geklärt werden, ob es zur Aufnahme des Case Managements kommt.
Assessment (Bedarfserhebung)	Bedarfserhebung der individuellen Versorgung des Betroffenen, seiner aktuellen Situation, aller vorhandenen Ressourcen zur Bewältigung der Hilfesituation.	Abhängig von der Komplexität der Fallkonstellation und den organisatorischen Bedingungen, je nach Brisanz	Klient, CM, weitere Fachkräfte	z. B. Geriatrisches Basisassessment, Fragenkatalog, Interviewleitfäden, Dokumentationsbögen, einrichtungsinterne Fragebögen	Hier werden die Bedürfnisse, die Erwartungen und Wünsche des Klienten und die Einschätzungen des CM erhoben
Planning (Versorgungsplan oder Serviceplan)	Definierung individueller Versorgungsziele, Erstellung eines individuellen Indikations- und Hilfeplanes, der alle notwendigen Maßnahmen und Verantwortlichen beinhaltet.	Kann im Rahmen eines Gesprächs begonnen und abgeschlossen werden oder sich über mehrere Recherchen und Gespräche hinziehen	Klient, CM, ggf. weitere Bezugspersonen	Kann erarbeitet werden Im Gespräch mit dem Klienten Im Rahmen von Serviceplankonferenzen oder Fallkonferenzen Nach bilateralen Absprachen Nach Hinzuziehen externer Gutachter,	Der Serviceplan ist ein schriftliches Dokument, in welchem verbindlich die Maßnahmen und Leistungen als Grundlage der weiteren Arbeit festgelegt sind. Er enthält die Ziele, die Verantwortlichen und die Dienstleister, den

Tab. 3.5:
Ablauf, Akteure und Instrumente des Case Managements – Fortsetzung

Phase	Erläuterung	Dauer	Akteure	Instrumente	Besonderheiten
				Diagnosen und Assessments Nach Hospitationen Durch Software oder Formblatt Ergebnis: Ein individueller Hilfe- oder Serviceplan als Bestandteil eines Vertrages	Zeitplan und mögliche Kostenträger. Er ist verbindlich und sollte von beiden Vertragspartnern unterschrieben werden.
Linking	Kontaktieren der notwendigen Helfer (ggf. auch Netzwerkpartner). Verbindung des gesamten Hilfenetzwerkes, sodass alle die Maßnahmen und Verantwortlichkeiten kennen. Der Case Manager fungiert also Gate Keeper als »Brückenbauer«.	Hängt von der Verfügbarkeit der Angebote ab, den notwendigen Anpassungsaktivitäten, der Kooperationsbereitschaft der Akteure und der Fähigkeit des Klienten zur Nutzung der Dienste	CM gemeinsam mit Klient, Leistungsanbietern und Leistungsträgern	Mittels: Fallkonferenzen Kooperationsgremien Kontrakten, Kooperationsvereinbarungen Kostenkalkulationen Checklisten Dokumentationsbögen Datenbanken Hospitationen	Hier geht es um die Annäherung von Nutzer und Anbieter, der CM initiiert bei Anbietern möglicherweise den Ausbau von Angeboten und unterstützt den Klienten, beim Annehmen der Leistungen
Monitoring	Überwachung und Dokumentation sowie die Kontrolle der Leistungserbringer. Dazu gehört auch, zu über-	Über den gesamten weiteren Verlauf der Zusammenarbeit, in größer werdenden Abständen, da der Klient	CM, gemeinsam mit Klient und Leistungsanbietern	Mittels: (Telefonischer) Nachfragen, Fallkonferenzen Kooperationsgremien	Stellt sich beim Monitoring eine gravierende und regelmäßige Abweichung der Maßnahmen und damit

3.4 Case Management

Phase	Erläuterung	Dauer	Akteure	Instrumente	Besonderheiten
	prüfen, wie der Grad der Zielerreichung und die Qualität (und ggf. Mängel) im Verhältnis zur persönlichen Situation des Betroffenen erfasst und umgesetzt wird.	oder eine Bezugsperson sollte mittelfristig diese Funktion übernehmen sollte (zum Ende des Prozesses), hängt vom Arbeitsfeld und der individuellen Ausprägung der Fallsituation ab		Kontrakten und Kooperationsvereinbarungen Checklisten und Formularen Dokumentationsinstrumente Software/Datenbanken Hospitationen	eine Gefährdung der vereinbarten Ziele dar, sollte ein RE-Assessment zeigen, ob der Serviceplan angepasst werden sollte
Evaluation	Be- und Auswertung der bisherigen Maßnahmen. Überprüfung, ob Case Manager seine Arbeit beenden kann oder der gesamte CM-Prozess erneut in Gang gesetzt werden muss. Unabhängig vom Ergebnis dieser Auswertung wird auch die Zufriedenheit des Klienten und seiner Familie mit der Arbeit des Case Managers evaluiert.	Nach Bedarf, jedoch immer nach Abschluss des Prozesses	Klient, CM, Ergebnisse werden innerhalb der Organisation und eventuell extern verarbeitet, unter Berücksichtigung der Schweigepflicht	Mittels: Des Serviceplans Fragenkatalog/Interviewleitfäden Einrichtungsspezifische Fragebögen Dokumentationsbögen, Formulare, Protokollvorlagen Abschlussbericht des CM Geeignete Software Abschluss-(Fall)-Konferenzen Abschlussgespräch	Sollte prozess- und ergebnisorientiert durchgeführt werden; Die Entpflichtung beider Vertragsparteien wird mittels Unterschriften abgeschlossen
Netzwerkarbeit	Das offene Kennenlernen, gezielter Nutzen und den Ausbau notwendiger Kontakte	Netzwerkpflege ist ein fortlaufender, kontinuierlicher Prozess, endet	CM, Akteure im Handlungsfeld, Leistungsan-	Mittels: Bi- und multilateralen Gesprächen	Es wird auf der institutionellen, der regiona-

Tab. 3.5: Ablauf, Akteure und Instrumente des Case Managements – Fortsetzung

Tab. 3.5:
Ablauf, Akteure und Instrumente des Case Managements
– Fortsetzung

Phase	Erläuterung	Dauer	Akteure	Instrumente	Besonderheiten
	wendiger Leistungsangebote in der einzelnen Region. Das beinhaltet auch den Abschluss von Kooperationsverträgen sowie die Optimierung des Angebotes. Dabei muss der Case Manager sich an den individuellen Bedürfnissen der Klienten orientieren.	faktisch nie und wird unabhängig von Einzelfällen zu Beginn der Arbeit mit Case Management betrieben.	bieter und Leistungsträger	Gesprächsführungs- und Moderationsmethoden Erarbeitung von Verträgen oder verbindlichen Vereinbarungen Erstellung und Einsatz standardisierter, träger-, professions- und einrichtungsübergreifender Schnittstelleninstrumente (z. B. Überleitungsbögen)	len und der politischen Ebene agiert.

3.4 Case Management

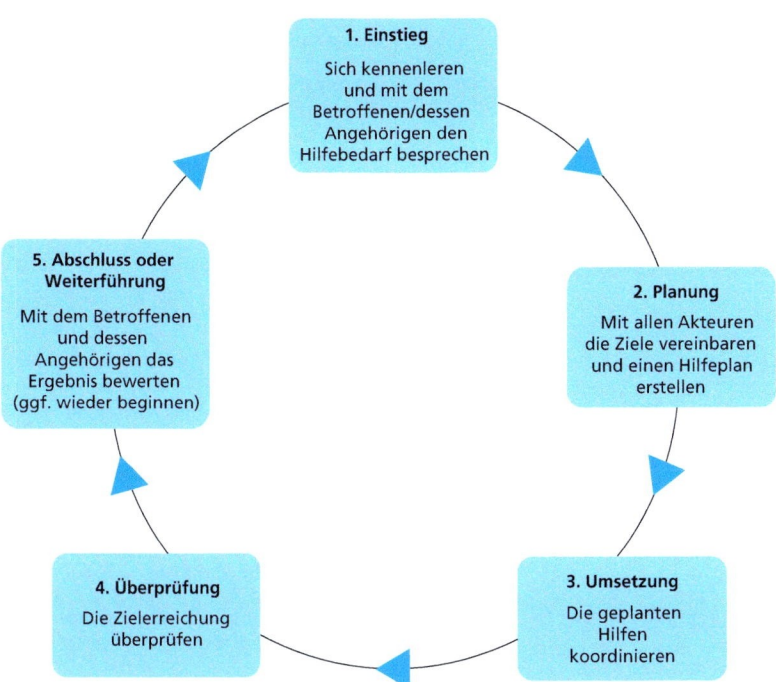

Abb. 3.4: Anwendung auf der Fallebene (in Anlehnung an: Junk et al. 2015; von Reibnitz 2015; Löcherbach et al. 2005)

Case Management wird in einer ganzen Reihe von sozialen Bereichen angewendet (z. B. in der Kinder- und Jugendhilfe, im Anschluss an den Strafvollzug oder bei der Soziotherapie). Die Schritte sind immer gleich: Jeder Schritt ist definiert bezüglich Frequenz, Dauer, Akteuren und Instrumenten (vgl. DGCC 2015, S. 18–44).

3.4.5 Instrumente und Verfahren

Es gibt verschiedene Instrumente zur Einschätzung der Situation, mit deren Hilfe Informationen gesammelt, geprüft, geordnet, erfasst, gedeutet und dokumentiert werden. Das Ziel eines umfassenden (geriatrischen) Assessments besteht darin, durch die ganzheitliche Betrachtungsweise die Betroffenen in allen Aspekten ihres Lebens zu verstehen. Durch das Erkennen und Nutzen von Ressourcen soll die Selbstständigkeit möglichst lange erhalten bleiben (von Reibnitz 2015, S. 59):

Bezeichnung	Zielsetzung/Einsatz
Visuelle Analogskala (VAS)	Einschätzung der Schmerzintensität
Numerische Einschätzungsskala (engl. Numeric Rating Scale, NRS)	Einschätzung der Schmerzintensität

Tab. 3.6: Verschiedene Assessmentinstrumente in der Pflege

Tab. 3.6:
Verschiedene Assessmentinstrumente in der Pflege
– Fortsetzung

Bezeichnung	Zielsetzung/Einsatz
McGill Pain Questionnaire (MPQ)	Zweistufige Einschätzung des Schmerzes; Vorhandensein, Stärke, Intensität und Qualität des Schmerzes
Braden-Skala	Einschätzung des Dekubitusrisikos
Norton-Skala	Einschätzung des Dekubitusrisikos
Resident Assessment Instrument (RAI)	Geriatrisches Assessment für Langzeiteinrichtungen (z. B. bei Altenheimbewohnern)
Mini Mental State nach Folstein (MMST)	Beurteilung der kognitiven Leistungen, zur Erstbeurteilung und Verlaufskontrolle bei Demenz und Alzheimer
Funktional Independence Measure (FIM)	Einschätzung der funktionalen Selbstständigkeit
Bartel-Index/ADL	Messung alltäglicher Fähigkeiten, Selbstständigkeit, Pflegebedürftigkeit, Aktivitäten des täglichen Lebens
Instrumental activities of daily living (IADL)	Erfassung der Alltagskompetenzen, Aktivitäten des täglichen Lebens
Wittener Aktivitätenkatalog der Selbstpflege bei venös bedingten offenen Beinen (WAS-VOB)	Messung der Selbstpflegekompetenz bei Patienten mit Ulcus cruris venosum
Nottingham Health Profil (NHP)	Erfassung der krankheitsübergreifenden Lebensqualität
SF 36	Erfassung der krankheitsübergreifenden Lebensqualität
Würzburger Wundscore (WWS)	Erfassung der Lebensqualität bei Ulcus cruris
Sozialfragebogen von Nikolaus (1999)	Erfassung der sozialen Situation
Timed »up & go«	Erfassung der körperlichen Mobilität
Mobilitätstest nach Tinetti	Erhebung der Sturzgefahr
Häusliche Pflegeskala	Verfahren zur Messung der Belastung pflegender Angehöriger
Mini Nutritional Assessment (MNA)	Erhebung des Ernährungszustandes älterer Menschen
Minimum Data Set (MDS)	Systematische Sammlung von Informationen zur Patientenbeurteilung
Geriatric Depression Scale nach Yesavage (GDS)	Befragungsbogen zur Orientierung/Vorliegen einer Altersdepression

Ein umfassendes Assessment deckt neben Ressourcen auch »Probleme« auf, die als »Eintrittskarten« in die Hilfssysteme (z. B. Ansprüche nach SGB XI) genutzt werden können, wie das folgende Beispiel zeigt.

Beispiel

Das Ehepaar H. ist schon hochbetagt. Bisher wurden beide von ihrer im Obergeschoss wohnenden Tochter und einer Haushaltshilfe unterstützt. Eine weitere Tochter wohnt im Nachbarort und ist vollberufstätig.

Nun muss die im Haus lebende Tochter aus beruflichen Gründen für ein halbes Jahr ins Ausland. Die Putzhilfe (geringfügig Beschäftigte) ist bei einem Unfall verletzt worden und fällt noch für ca. sechs Wochen aus. Frau H. ist Diabetikerin und muss regelmäßig mit Insulin versorgt werden. Sie hat durch die lange Zeit bestehende Erkrankung die Sehkraft und die Sensibilität in den Händen verloren, sodass sie selbst sich die Insulininjektion nicht zutraut.

Zu allem Übel ist Herr H. mit einem Schlaganfall ins Krankenhaus eingeliefert worden. Er wird nach der Behandlung im Krankenhaus in der Reha in XY untergebracht. Bleibende starke Beeinträchtigungen werden jedoch nicht erwartet.

Frau H. kann die Körperpflege noch selbst durchführen, wenn sie bei der Vor- und Nachbereitung Unterstützung hat. Sie kann sich in der Wohnung bewegen und selbstständig essen. Es gibt nur sehr geringe finanzielle Ressourcen. Frau H. möchte in der Wohnung bleiben, hat jedoch Sorge, wer ihr im Notfall helfen kann, wenn sie wieder mal unter der Unterzuckerung leidet. Frau H. traut sich wegen der Sehbehinderung allein nicht aus dem Haus. Nach Aussagen der Töchter nehmen die depressiven Verstimmungen bei Frau H. in letzter Zeit stark zu.

Nur wenn ein Problembewältigungsbedarf von den Beteiligten erkannt und benannt werden kann, kann Case Management erfolgreich angewendet werden. Die Zielsetzung spielt hier eine zentrale Rolle. Sie sollte schriftlich formuliert und wie ein Vertrag unterschrieben werden. Dann folgt die Hilfeplanung (Planning). Das vereinbarte Ziel muss durch den Hilfeplan erreichbar sein (▶ Tab. 3.7). Beim Planen der Versorgung sollten folgende Regeln für die Ziele und Handlungen beachtet werden:

- Reparier nicht, was nicht kaputt ist!
- Wenn du weißt, was funktioniert, mach mehr davon!
- Wiederhol nicht, was nicht funktioniert, mach etwas anderes!

Die geplanten Ziele sollten messbar sein. Hier ist das aus dem Qualitätsmanagement bekannte SMART-Modell nützlich:

S: Spezifisch
Es sollen spezifische Teilziele der Ziele formuliert werden, d. h. es sollten so konkret wie möglich Handlungen und Verhaltensweisen beschrieben wer-

den, deren Ausführung und Wirkung beobachtet werden können.
Zum Beispiel: Frau H. soll täglich ein warmes Mittagessen bekommen, damit sich der Blutzuckerspiegel wieder stabilisiert.

M: Messbar
Ziele und Teilziele sollten messbar sein. Messbarkeit bedeutet, dass für die Erreichung der formulierten Ziele und Teilziele Indikatoren genannt werden, anhand derer der Hilfsbedürftige sowie der CM die Zielerreichung beobachten können.
Zum Beispiel: jeden Tag.

A: Akzeptabel
Die Zielformulierung sollte akzeptabel sein, d. h., es sollte zwischen den Hilfebeteiligten ein Minimalkonsens hinsichtlich der Zielformulierung und der Erreichung der Ziele bestehen.
Zum Beispiel: in der Arbeitswoche wird das Essen durch den Pflegedienst »Vica« geliefert.

R: Realistisch
Die Ziele sollten realistisch und angemessen sein, d. h., sie sollten von den Möglichkeiten und Fähigkeiten der Beteiligten (insbesondere des Hilfsbedürftigen und seiner Angehörigen) ausgehen und nicht überfordernd bzw. utopisch sein.
Zum Beispiel: am Wochenende oder an Feiertagen sorgt die Tochter Frau M. für das Essen.

T: Terminiert
Die Erreichung der Ziele und Teilziele wird terminiert. Wenn alle bisher genannten Kriterien der Zielformulierung berücksichtigt worden sind, sollte es in einem letzten Schritt möglich sein, den angestrebten Zeitpunkt der Teilziel- und Zielerreichung konkret zu benennen.
Zum Beispiel: ab dem 01. 01. 2019. Die Durchführungskontrolle erfolgt zunächst wöchentlich durch CM Herr G.

Es wurden verschiedene Darstellungsformen vorgestellt; darüber hinaus können neue entwickelt werden. Ein gut strukturierter Versorgungs- oder auch Serviceplan ist eine wichtige Voraussetzung für das Gelingen des Case Managements. Ebenso bedeutend ist die Verbindlichkeit der getroffenen Absprachen. Ohne einen Versorgungs- oder Serviceplan sind das Monitoring und die Evaluation sehr schwierig durchführbar. Nach dem Erstellen des Hilfeplans folgt der nächste Schritt, das sogenannte »Linking«. Dabei geht es darum, die unterschiedlichen Akteure in der Umsetzung zu unterstützen, idealerweise im Rahmen einer Fallkonferenz. Beim Linking wird der Hilfeplan zum Versorgungsplan. Jede Fallkonferenz muss vorbereitet, moderiert und protokolliert werden. Dazu kann das folgende Ergebnisprotokoll genutzt werden:

Tab. 3.7:
Beispiel eins für einen Hilfeplan

Bereich	Hilfebedürftiger	Angehöriger	Problem	Genutzte Ressourcen	Vorhandene Ressourcen	Verbleibender Hilfebedarf	Ziele des Klienten/ Angehörigen	Mögliche Maßnahmen	Umsetzung möglich?	Zeitpunkt der Hilfe	Kontakt mit … durch …
Kognitiver Bereich											
Körperlicher Bereich											
Mobilität											
Ernährung											
Tagesstrukturierung											
Hauswirtschaftliche Versorgung											
Sichere Umgebung (Risikominimierung)											
Besonderheiten											
Psychosozialer Bereich											
Wohnsituation											
Finanzielle Situation											
Rechtliche Situation											
Medizinische Situation											
Gesundheit/ Prävention/ Reha											

Tab. 3.8:
Beispiel 2 für einen Hilfeplan

Wer	Was	Wann/wie oft	Wo	Ziel	Verantwortlich für Durchführung/Name	Ab wann	Überprüft durch	Nächste Kontrolle am	Erledigt/beendet

Tab. 3.9: Beispiel 3 für einen Hilfeplan

Uhrzeit	Montag	Dienstag	Mittwoch	Donnerstag	Freitag	Samstag	Sonntag
8:15	Grundpflege, Anziehen, Frühstück, BZ messen Durch: PD	Grundpflege, Anziehen, Frühstück, BZ messen Durch: PD	Grundpflege, Anziehen, Frühstück, BZ messen Durch: PD	Grundpflege, Anziehen, Frühstück, BZ messen Durch: PD	Grundpflege, Anziehen, Frühstück, BZ messen Durch: PD	Grundpflege, Anziehen, Frühstück, BZ messen Durch: PD	Grundpflege, Anziehen, Frühstück, BZ messen Durch: PD
11:00	Übungen Durch: PHY	Übungen Durch: Klientin	Übungen Durch: PHY	Übungen Durch: Klientin	Übungen Durch: PHY	Übungen Durch: Klientin	Übungen Durch: Klientin
12:00	Mittagessen, BZ Messung Durch: PD	Mittagessen, BZ Messung Durch: PD	Mittagessen, BZ Messung Durch: PD	Mittagessen, BZ Messung Durch: PD	Mittagessen, BZ Messung Durch: PD	Mittagessen, BZ Messung Durch: Tochter	Mittagessen, BZ Messung Durch: Tochter
15:00	Kontaktpflege Durch: NA 1	Kontaktpflege Durch: NA 2	Kontaktpflege Durch: NA 1	Kontaktpflege Durch: NA 2	Kontaktpflege Durch: NA 1	Kontaktpflege Durch: NA 2	Kontaktpflege Durch: FD
17:00	Hausbesuch Durch: HA	Wundversorgung Durch: PD			Wundversorgung Durch: PD		
18:00	Übungen Durch: Klientin	Übungen Durch: Klientin	Übungen Durch: Klientin	Übungen Durch: Klientin	Übungen Durch: Klientin	Baden, Haare waschen Durch: Tochter	Kontaktpflege Durch: FD

Tab. 3.9:
Beispiel 3 für einen Hilfeplan – Fortsetzung

Uhrzeit	Montag	Dienstag	Mittwoch	Donnerstag	Freitag	Samstag	Sonntag
19:30	Abendessen, Grundpflege, Ausziehen, BZ messen Durch: PD	Abendessen, Grundpflege, Ausziehen, BZ messen Durch: PD	Abendessen, Grundpflege, Ausziehen, BZ messen Durch: PD	Abendessen, Grundpflege, Ausziehen, BZ messen Durch: PD	Abendessen, Grundpflege, Ausziehen, BZ messen Durch: PD	Abendessen, Ausziehen, BZ messen Durch: Tochter	Abendessen, Grundpflege, Ausziehen, BZ messen Durch: PD

Legende:
PD = Pflegedienst »Vica«, Herr Kann, Tel.: 02576/341XXX
PHY = Physiotherapeutin Frau Will und Frau Soll, Tel.: 02576/567XXX
NA = Nachbarin 1: Frau Schulze, Tel.: 02576/561XX und Nachbarin 2 Frau Hauser, Tel.: 02576/578XX
HA = Hausarzt Dr. Gründlich, Tel.: 02577/234XXX
FD = Freundin Frau Herzlich, Tel.: 02577/562XXX
Tochter: Frau Lieblich, Tel.: 02567/234XXX, beruflich Tel: 0222/345XXX

Protokoll der Fallkonferenz für (Name, Vorname des Klienten):
Geb.: _____ Lfd. Nr.: _____
Moderation der Konferenz: _____
Datum: _____
Uhrzeit: _____ Ort: _____
Anlass der Konferenz: _____
_____
Ziel der Konferenz: _____
_____
Teilnehmer der Konferenz:

Name, Vorname	Funktion/für Dienstleister	Telefon-nummer	Unterschrift	Kopie des Protokolls versendet
				☐
				☐
				☐
				☐

Ablauf

Was?	Wer?	Wann?	Sachstand/Ergebnis	erledigt
Statusbericht Klient bzw. seine Vertretung (CM/Betreuer)				☐
Statusbericht Angehörige, ggf. Freundin				☐
Statusbericht Nachbarinnen Frau S. und Frau H.				☐
Statusbericht Dienstleister 1 (z.B. Pflegedienst »Vica«)				☐
Statusbericht Dienstleister 2 (z.B. Physiotherapeutische Praxis Meyer)				☐
Statusbericht Dienstleister 3 (Praxis des Hausarztes) durch CM vertreten?				☐

Was?	Wer?	Wann?	Sachstand/Ergebnis	erledigt
Statusbericht Dienstleister 4 (z. B. Lieferant des warmen Mittagessens)				☐
Erforderliche Anträge/Dokumente				☐
Geplante und bereits veranlasste Hilfen		1. 2. 3.		☐
Nächster geplanter Termin:		Ort: Uhrzeit: Teilnehmer:	Datum:	☐

Als Monitoring bezeichnet man im Rahmen des Case Managements die Dokumentation, Überprüfung und Anpassung des entwickelten Versorgungsplans. Dokumente sind bei diesem Schritt beispielsweise die Ergebnisprotokolle der Fallkonferenzen.

Werkzeuge des Monitorings sind (vgl. von Reibnitz 2015, S. 86):

- Strukturierte Fallbesprechungen mit dem Versorgungsteam
- Inaugenscheinnahme durch Hausbesuche beim Hilfsbedürftigen und Sichten der Dokumentation (z. B. Visitenprotokolle)
- Hausbesuche auch während der Versorgung durch die Leistungserbringer
- Auswertung der Dokumentation
- Befragung/Austausch mit dem Hilfsbedürftigen und seinem primären Netzwerk (telefonisch, mittels Fragebogen oder persönlich)
- Beschreibung der Soll/Ist-Abweichungen und ihrer möglichen Ursachen
- Rückmeldung der Ergebnisse an die Beteiligten/Feedbackrunden
- Korrekturmaßnahmen einleiten
- Fallbesprechungen
- Umsetzung der vereinbarten Korrekturen überwachen

Darstellung eines Monitoringblattes (vgl. von Reibnitz 2015, S. 87):

Begleitbogen Frau M.:   erstellt am: bearbeitet durch:
                                              Lfd. Nr.:

Ziele der Hilfe:
a)
b)
c)

zum Ziel a):
Zielformulierung:
Frau M. möchte weiterhin zu Hause versorgt werden. Ihr Ziel möchte sie durch die geregelte Nahrungsaufnahme, regelmäßige, tägliche und selbstständige Bewegung erreichen, um so den Blutzuckerspiegel zu stabilisieren und weiteren Krisen vorzubeugen. Zur regelmäßigen Kontrolle dient die Messung des Blutzuckerspiegels durch den Pflegedienst.

Stadium der Umsetzung: zum Ende der ersten vier Wochen

Bereits erledigte Aufgaben:

Aufgabe	Erledigt am	Erledigt von	Ergebnis/Bemerkung
Die regelmäßige Bereitstellung des Frühstückes			
…			

Noch zu erledigende Aufgaben:

Aufgabe	Beteiligter Dienst/ Person	Zuständig	Termin

Der nächste Schritt ist die Evaluation, also die Aus- und Bewertung des gesamten individuellen Case-Management-Prozesses. Monitoring und Evaluation sind im Rahmen der kontinuierlichen Verbesserung der Versorgung unverzichtbar. Als Dokument dient der Evaluationsbogen, in dem auf die Struktur-, Prozess- und Ergebnisqualität eingegangen wird.

Gegenstand einer Evaluation (Erhebung und Auswertung) kann beispielsweise sein (vgl. von Reibnitz 2015, S. 87):

- Evaluation des Ablaufs des Case-Management-Prozesses/-Störungen/-Probleme/-Ergebnisse
- Die Evaluation der Klientenzufriedenheit und der versorgenden Angehörigen
- Die Evaluation der Prozesse, der Leistungserbringung und Versorgungsplanung

- Die Evaluation der Zusammenarbeit des Versorgungsteams
- Die Evaluation der Kommunikationssysteme (Aufbau, Verlauf, Ergebnisse)
- Evaluation der sozialen Netze
- Evaluation von Entwicklung und Veränderung

3.4.6 Die Systemebene

Optimierung von Dienstleistungsangeboten

Auf der Systemebene befindet sich beim Case Management die Netzwerkarbeit. Verschiedene regionale Akteure (später vielleicht Partner) mit unterschiedlichen Schwerpunkten und Interessen sollen langfristig bestehende Angebote klientenorientiert optimieren und ausbauen. Ziel ist der Aufbau eines tragfähigen Systems zur optimalen Versorgung einer bestimmten Gruppe von Hilfsbedürftigen sowie die Optimierung von Diensten bzw. von Dienstleistungsangeboten. Im Allgemeinen geht es also um die Verbreiterung der Dienstleistungspalette zu kostengünstigeren Optionen. Gleichzeitig sollen die Qualität und die Effizienz der Angebote erhöht werden (Raiff & Shore 1997, S. 21 und S. 195–197). Dazu werden Netzwerkmanagement und Koordination benötigt.

Zur Implementierung von Versorgungsplänen benötigt der CM ein geeignetes Netzwerk. Um dieses prozesshaft aufzubauen, gilt es folgende Schritte zu beachten (vgl. von Reibnitz 2015, S. 73):

- Die Planung der Netzwerkbildung
- Die Ansprache von potenziellen Partnern
- Die Verdeutlichung des Nutzens und der Notwendigkeit des Netzwerks
- Die Durchführung von gemeinsamen Arbeitstreffen zum Erfahrungs- und Informationsaustausch
- Die Festlegung von Kooperationen, Aufgaben, Abläufen und Strukturen in einer Region
- Der aktive Auf- und Ausbau des Netzwerks (z. B. auch gemeinsame Öffentlichkeitsarbeit)
- Die Durchführung von Workshops und die Gründung von Arbeitsgruppen
- Die praktische Umsetzung zum Nutzen des Hilfsbedürftigen
- Die Prozesskontrolle und die gemeinsame Evaluation

Die Vielfalt von Dienstleistern und von Kooperationsmodellen wird in Zukunft weiter zunehmen. Derzeit gibt es in Deutschland folgende Dienstleistungsmodelle:

- Einzelne Dienstleister (Einzelklinik, Einzelarztpraxis usw.)
- Einfache Kooperationen (Klinikzusammenschluss, Medizinische Versorgungszentren, Gemeinschaftspraxen)
- Personelle Vernetzung, quasi Doppelbeschäftigung (z. B. Pflegekraft beim ambulanten Dienst und Überleitungsschwester des Krankenhauses)

- Komplexe, differenziert vernetzte Strukturen, auch überregional und dienstübergreifend (Klinikverbunde)

Dienstleistungsnetzwerke sind als dynamische Systeme zu verstehen und nicht als erreichbarer Zustand (vgl. Mennemann 2006, S. 12). Zur Planung der Netzwerkarbeit können die analysierenden Fragen hilfreich sein (vgl. von Reibnitz 2015, S. 72):

- Wie lauten meine Visionen und Ziele?
- Bin ich bereit, gemeinsam mit meinen Netzwerkpartnern an einer gemeinsamen Vision, an gemeinsamen Zielen zu arbeiten?
- Welche Prinzipien bezüglich Produkt, Kooperation und Vertrauen sind mir wichtig?
- Bin ich bereit, mit meinen Netzwerkpartnern aufgrund eines gemeinsamen Geschäftsverständnisses zu kooperieren?
- Bin ich dazu bereit, nach außen als Gesamtunternehmen aufzutreten?
- Kann ich mir vorstellen, dass mein individueller Mehrerfolg im Netzwerk größer ist als bei einzelbetrieblicher Vorgehensweise?
- Wie lauten meine Kernkompetenzen und welche sind notwendig zur Erreichung der Netzwerkvisionen?
- Welche Prozesse habe ich definiert?
- Ist der Gedanke der Flussorientierung auch bei den Netzwerkpartnern ausgeprägt?
- Wie kann ich eine Win-Win-Situation bei der Bildung von Kooperationen herstellen?
- Welche Synergien hätte dieses Netzwerk wahrscheinlich? Ist es möglich, diese Effekte bewusst zu steuern?
- Ist mein potenzieller Netzwerkpartner rechtlich unabhängig?
- In welcher Form kann und will ich mich in gegenseitige Abhängigkeit begeben?

Risiken der Netzwerkarbeit

Diese Fragen machen deutlich, dass in vorschneller und unüberlegter Kooperation auch Nachteile lauern. Daher gilt es, die Netzwerkarbeit systematisch anzugehen. Ist der CM noch neu in der Region oder in diesem Tätigkeitsbereich, sollte zunächst möglichst die vollständige Versorgungslandschaft kennengelernt und analysiert werden. Ansonsten könnte sich eine zu schnelle »Bindung« später nachteilig für die Hilfesuchenden auswirken. Netzwerkarbeit bindet Ressourcen. Die meisten Dienstleister verfolgen ein wirtschaftliches Interesse, das vielleicht auf den ersten Blick nicht gleich offenbart wird. Daher folgen nun die Vor- und Nachteile von Netzwerken (vgl. von Reibnitz 2015, S. 74):

Tab. 3.10: Vor- und Nachteile von Netzwerkarbeit

Vorteile von Netzwerken	Nachteile von Netzwerken
• Perspektivenerweiterung der Teilnehmer • Informations- und Wissenszuwachs der Teilnehmer • Einbeziehung der Teilnehmer, z. B. Übernahme von mehr Verantwortung • Synergieeffekte • Steigerung der Lösungskompetenz • Abbau von Konkurrenzdenken • Erhöhung von Innovation und Kreativität • Steigerung der Qualität, der Effektivität und Effizienz • Gegenseitige Arbeitsaufträge • Möglichkeit zur Konzentration auf Kernkompetenzen • Motivationsaustausch • Supervision/kollegialer Austausch • Gegenseitiger Lerneffekt • Erzielung von Wettbewerbsvorteilen • Leistungssteigerung durch Aufgabenkumulation • Erweiterung des Akquisitionsfeldes und Steigerung der Akquisitionsstärke • Außendarstellung als Gesamtorganisation • Gemeinsame Vertragsverhandlungen mit Kostenträgern • Optimierung des Marketings • Gemeinsame Fortbildungen	• Bindung von Zeitressourcen • Verlust der persönlichen Handlungsfreiheit und der persönlichen Identität • Aufgabe von individuellen Entscheidungsfreiheiten • Einschränkung der wirtschaftlichen Entscheidungsfreiheit • Einzelaktionen sind nicht mehr möglich • Austauschbarkeit der einzelnen Personen • Monopol eines Dienstleisters belastet die Versorgungslandschaft • Abschreckung für »kleinere« Dienstleister, sich dem Netzwerk anzuschließen (»Angst, gefressen zu werden«) • Fehlende Gleichberechtigung der Partner, Klammerung an Positionen/Rollen (Verlustangst) • Unausgesprochene Widerstände könnten sich manifestieren

Systemmanagement ist fallübergreifend angesiedelt und daher ein fließender Prozess. Es müssen verschiedene Netzwerke unterschieden werden:

Tab. 3.11: Netzwerkarten

A: Privates/Familiäres Netzwerk	B: Ehrenamtliches/Freiwilligen-Netzwerk	C: Professionelles/ berufliches Netzwerk
Nicht organisiert	Gering bis verbindlich organisiert	Gut organisiert
Familie, Verwandte, Freunde, Bekannte, Nachbarn, Kollegen usw.	Organisierte Nachbarschaftshilfe, Ehrenamtliche, Freizeitgruppen, Vereine, Selbsthilfegruppen usw.	Wohlfahrtsverbände, Sozialstationen, Behörden, Gewerkschaften, Ärzte, Therapeuten, Beratungsstellen, Pflege- und Krankenkassen, Sanitätshäuser, Apotheken, MD, alle Leistungsanbieter für ambulante, teil-stationäre und vollstationäre Versorgung, Anbieter für

A: Privates/Familiäres Netzwerk	B: Ehrenamtliches/Freiwilligen-Netzwerk	C: Professionelles/berufliches Netzwerk	Tab. 3.11: Netzwerkarten – Fortsetzung
		haushaltsnahe Dienste, Fahrdienste, Kostenträger usw.	
Fallbezogen nutzbar	System- und fallbezogen nutzbar	System- und fallbezogen nutzbar	

Besonders beim Netzwerk der Kategorie C wird deutlich, dass hier die Gefahr besteht, sich in der Netzwerkarbeit zu verlieren. Daher sollte überlegt werden, welche Netzwerke für die geplante Tätigkeit tatsächlich von Bedeutung sind. Weniger kann oft mehr sein. Außerdem sollte klar sein, dass effektive Netzwerkarbeit nur möglich ist, wenn man sich »gegenseitig riechen« kann. Müssen zwei Personen zusammenarbeiten, die sich nicht auf Augenhöhe begegnen können, die gegenseitig emotional vorbelastet sind oder früher vielleicht harte Konkurrenten waren, könnte dies eine konstruktive Zusammenarbeit gefährden. Ich möchte noch einmal auf das Eisberg-Prinzip (▶ Kap. 4.1.5) hinweisen. Was für den Klienten und den Pflegeberater in diesem Zusammenhang gilt, gilt auch für potenzielle Netzwerkpartner. Das Systemmanagement umfasst personenzentrierte und steuerungsorientierte Elemente.

Netzwerkarbeit als Beziehungsarbeit

Zusammenfassung

Case Management ist ein Handlungskonzept und kann in unterschiedlichen Bereichen eingesetzt werden. Dabei sind die Bedingungen im Rahmen der Pflegeberatung anders als bei der Agentur für Arbeit (im Fallmanagement), bei der Krankenkasse (als Patientenbegleiter) oder in der Kinder- und Jugendarbeit.

Die Implementierung von Case Management in Organisationen, die Pflegeberatung anbieten, muss sich auf allen Ebenen des Unternehmens widerspiegeln. Zur besseren Einführung und Auditierung des Case Managements auf der Organisationsebene wurden konkrete Standards eingeführt (Case Management Leitlinien, DGCC 2015). Wird das Angebot des Case Managements durch den Pflegeberater abgedeckt, muss diese Methode im Unternehmenskonzept implementiert sein. Das bedeutet, dass entsprechende Arbeitsmaterialien, Dokumente, Formulare, Tools (Werkzeuge), Arbeitsabläufe und Fallbesprechungen im Unternehmen bekannt sind und angewendet werden. Auch über die Unternehmensgrenzen hinaus fallen dann zusätzliche Aufgaben an, insbesondere die Arbeit auf der Systemebene.

Umsetzung zieht sich durch alle Ebenen einer Organisation

Einfluss auf die Pflege-
beratung

Die Kenntnisse über aktuelle Theorien und Beratungskonzepte beeinflussen die Pflegeberatung. Zur qualifizierten Pflegeberatung gehören noch weitaus mehr Kenntnisse, als in diesem Kapitel dargestellt werden konnten. Es gibt zu diesem Thema allerdings bereits so viel Literatur, dass die beiden folgenden Kapitel sich auf Einflussfaktoren und Themen konzentrieren, die ebenfalls von Bedeutung sind und den Pflegeberater in der Praxis tatsächlich unterstützen.

4   Einflussfaktoren auf die Pflegeberatung

Es gibt verschiedene Einflussfaktoren. Diese können unterschieden werden in »Hardware« (z. B. Inhalt des Beraterkoffers, die Ausstattung des Büros) und »Software« (z. B. Fähigkeit zum bewussten Einsatz von Gesprächstechniken). Das Wissen aus Fallbesprechungen, die Weiterentwicklung aufgrund von Supervision und Coaching, kollegialer Beratung oder die Ergebnisse von gezielter Fortbildung sind als »Software« zu verstehen. Auch das »Vorwissen« aus vorhergehenden Tätigkeiten des Pflegeberaters ist als »Software« zu betrachten. Verlässt der Mitarbeiter das Unternehmen, nimmt er diese mit. Dies kann unter Umständen ein großer Verlust sein.

»Hard- und Software«

Die Pflegeberatung wird beeinflusst durch

- die Menschen,
- die Rahmenbedingungen und
- das Management.

Ich habe mich auf die Faktoren beschränkt, die am wichtigsten sind; dieses Kapitel könnte viel umfangreicher sein.

4 Einflussfaktoren auf die Pflegeberatung

Abb. 4.1: Einflussfaktoren auf die Pflegeberatung

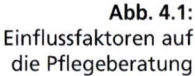

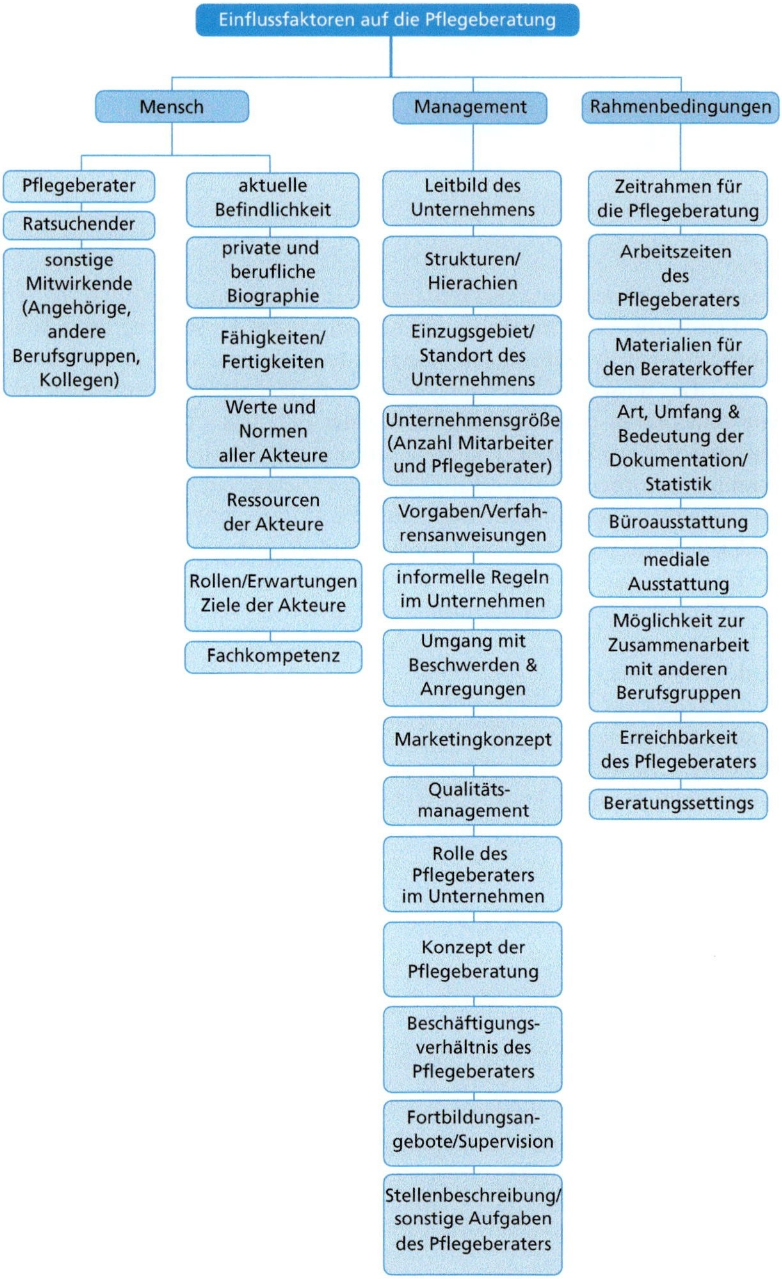

4.1 Der Mensch

Einige Fachautoren (Engel et al. 2006, S. 221) beschreiben die Beziehung zwischen dem Pflegeberater und dem Klienten als eine bedeutsame, wenn nicht sogar die bedeutendste Dimension einer jeden Beratungskonstellation, eines jeden Beratungsprozesses. Die (systemische) Haltung des Beraters (z. B. Akzeptanz, Empathie und Kongruenz) beeinflusst die Beratung. Es kann aus verschiedenen Gründen immer auch Konstellationen/Situationen geben, in denen ein Berater- oder Klientenwechsel sinnvoll ist. Die aktuelle Befindlichkeit der Akteure, die private und berufliche Biografie sowie Werte und Normen beeinflussen die Pflegeberatung.

Klientenzentrierung

Patricia Benner hat die Stufen der Pflegekompetenz entwickelt, die sich auch sehr gut auf die Pflegeberatung übertragen lassen. Benner (2017) unterteilt die folgenden fünf Entwicklungsstufen, die für die Pflegeberatung modifiziert wurden:

Stufen der Beratungskompetenz

- der Anfänger
- der fortgeschrittene Anfänger
- der kompetent Beratende
- der erfahrene Beratende
- der Experte in der Pflegeberatung

Anfänger in der Pflegeberatung verfügen in der Regel über wenig Erfahrung in der Beratung. Sie haben theoretisches Wissen erworben und lernen nun, dieses anzuwenden. Daher benötigen sie zur Orientierung meist noch Checklisten, Anleitungen, Möglichkeiten der Hospitation und Fallbesprechungen/kollegialen Austausch. In der Regel ging eine Ausbildung voraus, in der bereits fallbezogen gearbeitet wurde. Allerdings fehlt der Blick für den Gesamtzusammenhang und die Konzentration liegt auf einzelnen Aspekten, sodass ihre Beratungen noch nicht vollständig sind.

Fortgeschrittene Anfänger haben bereits erste Erfahrungen gesammelt und haben einen »Roten Faden« für ihre Beratungen entwickelt, an dem sie sich immer wieder orientieren können. Sie haben sich selbst organisiert und kennen die regionalen Angebote für die Ratsuchenden. Allerdings verfügen sie noch nicht über die Fähigkeit, Wichtiges von Unwichtigem zu unterscheiden.

Kompetent Beratende sind in der Lage, umfassender zu beraten. Sie reflektieren ihr Handeln. Meist arbeiten sie schon bis zu drei Jahre in dieser Beratungsstelle und setzen selbstständig Prioritäten. Sie fühlen sich beruflichen Aufgaben und Anforderungen gewachsen. Sie denken und handeln in *»vollständigen Handlungen«*. Allerdings fehlt es ihnen im Vergleich zu erfahrenen Pflegeberatern noch an Schnelligkeit und Flexibilität. Diesen Personen ist bewusst, dass eine gute regionale Vernetzung die Beratungsleistung erleichtert und die Qualität der Pflegeberatung verbessern kann. Sie wissen, dass Netzwerke gepflegt werden müssen und übernehmen diese Aufgabe ganz bewusst.

Erfahrene Pflegeberater nehmen die Beratungssituation auf Grundlage umfangreicher Beratungserfahrungen ganzheitlich wahr und setzen Prioritäten. Unvorhersehbarkeiten begegnen sie mit Ruhe und Gelassenheit. Überforderung und Veränderungen bei Klienten nehmen diese Beratenden umgehend wahr und leiten geeignete Interventionen ein. Der Kern des Problems wird schnell erfasst. Die Beratung erfolgt flexibel und auf die Bedürfnisse des Gegenübers angepasst. Die Beratenden vertrauen ihrer eigenen Wahrnehmung und sind in der Lage, das richtige Maß an Nähe und Distanz zu vermitteln.

> Achtung: Der Begriff »Experte« ist nicht geschützt und wird gern genutzt.

Experten in der Pflegeberatung verfügen über einen großen Erfahrungsschatz und brauchen für ihr Handeln keine Maxime mehr. Vielschichtige Problemstellungen werden direkt erkannt und intuitiv ohne lange Analyse erfasst. Dadurch verfügen sie über ein schnelles und sicheres Urteilsvermögen. Sie können Pflegeberatungen schnell und individuell auf den Ratsuchenden zugeschnitten durchführen. Sie sind in der Lage, die Situation schnell einzuschätzen und handeln situativ, auch in Krisensituationen. Für Kollegen sind sie geschätzte Ratgeber und im umfangreichen Netzwerk haben diese Personen meist ein hohes Ansehen.

4.1.1 Kommunikation

Der Einfluss der menschlichen Kommunikation ist ein wichtiger Faktor. Die Kommunikation ist ein sehr umfangreiches Thema mit Allgemeingültigkeit. Im Beratungsgespräch sollten Fachbegriffe für den Laien verständlich erklärt werden. Die Darstellung von Sachverhalten, das Vorführen von praktischen Handgriffen und der Handhabung von Hilfsmitteln sind ebenfalls Bestandteil von Pflegeberatung. In der Tabelle (▶ Tab. 4.1) sind verschiedene Fragetechniken dargestellt.

Tab. 4.1: Fragetechniken und deren Bedeutung im Beratungsgespräch (Hummel-Gaatz, Unterstützung, Beratung und Anleitung in gesundheits- & pflegerelevanten Fragen fachkundig gewährleisten, 1. Auflage 2007, © Elsevier GmbH, Urban & Fischer)

Fragetechnik	Erklärung der Fragetechnik	Bedeutung im Beratungsgespräch
Offene Fragen	Beginnen mit einem Fragewort: Wer? Wo? Was?	Fördern den Dialog zwischen den Gesprächspartnern, geben dem Ratsuchenden die Möglichkeit, sich zu äußern. Es fließen verschiedene Informationen auf der Sachebene. Der Berater kann so auch die »Sprache des Ratsuchenden« kennenlernen und sich auf diesen einstimmen.
Geschlossene Fragen	Lassen nur »ja« und »nein« als Antworten zu.	Um etwas vom Ratsuchenden bestätigen zu lassen. Um Vielredner zu begrenzen.

Fragetechnik	Erklärung der Fragetechnik	Bedeutung im Beratungsgespräch
Alternativfragen	Es werden zwei Möglichkeiten zur Auswahl gestellt.	Dient der Entscheidungsfindung
Suggestivfragen	Unterstellen eine Meinung	Um zu beeinflussen und die Antwort in eine bestimmte Richtung lenken (Achtung! Neutrale Beratung!)
Indirekte Fragen	Informationen werden nicht auf direktem Weg abgerufen	Zur Überprüfung von unterschiedlichen Aussagen
Rhetorische Fragen	Antworten werden nicht erwartet	Sollten in der Beratung nicht angewendet werden!
Wunderfrage	Der Ratsuchende wird aufgefordert, sich vorzustellen, was passieren würde, wie es sich anfühlt oder was er vermissen würde, wenn sein Problem verschwunden wäre.	Öffnen den Blickwinkel des Ratsuchenden und ermöglicht eine genauere Analyse des Problems und seiner Bedeutung für den Ratsuchenden.
Verschlimmerungsfrage	Der Ratsuchende wird aufgefordert, sich vorzustellen, was er tun müsse, damit sein Problem bestehen bleibt, bzw. sich verschlimmert	Öffnen den Blickwinkel des Ratsuchenden und ermöglichen eine genauere Analyse des Problems und seiner Bedeutung für den Ratsuchenden.
Zirkuläres Fragen	Der Ratsuchende wird gebeten, sich in die Perspektive eines anderen Menschen hineinzuversetzen.	Können dem Ratsuchenden dazu verhelfen, sich in andere Menschen besser hineinzuversetzen, Einflussfaktoren besser zu erkennen, die das Problem verstärken oder abmildern. Sie können dazu dienen, die Denkmuster der Ratsuchenden aufzubrechen, ihre Bindung an Gefühle zu brechen und neue Lösungswege zu finden

Tab. 4.1: Fragetechniken und deren Bedeutung im Beratungsgespräch (Hummel-Gaatz, Unterstützung, Beratung und Anleitung in gesundheits- & pflegerelevanten Fragen fachkundig gewährleisten, 1. Auflage 2007, © Elsevier GmbH, Urban & Fischer) – Fortsetzung

In der Beratung sollte der Pflegeberater eine ganze Palette von Gesprächstechniken bereithalten und diese gezielt einsetzten können. Dies erfordert neben dem theoretischen Wissen auch etwas Übung. Anfänger sollten nur mit einer Gesprächstechnik beginnen. Wenn diese beherrscht wird, nimmt man sich die nächste vor.

Gesprächstechnik	Erklärung der Gesprächstechnik	Bedeutung im Beratungsgespräch
Pacing	Das Spiegeln der Körpersprache, des Kommunikationsstils	Um dem Ratsuchenden zu signalisieren, dass der Berater sich auf ihn einstimmt und

Tab. 4.2: Gesprächstechniken und ihre Bedeutung im Beratungsgespräch (Hummel-Gaatz, Unterstützung, Beratung und Anleitung in gesundheits- & pflegerelevanten Fragen fachkundig gewährleisten, 1. Auflage 2007, © Elsevier GmbH, Urban & Fischer)

Tab. 4.2:
Gesprächstechniken und ihre Bedeutung im Beratungsgespräch (Hummel-Gaatz, Unterstützung, Beratung und Anleitung in gesundheits- & pflegerelevanten Fragen fachkundig gewährleisten, 1. Auflage 2007, © Elsevier GmbH, Urban & Fischer) – Fortsetzung

Gesprächstechnik	Erklärung der Gesprächstechnik	Bedeutung im Beratungsgespräch
	und der Bewegung des Ratsuchenden	versucht, ihn in seiner Welt abzuholen
Wiederholen	Die vollständige oder verkürzte wörtliche Wiedergabe einer Ausführung des Ratsuchenden bzw. das strukturierte Zusammenfassen des Gesagten	Um dem Ratsuchenden zu signalisieren, dass man aufmerksam zuhört
Paraphrasieren	Die sinngemäße Wiederholung der Ausführungen des Ratsuchenden mit eigenen Worten	Um zu gewährleisten, dass man alles richtig verstanden hat, um Missverständnisse frühzeitig zu erkennen und zu beseitigen
Verbalisieren emotionaler Erlebnisinhalte	Das Aufgreifen und Ansprechen der Gefühle des Ratsuchenden, die der Berater herausgehört hat bzw. anhand der Körpersprache verstanden hat	Um dem Ratsuchenden verdeckte Emotionen bewusst zu machen und ihm damit zu helfen, neue Lösungsmöglichkeiten zu entwickeln
Leading	Das langsame Hinführen des Ratsuchenden zu neuem Denken, Fühlen und Handeln	Um neue Lösungen zu finden und gewohnte, aber erfolglose Strategien loszulassen sowie neue Wege auszuprobieren
Reframing	Der Berater deutet das irrationale oder den Ratsuchenden in seiner Entwicklung behindernde Denkmuster	Um den Ratsuchenden auf die Irritation aufmerksam zu machen, ihn zu erstaunen und damit Veränderungen anzustoßen
Konfrontieren	Das Feedback des Beraters zu den Widersprüchen des Klienten innerhalb seiner Aussagen und seines Handelns, die er im Gespräch wahrgenommen hat	Um den Ratsuchenden auf direktem Weg auf ein vermutetes Problem vonseiten des Beraters aufmerksam zu machen
Direktheit	Das Mitteilen des Beraters, wie das Verhalten des Ratsuchenden auf ihn wirkt	Um den Ratsuchenden auf direktem Weg anzuregen, über sein Verhalten nachzudenken
Informieren	Das Weitergeben von relevanten Informationen in schriftlicher oder mündlicher Form	Um eine gemeinsame Wissensgrundlage zur Lösungsfindung oder eine Basis für Entscheidungen zu haben

Wer Interesse an diesem wichtigen Thema hat, kann sich auch mit dem »Neuro-Linguistischen-Programmieren« (NLP) intensiver beschäftigen.

> **Buchtipp**
>
> Schulz von Thun F. (2016). Miteinander reden, Tl. 1: Störungen und Klärungen. Allgemeine Psychologie der Kommunikation. 55. Aufl., Reinbek: Rowohlt.
> Ders. (2016). Miteinander reden, Tl. 2: Stile, Werte und Persönlichkeitsentwicklung. Differentielle Psychologie der Kommunikation. 37. Aufl., Reinbek: Rowohlt.
> Ders. (2004). Miteinander reden, Tl. 3: Das »Innere Team« und situationsgerechte Kommunikation, Person, Situation. 27. Aufl., Reinbek: Rowohlt.
> Hummel-Gaatz S. & Doll A. (2016). Unterstützung, Beratung und Anleitung in gesundheits- und pflegerelevanten Fragen fachkundig gewährleisten, München: Elsevier.
> Mantz S. (2023). Arbeitsbuch Kommunizieren in der Pflege. 3., aktualisierte Aufl., Stuttgart: Kohlhammer.

4.1.2 Der Pflegeberater

Der Berater beeinflusst die individuelle Zielsetzung, den konkreten Verlauf und das Ergebnis der Pflegeberatung. Dabei ist eine Vielzahl von Faktoren zu berücksichtigen. Der Pflegeberater muss, wie bereits beschrieben, mehrere Beratungsansätze kennen und anwenden können. Er sollte folgende Kompetenzen besitzen (▶ Tab. 4.3):

Tab. 4.3: Erforderliche Kompetenzen in der Pflegeberatung (in Anlehnung an Kuckeland et al. 2008, S. 8)

Kompetenz	Dimension	Ausprägung
Fachkompetenz	Pflegerelevantes Fachwissen und sozialrechtliches Fachwissen	Kennen und Anwenden der relevanten Gesetze und Richtlinien
	Beratungskompetenz	Kennen und Anwenden von unterschiedlichen Beratungsansätzen
Methodenkompetenz	Wissensmanagement	Fachwissen zum speziellen Fachgebiet regelmäßig anpassen
	Komplexitätsverständnis	Ganzheitliche Erfassung der komplexen Beratungssituation: die individuellen Belange des Klienten und die individuellen Rahmenbedingungen
	Impulsfähigkeit	Dem Klienten ausreichend verbale und nonverbale Impulse zur Exploration geben
	Analytische Fähigkeiten	Komplexe Problemstellungen im individuellen Beratungskontext differenziert und strukturiert erfassen
	Problemlösefähigkeiten	Zu Lösungsvarianten informieren und Lösungen gemeinsam mit dem Klienten entwickeln
	Reduktionsfähigkeit	Anpassung an die Bedingungen des Klienten (z. B. Nutzung von Fachbegriffen)

Tab. 4.3: Erforderliche Kompetenzen in der Pflegeberatung (in Anlehnung an Kuckeland et al. 2008, S. 8) – Fortsetzung

Kompetenz	Dimension	Ausprägung
	Systematisches Vorgehen	Beratungsprozess anwenden
	Medienkompetenz	Vorhandene Medien und Informationssysteme für die Beratung einsetzen/entsprechend den Richtlinien (Unternehmensvorgaben) dokumentieren
	Zielorientierung	Gemeinsam mit dem Klienten planen und Ziele formulieren
	Wahrnehmungs- und Beobachtungsfähigkeit	Beratungsbedarf wahrnehmen und Erfassen aller relevanten und bedeutsamen Informationen
Sozialkompetenz	Kommunikationskompetenz	Anwenden von situationsgebundenen Frage- und Gesprächstechniken
	Aufgeschlossenheit	Offen und neugierig auf eine veränderte Beratungssituation reagieren
	Gestaltungsfähigkeit	Aktive Gestaltung des Beratungsprozesses und der Beratungsbeziehung
	Kooperationsfähigkeit	Einbeziehung des Klienten/Ratsuchenden und seines Umfelds/Berücksichtigung von Leistungserbringern und Leistungsträgern (Netzwerk)
	Kulturelle Sensibilität	Respektieren und Einbeziehen der kulturellen Herkunft des Klienten
	Rollenverständnis	Gestaltung von Nähe und Distanz innerhalb der Beratungssituation, Grenzen der Beratung kennen, verantwortungsbewusst Handeln
	Klientenorientierung	Einbeziehung der Wünsche und Ressourcen des Klienten
	Teamfähigkeit	Austauschbereitschaft im Rahmen kollegialer Beratung, Aufbau und Pflege eines Informations- und Kooperationsnetzwerkes
Personalkompetenz	Anpassungsfähigkeit	Orientierung an der individuellen Situation des Klienten
	Belastbarkeit	Bewahrung von Ruhe und Überblick auch in belastenden/schwierigen Situationen
	Beurteilungsfähigkeit	Erkennen von impliziten und expliziten Beratungsanlässen/Erkennen von Überforderung des Klienten, Erkennen von klientenorientierten Lösungsmöglichkeiten
	Empathie	Wertschätzender Umgang mit Äußerungen und Handlungen des Klienten
	Kongruenz	Authentisches Handeln in Beratungssituationen
	Akzeptanz	Annehmen der Aussagen und Verhaltensweisen des Klienten

Tab. 4.3: Erforderliche Kompetenzen in der Pflegeberatung (in Anlehnung an Kuckeland et al. 2008, S. 8) – Fortsetzung

Kompetenz	Dimension	Ausprägung
	Reflexionsfähigkeit	Kontinuierliches Reflektieren der Beratung und Ableiten der Konsequenzen für das weitere Beratungshandeln, angemessenes Wahrnehmen der kollegialen Beratung und Supervision
	Flexibilität	Angepasstes Eingehen auf individuelle Wünsche, Gefühle, Bedürfnisse und Kompetenzen des Klienten
	Ganzheitlichkeit	Berücksichtigung des Zusammenspiels von Körper, Geist und Seele
	Konfliktlösefähigkeit	Ansprechen von Widerständen und Konflikten im Rahmen der Pflegeberatung
	Kreativität	Kreative Lösungsansätze berücksichtigen
	Ressourcenorientierung	Berücksichtigung aller vorhandenen Ressourcen des Klienten und seines Umfeldes

Damit wird erneut deutlich, wie hoch der Anspruch an den Pflegeberater im beruflichen Alltag ist.

4.1.3 Die Adressaten der Pflegeberatung

Der Ratsuchende beeinflusst die individuelle Zielsetzung, den konkreten Verlauf und das Ergebnis der Pflegeberatung. Jeder Ratsuchende wird durch eine Vielzahl von individuellen Faktoren beeinflusst. Ratsuchende in Bezug auf Pflegeberatung können sein:

- der Betroffene
- die Hauptpflegeperson
- weitere Angehörige (Kinder, Ehepartner usw.)
- der (Berufs-)Betreuer oder der Bevollmächtigte

Ebenso unterschiedlich sind die Erwartungen an die Pflegeberatung, die sich dadurch entwickelnden Chancen und Risiken sowie die vorhandenen Ressourcen. Jede Beratung und jede Pflegesituation kann aus unterschiedlichen Perspektiven beachtet werden. Das persönliche Menschenbild und die persönliche Motivation der Beteiligten mit ganz individuellen Zielen (bezüglich der Pflegeberatung) beeinflussen die Pflegeberatung. Die persönliche Biografie (Verarbeitung von Traumata, z. B. Kriegserlebnisse, Verluste, Misshandlung), der soziokulturelle Hintergrund, der soziale Status und die *aktuelle* Lebenssituation haben Auswirkungen auf die Pflegeberatung. Die Sozialkompetenz (z. B. Fähigkeit zur Selbstreflexion) und die persönlichen Fähigkeiten/Fertigkeiten sind für die Zielerreichung bedeutsam. Die individuellen Normen und Wertvorstellungen, die persönlichen Stressbewältigungsstrategien (Kohärenzsinn) sowie die aktuelle physische

Einfluss der Biografie

und psychische Situation wirken sich auf das Ergebnis der Pflegeberatung aus. Die finanziellen Ressourcen des Klienten, seine Wohnsituation und das aktuelle Arbeitsaufkommen des Beraters beeinflussen die Beratung ebenso.

4.1.4 Die weiteren Mitwirkenden

Zu den Mitwirkenden im Rahmen von Pflegeberatung gehören auch die pflegenden Angehörigen, wenn sie nicht selbst die Ratsuchenden sind. Indirekt Mitwirkende sind alle Personen aus dem Umfeld des Hilfsbedürftigen sowie die Leistungserbringer und die Kostenträger. Diese Aspekte und Akteure werden in Kapitel 1.3, Kapitel 2.3 und Kapitel 3.4 näher betrachtet (▶ Kap. 1.3, ▶ Kap. 2.3, ▶ Kap. 3.4):

Unterstützung der Vorgesetzten und Kollegen

Einfluss auf die Beratung nehmen (bewusst oder unbewusst) auch die Kollegen und Vorgesetzten des Pflegeberaters. Ein nützliches Arbeitsmittel kann die *kollegiale Fallbesprechung* sein. In der Praxis unterstützt der fachliche Austausch in Arbeitsgruppen, der »ungeplante« Austausch beim gemeinsamen Mittagessen oder ein kollegiales Gespräch den Pflegeberater.

Alle Mitwirkenden beeinflussen die Pflegeberatung. Dem Pflegeberater sind in der Regel nicht alle Mitwirkenden bekannt. Darüber sollte er sich bewusst sein.

Kollegiale Beratung/ Fallbesprechung

Die teilweise hohe emotionale Belastung erfordert eine Würdigung und angemessene Aufarbeitung. Dies kann im Rahmen von Supervision oder auch kollegialer Beratung erfolgen. Es gibt verschiedene Methoden der Kollegialen Fallberatung, mit ganz unterschiedlicher Herangehensweise und Zeitaufwand:

- Strukturierte Kollegiale Beratung
- Reflecting Team
- Brainstorming/Ideensammlung
- »Guter Rat«
- Fachlicher Austausch
- Rollenspiel/Actstorming
- Kartenabfrage
- Spontane oder geplante Erzählung

Die verwendeten Methoden sollten vorher besprochen und allen Teilnehmern vertraut sein. Meist kann eine kollegiale Fallbesprechung neue Einsichten und Entlastung bringen. Gut moderiert unterstützt die Fallbesprechung den Teamzusammenhalt. Allerdings sollten vorher auch immer gemeinsame Regeln festgelegt werden, wie im Rahmen der Fallbesprechung mit einander umgegangen werden sollte. Denn nur wenn allgemeines Vertrauen herrscht, ist kollegiale Fallbesprechung wirklich ein Gewinn.

Unterstützung im Netzwerk

Wie bereits im Kapitel 3.4 (Case Management, ▶ Kap. 3.4) beschrieben, ist die Vernetzung in der Pflegeberatung eine weitere Möglichkeit, sich fachlich auszutauschen oder gemeinsam zu partizipieren. Gerade in Zeiten der lückenhaften Versorgungsstrukturen ist es von Vorteil, wenn in der

Region zusammengearbeitet wird. Dies gelingt meist viel leichter, wenn die Beratenden sich persönlich kennen. Aber auch die überregionale Vernetzung ist für Pflegeberater sinnvoll, denn der fachliche Austausch erweitert den eigenen Horizont und kann dabei unterstützen, neue Angebote zu initiieren und andere Lösungen zu finden. Fruchtbare Netzwerkarbeit erfordert immer zeitliche Kapazitäten und die Bereitschaft, auch selbst Wissen zu teilen oder/und andere Ressourcen (z. B. räumliche, technische), um die Vernetzung zu ermöglichen. Durch die zunehmende Akzeptanz digitaler Möglichkeiten kann die Vernetzung vereinfacht werden. Viele Menschen empfinden jedoch den persönlichen Kontakt als effektiver als ein digitales Treffen.

4.1.5 Das Eisberg-Prinzip

Das Eisberg-Prinzip ist ein Modell, das neben der sichtbaren, sachlogischen Ebene auch die unsichtbare, emotionale Ebene berücksichtigt. Gemäß dem Eisberg-Prinzip werden Prozesse und Beziehungen zu 20 % auf der sachlogischen Ebene (Strategie, Strukturen, Prozesse und Funktionen) bestimmt und zu 80 % auf der emotionalen Ebene (Fähigkeit, Verhalten, innere Einstellung, Identität). Dieses Prinzip gilt auch für die Ganzheit von Unternehmen.

Verbindung von Sach- und Beziehungsebene

In der Pflegeberatung, im Austausch und in der gemeinsamen Arbeit handeln der Pflegeberater, der Ratsuchende und der Netzwerkpartner unbewusst nach dem Prinzip. Auch im Rahmen des kollegialen Austausches ist das Eisberg-Prinzip zu beachten.

Wie die Spitze des Eisberges sehen wir auf der Sachebene nur 20 % der Faktoren, die Pflegeberatung beeinflussen; da sind die Rahmenbedingungen, die Materialien, die Stellenbeschreibung und die Hierarchien, der Beraterkoffer, die Arbeitsbedingungen usw. Den größten Anteil (80 %) der beeinflussenden Faktoren sehen wir jedoch nicht. Sie bleiben zunächst verborgen. Der Pflegeberater kann nur ahnen und ausloten, was unter der »Oberfläche« passiert; er ist Teil des Ganzen. Unter der Oberfläche befinden sich unterschiedlichste Empfindungen, die biografisch bedingt dort mehr oder weniger stark ausgeprägt sind. Das können Gefühle wie Angst, Wut, Neugier, Neid, Abscheu und Ekel, Hass, Einsamkeit, Freude oder auch Liebe sein. Es sind die Normen und Werte, Meinungen und unbewussten Bilder, die sich auf dieser Ebene befinden. (vgl. Langmaack & Braune-Krinkau 2000, S. 141)

Sichtbares und Unsichtbares

Bereits der erste Eindruck des Klienten und des Pflegeberaters wirkt sich unbewusst auf die Pflegeberatung aus (Aussehen, Kleidung, Gestik, Mimik, Sprache usw.) und beeinflusst den gesamten Verlauf einer Beratung mit.

Die Systemische Pflegeberatung (Kap. ▶ 3.3.6) beschäftigt sich mit dem Teil, der unter der Wasseroberfläche ist.

4 Einflussfaktoren auf die Pflegeberatung

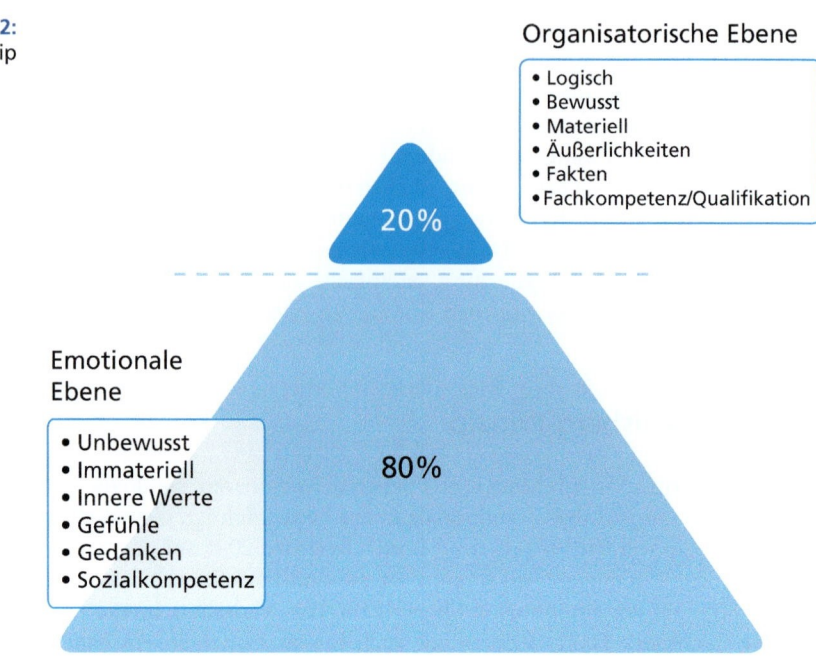

Abb. 4.2: Das Eisberg-Prinzip

4.2 Die Rahmenbedingungen

4.2.1 Der Zeitrahmen

Zeitbudget des Beraters

Die zur Verfügung stehende Arbeitszeit im Verhältnis zum Beratungsaufkommen hat Einfluss auf die Qualität der Beratung. Welche Tätigkeiten sind außer der Pflegeberatung noch zu verrichten? Wie viel Zeit wird für die Terminierung, die Vor- und Nachbereitung, die An- und Abfahrt, die Dokumentation, die Statistik und die Recherche benötigt?

Weitere Fragen sind: Muss der Pflegeberater unter Zeitdruck arbeiten? Sind die Arbeitszeiten flexibel? Ist ausreichend Zeit für die Bewältigung kurzfristiger und unvorhergesehener Anfragen (Krisen) vorhanden? Wie viel Zeit verbleibt für die fachliche Weiterqualifizierung, für den Aufbau und die Pflege eines funktionierenden Informations- und Kooperationsnetzwerks?

Belastbarkeit des Ratsuchenden

Um die Ratsuchenden nicht zu überfordern und eine sinnvolle Planung zu ermöglichen, sollte die einzelne Beratung in der Regel nicht länger als 100 Minuten (inkl. Verabschiedung) dauern. Sinnvoll ist es, bei Bedarf weitere zeitnahe Gesprächstermine zu vereinbaren. Offene Beratungsthemen sollten dem Klienten möglichst zum Abschluss der Beratung und in Vorbereitung der nächsten Beratung benannt werden. Die noch anstehenden/vorgeschlagenen Beratungsthemen müssen für den Ratsuchenden bedeutsam sein.

4.2.2 Das Material

Die Ausstattung des Pflegeberaters mit Handy, mit Laptop, die Büroausstattung, eine firmenspezifische Beratermappe, das (Dienst-)Fahrzeug und auch der Zugang zu Fachliteratur beeinflussen die Pflegeberatung. Gibt es firmenspezifisches Informationsmaterial, auf das der Pflegeberater zurückgreifen kann? Konnte er daran mitarbeiten? Kann er sich mit der Ausstattung identifizieren? Gibt es vorgefertigte Formulare, Musterbriefe und Checklisten (z. B. für einen individuellen Hilfeplan), die eine Beratung erleichtern?

> **Checkliste für den Inhalt einer Beratertasche**
>
> ☐ Visitenkarten mit Name und Telefonnummer der Beratungsstelle und dem persönlichen Ansprechpartner
> ☐ Formulare für die Beratung nach § 37 Abs. 3 SGB XI
> ☐ Stammdatenblatt, in dem die notwendigen Informationen (Name, Geburtsdatum, Adresse, Telefonnummer usw.) eingetragen werden
> ☐ Einwilligung für den Datenschutz, i. d. R. als Vordruck zur Einverständniserklärung, zur Verarbeitung der Daten, eventuell auch, dass Informationen an Dritte weitergegeben werden dürfen (z. B., wenn eine stationäre Versorgung durch den Pflegeberater initiiert werden muss) (DSGVO)
> ☐ Stifte, Schreibblock/kleiner Notizblock
> ☐ Übersicht mit allen Namen, Adressen, Ansprechpartnern und Telefonnummern von Leistungsanbietern in der näheren Umgebung (Krankenhäuser, Altenwohnheime, Tagespflege, alternative Wohnformen usw.)
> ☐ Übersicht mit allen Namen, Adressen, Ansprechpartnern und Telefonnummern von allen Anbietern von Hausnotruf, Speisenservice, zusätzlichen Betreuungsanbietern, ambulanten Hospizdiensten usw. in der Region
> ☐ Übersicht von hilfreichen Internetadressen zu bestimmten Schwerpunkten der Pflegeberatung (als Vertiefung für die in der Beratung angesprochenen Themen)
> ☐ Übersicht mit Namen/Adressen und Telefonnummern der Hausärzte und Fachärzte in der näheren Umgebung
> ☐ Informationsmaterial zum SGB XI
> ☐ Informationsmaterial zu Hausnotrufsystemen
> ☐ Informationsmaterial zum Thema Demenz
> ☐ Informationsmaterial zu Patientenverfügungen (Achtung: keine Rechtsberatung!)

- ☐ Musterschreiben zum Übertragen einer Vollmacht (z. B. für die Pflegekasse)
- ☐ Tabelle für die Kombinationsleistungen oder App für Pflegegeldrechner
- ☐ Checkliste für die Wohnraumanpassung
- ☐ Hilfsmittelkatalog
- ☐ Folgende Anträge:
  - Antrag auf Einstufung in die Pflegeversicherung (SGB XI)
  - Antrag auf Übernahme der Schulung nach § 45 SGB XI
  - Antrag auf zusätzliche Betreuungsleistungen
  - Antrag auf Übernahme der Kosten für die (stundenweise) Verhinderungspflege
  - Antrag auf Kostenübernahme von Hausnotrufsystemen
- ☐ Pflegetagebuch/Pflegeprotokoll
- ☐ Musteranschreiben zum Einlegen eines formlosen Widerspruchs (Begründung muss individuell erfolgen),
- ☐ Infobroschüre, Flyer zum eigenen Arbeitgeber/das eigene Angebot
- ☐ Für die Kinder in der Beratung, z. B. Luftballons mit Firmenlogo, Mandala und eine kleine Packung mit Buntstiften, Pixi-Buch
- ☐ Für kritische Situationen Pfeffer-Spray (Handy sollte zwar auf lautlos gestellt sein, jedoch immer schnell einsatzbereit)

Um sich nicht unnötig mit einer schweren Mappe/Tasche zu belasten, kann zur Aufbewahrung eine Box im Auto hilfreich sein. Sinnvoll ist es, bei der ersten Terminvereinbarung die möglichen Themen der Beratung aus Sicht des Klienten zu erfragen.

Die Adresse des Ratsuchenden und die aktuelle Telefonnummer sollten auf dem Weg zum Klienten immer griffbereit sein. Falls der Pflegeberater sich verspätet oder den Weg nicht finden kann, ist schnell ein Anruf beim wartenden Klienten getätigt.

technische Ausstattung

Um den Vorgaben (Richtlinie des GKV-Spitzenverbandes zur einheitlichen Durchführung der Pflegeberatung nach § 7a SGB XI von 2024) gerecht zu werden, kann es notwendig werden, einen digitalen Versorgungsplan zu erstellen und dem Betroffenen zuzusenden. Eine weitere Veränderung der letzten Jahre betrifft die Beratung per Video im Rahmen des Digitale-Versorgung-und-Pflege-Modernisierungs-Gesetzes (DVPMG – seit 19.01.2021 in Kraft).

Dies bedeutet, dass auch die digitale Ausstattung in der Pflegeberatung eine Rolle spielt. Dazu kommt, dass die digitale Kompetenz des Pflegeberaters in Schulungen und Praxiserfahrungen stetig erweitert werden muss. Neben der Hardware (Laptop, Tablet, Smartphone) entstehen u. U. regelmäßige Ausgaben für die Bereitstellung der Software (z. B. für eine datenschutzkonforme Beratungsplattform, die mit den gängigen technischen Ausstattungen der Ratsuchenden kompatibel ist).

4.2.3 Das Beratungssetting

Das Setting (der Ort) der Beratung beeinflusst die Pflegeberatung. Es werden fünf Settings unterschieden:

1. Beratung am Telefon
2. Beratung in »neutralen Räumen«
3. Beratung in der Häuslichkeit
4. Beratung per Mail/Chatbot/digitalen Assistenten/Online-Beratung
5. Beratung per Video/Online-Beratung

1. Die Beratung am Telefon

Dazu wendet sich der Ratsuchende per Telefon an die Beratungsstelle. Es gibt ein sehr vielfältiges Angebot an telefonischen Beratungsangeboten rund um das Thema »Pflege« in Deutschland. In den Kommunen und Pflegestützpunkten, bei den Leistungserbringern und Kostenträgern wird telefonische Beratung angeboten. Die Angebote sind regional sehr unterschiedlich. Wie bei jeder anderen Art der Kommunikation spielen die augenblickliche Situation, der körperliche, der seelische und der geistige Zustand beider Gesprächspartner eine Rolle beim Austausch am Telefon. So vielfältig wie die Menschen sind, so vielfältig ist diese Art der Kommunikation. Telefonische Pflegeberatung hat wie alle anderen Settings Vor- und Nachteile (▶ Tab. 4.4).

Regionale Unterschiede und Einfluss der Gesprächspartner

Tab. 4.4: Vor- und Nachteile von Telefonberatung

Vorteile	Nachteile
• Anonym möglich • Unabhängig von Ort, räumlichen Bedingungen und Witterungsbedingungen • Schnell und flexibel verfügbar • Kostengünstig • Zeitrahmen ist flexibel und steuerbar • Unverbindlich • Kundenorientierter Service • Niedrigschwelliges Angebot • Für gehbehinderte Menschen geeignet	• Für hör- und sprachbehinderte Menschen schlecht geeignet • Erfordert auf beiden Seiten eine hohe Konzentration • Für den Klienten kann das Mitschreiben (von Informationen/z. B. Adressen) schwierig sein • Das Aufbauen von Vertrauen kann erschwert werden • Die Vermittlung komplexer Sachverhalte kann erschwert sein • Die Einschätzung der realen Pflegesituation ist erschwert • Der Klient kann sich »ausgefragt« fühlen • Sprache/Dialekt können eine Erschwernis darstellen • Die Leitungen können häufig besetzt sein, sodass der Anrufer verärgert in die Beratungssituation geht/der Rückruf kann unpassend sein (z. B. wegen Mittagsruhe)

Die telefonische Pflegeberatung eignet sich gut für kurze und akut auftretende Fragen und zur Informationsweitergabe. Sie ist anspruchsvoll, denn der Pflegeberater muss sich nicht nur auf den sachlichen Inhalt des Gesprächs konzentrieren, sondern auch die Beratungsziele im Blick haben. Den roten Faden immer wieder aufzunehmen, ohne den Gesprächsfluss zu stören oder den Anrufer nicht zu bedrängen, erfordert kommunikatives Geschick. Eine Checkliste kann hilfreich sein, ebenso wie folgende Hinweise:

- Legen Sie sich eine »Begrüßungsformel« zurecht, mit der Sie sich regelmäßig am Telefon melden. Die Begrüßung kann aus dem Tagesgruß, dem Namen Ihrer Beratungseinrichtung, Ihrem eigenen Vor- und Nachnamen und einer freundlichen Frage bestehen (z. B. »Guten Morgen. Hier ist die XY Beratung. Mein Name ist … Was kann ich für Sie tun?«). Mit dieser »Routine« können Sie gut in ein Beratungsgespräch einsteigen.
- Lassen Sie sich nur auf eine Beratung am Telefon ein, wenn Sie wirklich ausreichend Zeit haben. Ansonsten bieten Sie besser einen Termin (auch für eine telefonische Beratung) an.
- Vermeiden Sie häufiges Verbinden, bieten Sie stattdessen besser einen Rückruf an.
- Wenn Sie während des Gesprächs lächeln, klingt Ihre Stimme angenehmer, sodass sich der Anrufer willkommen fühlt.
- Sprechen Sie deutlich und vermeiden Sie Hintergrundgeräusche. Bei den Gesprächen sollten Sie weder Essen, Trinken noch Rauchen oder gar E-Mails checken.
- Machen Sie sich während des Gesprächs Notizen zum Namen des Anrufers, dessen Telefonnummer und den Grund des Anrufes. Idealerweise haben Sie auf dem Schreibtisch immer eine entsprechende Liste, die später abgearbeitet werden kann. So kann keine Absprache während eines Anrufes verloren gehen.
- Geben Sie nur Versprechen am Telefon, wenn Sie diese auch einhalten können.
- Sprechen Sie den Anrufer mit Namen an.
- Signalisieren Sie dem Anrufer, dass Sie verstanden haben und fassen Sie die Absprachen noch einmal zusammen. Vermeiden Sie Missverständnisse und fragen Sie bei Unklarheiten gleich und kurz nach.
- Bedanken Sie sich für den Anruf (auch für Beschwerden) und legen Sie als Letzter auf. Auch belastete Gespräche sollten einvernehmlich und höflich beendet werden.

Viele Unternehmen bieten ihren Kunden kostenfreie Telefonnummern an. Dies kann dazu beitragen, dass Betroffene eher zum Telefonhörer greifen.

> **Tipp**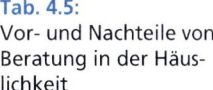
>
> Das kostenpflichtige bundesweite Bürgertelefon des Bundesministeriums für Gesundheit (montags bis donnerstags von 8.00–18.00 Uhr und freitags von 8.00–12.00 Uhr).
>
> Fragen zur Krankenversicherung: 030–3406066–01
> Fragen zur Pflegeversicherung: 030–3406066–02
> Fragen zur gesundheitlichen Prävention: 030–3406066–03
> Gehörlosen-/Hörgeschädigten-Service, Fax: 030–3406066–07, info.deaf@bmg.bund.de/info.gehoerlos@bmg.bund.de
> Gebärdentelefon ISDN-Bildtelefon: 030–3406066–08
> Bundesweit kostenfreie Unabhängige Patientenberatung Deutschland (UPD): 0800–0117722
> Fragen zur Suchtvorbeugung (Bundeszentrale für gesundheitliche Aufklärung): 0221–892031

2. Die Beratung in der Häuslichkeit

Noch vor wenigen Jahren stand im Gesetzestext, dass die Pflegeberatung in der Häuslichkeit stattfinden muss (Beratung nach § 37, 3 SGB XI). Im Rahmen der Digitalisierung kann eine Beratung und sogar eine Begutachtung inzwischen per Video oder am Telefon durchgeführt werden. Die persönliche Beratung bietet wie alle anderen Settings Vor- und Nachteile.

Vorteilhaft ist, dass der Klient in der eigenen Umgebung (in der oft die Pflege stattfindet), in seinem persönlichen Umfeld beraten wird. Meist ist er dadurch selbstbewusster. Der Beratende kann sich ein Bild machen und so Aspekte wahrnehmen, die dem Klienten nicht bewusst waren. Durch die vertraute Umgebung ist der Vertrauensaufbau zwischen Klient und Berater leichter möglich. Dem Klienten bleibt zudem die oft beschwerliche An- und Abfahrt erspart. Nachteilig wirkt sich der erhöhte Zeitaufwand für den Berater aus. Eine mögliche Hemmschwelle für den Klienten kann darin bestehen, einen Fremden in die häusliche Umgebung zu lassen, insbesondere wenn bereits eine Überlastung der Pflegeperson besteht.

Vorteile und Nachteile

Vorteile	Nachteile
• Der Berater kann sich einen persönlichen Eindruck machen	• Erhöhter Kostenaufwand (Fahrtkosten)
• Bestimmte Schwerpunkte (z. B. Beratung zu wohnumfeldverbessernden Maßnahmen) sind erst ersichtlich	• Erhöhter Zeitaufwand
	• Der Pflegebedürftige könnte in der Gastgeberrolle überfordert sein
• Die Kommunikation ist erleichtert, da auch die Gestik und Mimik wahrgenommen werden kann	• Der Pflegebedürftige könnte sich für seine häusliche Situation schämen
• Kundenorientierung/Service	• Der Pflegeberater wird mit Allergieauslösern konfrontiert/empfindet Ekel
• Für hör-, sprach- und gehbehinderte Menschen geeignet	

Tab. 4.5: Vor- und Nachteile von Beratung in der Häuslichkeit

Tab. 4.5:
Vor- und Nachteile von Beratung in der Häuslichkeit – Fortsetzung

Vorteile	Nachteile
• Planbar • Vertrauen/die Beziehungsebene kann leichter aufgebaut werden • Tabuthemen können sanft und behutsam angesprochen werden • Informationsmaterial kann persönlich übergeben und besprochen werden • Der Klient ist oft selbstbewusster, da er in der vertrauten Umgebung ist (und vielleicht Angehörige dabei sind) • Eine längere und intensivere Beratung ist möglich • Vermittlung komplexer Sachverhalte/Lösungen ist erleichtert • Informationen/Ergebnisse des Gespräches können für den Klienten schriftlich niedergelegt werden • Das persönliche Gespräch ist verbindlicher • Eine konkrete Unterstützung (z. B. beim Ausfüllen von Formularen) ist erleichtert	• Pflegeberater (besonders aber die Pflegeberaterin) kann in schwierige Situationen kommen, z. B. sexuelle Belästigung

3. Die Beratung in »neutralen Räumen«

Viele Aspekte der Beratung in der Häuslichkeit treffen auch auf die Beratung in »neutralen Räumen« zu. Allerdings gibt es auch einige bedeutende Unterschiede. Allein die »Reise« in die Beratungsstelle oder den Pflegestützpunkt stellt viele Betroffene vor eine Herausforderung.

Beratung in »neutralen Räumen« kann auch in einem Altenwohnheim, im Krankenhaus oder in einer anderen Einrichtung stattfinden. In schwierigen oder belasteten Gesprächssituationen, z. B. bei Familienkonferenzen oder Hilfeplankonferenzen, kann die Nutzung von neutralen Räumlichkeiten bedeutend für den Erfolg sein.

Tab. 4.6:
Vor- und Nachteile für Beratung in »neutralen Räumen«

Vorteile	Nachteile
• Face-to-Face-Beratung möglich • Der Ratsuchende hat keine »Gastgeberpflichten« • Die Beratungszeit ist in der Regel kürzer, da die Ratsuchenden meist schneller zum Thema kommen • Der Pflegeberater hat weder Vorbereitungszeit (Adresse heraussuchen, Fahrtroute planen, Infomaterial zusammenstellen) noch An- und Abfahrt	• Der Ratsuchende muss die Vorbereitungen (Adresse, Verkehrsmittel) treffen • Die An- und Abfahrt kostet Zeit und Geld für den Ratsuchenden • Der Zugang ist manchmal beschwerlich/die Beschilderung unzureichend • Kosten für die Anmietung und Unterhaltung der Räume sowie deren Ausstattung entstehen • Parkmöglichkeiten müssen gesucht werden

Vorteile	Nachteile
• Kurzfristig benötigtes Informationsmaterial oder Hilfsmittel sind gleich zur Hand • Der Berater hat »Hausrecht«, sollte Störungen abstellen und die Rahmenbedingungen (Sitzgelegenheit, Getränke usw.) mitbestimmen • Offene Sprechstunde (verbunden mit eventuellen Wartezeiten) oder feste Terminvereinbarung möglich • Durch regelmäßige Bekanntgabe einer Sprechstunde wächst der Bekanntheitsgrad der Einrichtung/ Marketing • Auch für größere Personenzahl geeignet (Familienkonferenzen, Fallkonferenzen)	• Bei Krankheit oder Urlaub sollte möglichst eine Vertretung angeboten werden, sonst kann dies zur Unzufriedenheit von Kunden führen • Die Einschätzung der realen Pflegesituation in der Häuslichkeit ist erschwert

Tab. 4.6: Vor- und Nachteile für Beratung in »neutralen Räumen« – Fortsetzung

4. Die Beratung per Mail/Chatbot/digitalen Assistenten/Online-Beratung

Die Pflegeberatung im Internet ist eine weitere Möglichkeit der Beratung. Viele Beratungsstellen haben eine Homepage, auf der Ratsuchende gezielt Fragen stellen/nachlesen können. Die Generation der heute Hilfsbedürftigen tut sich meist noch schwer, dieses Medium zu wählen.

Dies wird ermöglicht durch die Anpassung der Pflegeberatungs-Richtlinien im Dezember 2021 im Rahmen des Digitale-Versorgung-und-Pflege-Modernisierungs-Gesetzes (DVPMG vom 03.06.2021). Das DVPMG nimmt die vorgenommene Änderung des § 7a SGB XI auf, die Pflegeberatung nach § 7a SGB XI um digitale barrierefreie Anwendungen der Pflegekassen ergänzen zu können. Dadurch wird ermöglicht, die Pflegeberatung auch als Videoberatung durchzuführen. Der Anspruch auf eine persönliche Beratung in der häuslichen Umgebung bleibt indes weiterhin bestehen. Es wird beschrieben, dass ergänzend zur persönlichen Pflegeberatung auch digitale Anwendungen der Pflegekassen, wie digitale Informationsangebote, digitale Assistenten oder Chatbots, genutzt werden können. Über die gesetzlichen Änderungen hinaus wurde in den Richtlinien aufgenommen, dass im Beratungsprozess die Möglichkeiten von digitalen Anwendungen des SGB V (DiGAs) und des SGB XI (DiPAs) oder digitaler Technologien bei (Pflege-) Hilfsmitteln berücksichtigt werden sollen.

Angehörige greifen immer öfter auf diese Angebote zurück, da die Kommunikation zeitversetzt stattfinden kann und ortsunabhängig ist. Die Beratung per Mail/Chatbot/digitalen Assistenten ist kostengünstig und flexibel. Digitale Broschüren, Flyer oder Informationsblätter können schnell versendet werden. Die Beratung im Internet setzt spezielle Kompetenzen des Beraters voraus (Kühne 2009, S. 61 f.).

Tab. 4.7: Vor- und Nachteile der Pflegeberatung per Mail

Vorteile	Nachteile
• Sehr anonym/Schutz der Privatsphäre • Bequem/schnell • Geringe Verbindlichkeit • Größere Reichweite (weltweit) • Schnell und flexibel verfügbar • Unabhängig von Bürozeiten, Ort, Raum und Witterungsbedingungen • Kostengünstig • Zeitrahmen ist flexibel bis steuerbar • Hohe Kundenorientierung/Service • E-Mails/Texte/Antworten können mehrfach korrigiert/gelesen werden • Niedrigschwelliges Angebot • Für sprach- und gehbehinderte Menschen geeignet • Für Menschen mit Ängsten geeignet • Unangenehmes kann unter Umständen besser angesprochen werden • Kein sozialer Erwartungsdruck • Große Kontrolle über Selbstdarstellung/-enthüllung und Informationen • Nur einer »redet« • Möglichkeit zur Reflexion beim Lesen/Schreiben	• Technische Probleme können auftreten • Der Berater kann sich nur schwer ein eigenes »Bild« machen • Das Aufbauen von Vertrauen kann erschwert werden • Die Vermittlung komplexer Sachverhalte kann erschwert sein • Die Einschätzung der realen Pflegesituation ist erschwert • Die Situation muss genau beschrieben werden • Worte können falsch interpretiert werden • Der Ratsuchende kann sich »ausgefragt« fühlen • Erschwerte Kommunikation aufgrund fehlender Gestik und Mimik (auf spontane Gefühle kann nicht reagiert werden) • System- und Hardwarebedingungen müssen erfüllt sein • Datenschutz beachten • Chatbot/digitaler Assistent versteht die Frage nicht

5. Die Beratung per Video/Online-Beratung

Die Pflegeberatung per Video ist eine neue Form der Beratung. Im Rahmen der Digitalisierung kann eine Beratung und sogar eine Begutachtung inzwischen per Video oder am Telefon durchgeführt werden. Pflegeberatungen nach § 37,3 SGBXI dürfen z. B. derzeit im Wechsel mit einer Beratung in der Häuslichkeit nun auch per Video durchgeführt werden. Dabei ist allerdings eine von der GKV/den Pflegekassen akzeptierte digitale Lösung (z. B. aus der Telemedizin) einzusetzen (▶ Kap. 2.2). Die gesetzliche Grundlage wurde bereits weiter oben geschrieben.

Die Pflegeberatung per Video birgt neue Herausforderungen und bringt völlig neue Chancen mit sich. So kann eine Fallkonferenz, eine Familienkonferenz oder auch eine Systemische Pflegeberatung per Video schnell und leicht vorbereitet und auch durchgeführt werden.

In der Systemischen Pflegeberatung ist es sinnvoll, vorab eine Einwilligungserklärung an den Klienten zu senden, damit Daten erhoben werden können. Bei Fallkonferenzen könnte z. B. das Whiteboard oder Ähnliches genutzt werden, um den Fall während der Konferenz darzustellen und das Ergebnis zu sichern. Eine Familienkonferenz kann mit Hilfe einer Agenda gut vorbereitet werden. Auch das Protokoll und die Anwesenheitsliste kann dann einfach erstellt und an alle Beteiligten versendet werden.

Eine Aufzeichnung der Beratung ist aus Datenschutzgründen sorgsam abzuwägen. Im Rahmen des Digitale-Versorgung-und-Pflege-Modernisierungs-Gesetzes (DVPMG, vom 03.06.2021) wurde zudem ergänzt, dass die Pflegeberatung nach § 7a SGB XI auf Wunsch der Anspruchsberechtigten um barrierefreie digitale Anwendungen der Pflegekassen ergänzt werden kann, was laut Gesetzesbegründung auch Beratungen per Video einschließt (§ 7a Abs. 2 Satz 3 SGB XI, Deutscher Bundestag, 2021b, S. 141). Die Beratung per Video setzt spezielle Kompetenzen des Beraters voraus (Kühne & Hinterberger 2009, S. 61 f.).

Tab. 4.8: Vor- und Nachteile der Pflegeberatung im Internet

Vorteile	Nachteile
• Persönliche Beratung möglich/man sieht den Gesprächspartner	• Technische, digitale Kompetenzen sollten auf beiden Seiten vorhanden sein
• Vertrauen kann leichter aufgebaut werden	• Technische Störungen
• Bequem/schnell	• Sorgfältige Vorbereitung der Beratung notwendig
• Flexibler Einblick in die Privatsphäre, bei Bedarf kann der Wohnraum des Pflegebedürftigen gezeigt werden, bauliche Maßnahmen und der Einsatz von Hilfsmitteln können einfacher besprochen werden	• Gemeinsame Medienkompetenz erforderlich
• Es kann an gemeinsamen Dokumenten gearbeitet werden	• Auf die eigene professionelle Darstellung ist zu achten (Kleidung, Hintergrund, Pünktlichkeit, Moderationskompetenz)
• Größere Reichweite (weltweit), örtlich flexibel	• Erfahrung bei der Bedienung der Videoplattform (z. B. ZOOM) und der Moderation erforderlich (für den Beratenden)
• Kostengünstig	
• Die Vermittlung komplexer Sachverhalte ist möglich	• Die Zeit der Beratung ist festgelegt – ein »Einladungslink« muss versendet werden
• Zeitrahmen ist flexibel bis steuerbar	
• Kundenorientierung/Service	• System- und Hardwarebedingungen müssen erfüllt sein
• Am Bildschirm können Informationen geteilt und besprochen werden	• Datenschutz beachten
• Niedrigschwelliges Angebot	• Hohe Konzentrationsfähigkeit erforderlich
• Für sprach- und gehbehinderte Menschen geeignet	• Gute Beleuchtung und Tonqualität erforderlich
• Für Menschen mit Ängsten geeignet	
• Unangenehmes kann unter Umständen besser angesprochen werden	
• Kein sozialer Erwartungsdruck	
• Große Kontrolle über Selbstdarstellung/-enthüllung und Informationen	
• Aufzeichnungen können gemeinsam erstellt und geteilt werden	
• Die Anzahl der teilnehmenden Personen bei einer Videokonferenz kann ausgeweitet werden	

4.3 Das Management

4.3.1 Das Unternehmen

Leitbild und Ziele — Das Leitbild des Unternehmens, die Anzahl aller Pflegeberater und die Unternehmensgröße beeinflussen die Pflegeberatung. Ob die Pflegeberatung durch eine Person, an einem Ort, einer Institution oder sogar mit vielen Beratern bundesweit angeboten wird, wirkt sich auf die Pflegeberatung aus. Ob in ländlicher Region (mit weiten Anfahrten und wenigen öffentlichen Verkehrsmitteln) oder in der Großstadt (mit Stau und möglichen Parkproblemen) beraten wird, macht einen Unterschied. Welche Ziele verfolgt das Unternehmen mit Pflegeberatung?

Erfüllt es beispielsweise einen gesetzlichen Auftrag oder wird es als Marketinginstrument genutzt? Ist die Finanzierung der Stelle befristet oder unbefristet? Welche Hierarchien und Strukturen gibt es im Unternehmen? Welche Bedeutung wird der Pflegeberatung innerhalb des Unternehmens zugestanden? Diese und viele weitere Fragen wirken sich auf die Pflegeberatung aus.

4.3.2 Die Rolle des Pflegeberaters

Informelle Regeln — Der Einfluss der Vorgesetzten und der Einfluss der gesamten Firmenphilosophie auf den Pflegeberater sind langfristig nicht zu unterschätzen. Der Führungsstil und die Motivation der Vorgesetzten, die Hierarchie in der Firma, die Firmenziele und die Wertschätzung für die einzelnen Mitarbeiter beeinflussen die Qualität der Pflegeberatung genauso systembedingt, wie andere, bereits genannte Einflussfaktoren. Ebenso bedeutsam sind der persönliche Spielraum im Rahmen der Beratung, der Umgang mit Verbesserungsvorschlägen oder mit (externen und internen) Beschwerden. Informelle Regeln (siehe Eisberg-Prinzip) spielen im Unternehmen ebenfalls eine große Rolle.

Verantwortung des Arbeitgebers — Pflegeberater sind vom Burnout-Syndrom bedroht. Sie werden täglich mit teils sehr belastenden Situationen konfrontiert. Manchmal müssen sie sich gegen persönliche Angriffe und verbale oder sogar sexuelle Übergriffe durch Ratsuchende schützen. Die in Vorbereitung auf die zugehende Beratung telefonisch durchgegebenen Daten des vermeintlichen Ratsuchenden könnten vorgetäuscht sein. Die Beratung von psychisch auffälligen Menschen mit Pflegebedarf (z. B. Androhung von Suizidabsichten) ist keine Seltenheit. Ratsuchende benutzen manchmal auch die Informationen des Pflegeberaters, um sich einen ungerechtfertigten Vorteil zu verschaffen (z. B. Vortäuschung eines höheren Pflegebedarfs während der Begutachtung). Einige Ratsuchende versuchen mit den unterschiedlichsten Strategien, die vermeintliche Macht des Pflegeberaters für ihren Vorteil zu nutzen. Diesen Herausforderungen muss der Pflegeberater sich regelmäßig stellen. Bedeutsam ist daher die Verantwortung des Arbeitgebers, durch kollegiale

Fallbesprechung oder Supervision seiner Fürsorgepflicht gerecht zu werden. Dieser Aspekt wird oft übersehen.

> **Buchtipp**
>
> Beckmann U. (2013). Kollegiale Beratung: 10 Phasen zur Selbsthilfe (Altenpflege). Hannover: Vincentz.
> Kocks A. & Segmüller T. (Hrsg.) (2018). Kollegiale Beratung im Pflegeteam: Implementieren – Durchführen – Qualität sichern. Berlin: Springer.
> Mantz S. (2023). Arbeitsbuch Kommunizieren in der Pflege. 3., aktualisierte Aufl. Stuttgart: Kohlhammer.
> Die praktischen Tipps sind auch für Pflegeberater interessant.

4.3.3 Die Stellenbeschreibung

In vielen Unternehmen wurden Stellenbeschreibungen erarbeitet. Darin wird das individuelle Profil für den Mitarbeiter klar festgelegt. Die Stellenbeschreibung legt jedes Unternehmen (meist im Rahmen der Qualitätssicherung) selbst fest. Sie dient beispielsweise als Grundlage bei der Findung des geeigneten Bewerbers und beim jährlichen Mitarbeitergespräch. Eine solche Stellenbeschreibung kann wie folgt aussehen:

> Stellenbeschreibung »Pflegeberater«
> Name des Stelleninhabers/Name der Firma
> Wochenarbeitszeit/Vergütung
> Datum der Ausfertigung/Nummer der Version
>
> Stellenbezeichnung: Pflegeberater vor Ort (m/w)
> Stellvertretung: Pflegeberater vor Ort/Name der Person
> Qualifikation: Examinierte Pflegefachkraft
>   Mindest. zwei Jahre Berufserfahrung
>   Weiterbildung zum/zur Case Manager/in
>   Moderations- und Präsentationserfahrung
>   Führerschein Klasse …
>
> Aufgaben und Ziele:
>
> - Pflegeberatung vor Ort nach § 7a SGB XI (s. QM-Handbuch)
> - Durchführung von Beratungen nach § 37 Abs. 3 SGB XI
> - Selbstständige Planung, Durchführung und Dokumentation der Pflegeberatung
> - Aufbau und Pflege eines Informationsnetzwerkes
> - Regelmäßige Teilnahme an firmeninternen Fortbildungen
> - Mitarbeit in dem firmeninternen Arbeitskreis »Erstellung von Informationsmaterial«
> - Mitarbeit im Arbeitskreis »Runder Tisch Demenz« des Kreises XY

- Präsentation des Unternehmens in der Öffentlichkeit (Halten von Vorträgen)

Weitere Aufgaben können kurzfristig durch den Vorgesetzten delegiert werden. Diese Stellenbeschreibung ergänzt die im Arbeitsvertrag geschlossenen Vereinbarungen. Alle Änderungen bedürfen der Schriftform.

Ort, Datum _____

_____ _____
Unterschrift des Arbeitgebers Unterschrift des Arbeitnehmers

4.3.4 Die Dokumentation

Ziele und Umfang

Beeinflusst wird die Pflegeberatung auch durch die Art der Dokumentation. Wie detailliert und damit zeitaufwändig muss sie sein? Die dafür genutzte Arbeitszeit könnte an anderer Stelle fehlen. Wird der Schreibstil (bei Freitexten) des Pflegeberaters akzeptiert oder reglementiert? Pflegeberatung erfordert ein hohes Maß an Flexibilität und Kreativität. Soll die Dokumentation gleichzeitig als Arbeitsnachweis dienen, ist es tatsächlich ein Arbeitsinstrument, um die Arbeit noch besser zu strukturieren oder sollen gleichzeitig statistische Daten erhoben werden? Zu unterscheiden ist auch die elektronische oder manuelle Erfassung. Werden diese jährlich, monatlich oder gar wöchentlich erhoben? Dies kann zu einem hohen Druck auf den Berater führen. Hängt von der Anzahl der Beratungen womöglich die Sicherheit des Arbeitsplatzes ab?

Bewusst oder unbewusst hat auch jede Frage Einfluss auf den Verlauf einer Beratung. Bleibt es ein einmaliges Gespräch oder darf der Klient sich immer wieder melden und auf qualifizierte, neutrale und individuelle Beratung hoffen? Ist also eine langfristige Begleitung erwünscht und zeitlich auch möglich? Werden statistisch nur die Erstkontakte erfasst oder zählt tatsächlich jedes Gespräch, wenn es um die Darstellung der Arbeit geht?

Wird ermittelt und erfasst, wie der Ratsuchende auf das Beratungsangebot aufmerksam wurde? Diese Information kann für den Erfolg des Angebotes sehr nützlich sein. Die Dokumentation kostet Zeit. Es lohnt sich, genau zu überlegen, was mit der Dokumentation erreicht werden soll.

Europäisches Datenschutzgesetz

Seit dem 25.05.2018 ist das DSGVO in Kraft und muss beachtet werden. Durch die neuen Vorgaben der EU ist es notwendig, dass die Ratsuchenden ihr Einverständnis für die Erhebung der persönlichen Daten geben. Dies sollte schriftlich erfolgen. Folgende Informationen sollte die Einwilligungserklärung (EWE) enthalten:

- Welche Daten werden gespeichert?
- Wie lange werden die Daten gespeichert?

- Informationen zum Auskunftsrecht, Berichtigungsrecht, Löschungsrecht, Widerspruchsrecht und zur Einschränkung der Verarbeitung der erhobenen Daten
- Logo, Postanschrift und Kontaktdaten der Beratungsstelle
- Name und Adresse der zustimmenden Person (oder deren gesetzlicher Vertreter)
- Ausdrückliche Zustimmung nach vorherigem Lesen der EWE
- Datum und Unterschrift der zustimmenden Person

Kann die umfassende Aufklärung zum Datenschutz nicht nachgewiesen werden, kann das Unternehmen mit erheblichen Strafen belegt werden.

> **Tipp**
>
> Weitere Informationen zur europäischen Datenschutz-Grundverordnung erhalten Sie auch auf der Website des Bundesministeriums für Justiz und Verbraucherschutz: https://www.bmjv.de/DE/Themen/FokusThemen/DSGVO/DSVGO_node.html **unter:** www.dsgvo-gesetz.de

4.3.5 Das Marketingkonzept

Das Marketing im Unternehmen beeinflusst die Pflegeberatung ebenfalls. Die folgenden Fragen sollen den Blick darauf lenken, wie wichtig es ist, auch über diesen Baustein nachzudenken. Wie und in welcher Intensität wird die Pflegeberatung »beworben«? Wer ist die Zielgruppe und welche Medien werden für das Marketing genutzt? Kann sich der Berater mit dem Marketingkonzept identifizieren oder ist er peinlich berührt, wenn er sein Bild ohne Rücksprache durch den Vorgesetzten auf dem neuen Flyer vorfindet?

Mitarbeiterorientierung

Wird der Pflegeberater in das Marketingkonzept persönlich integriert? Hat er ein Mitspracherecht? Je mehr die Mitarbeiter mit einbezogen werden, desto mehr werden sie sich mit dem Angebot identifizieren können. Werden die vorhandenen Kompetenzen genutzt? Werden sein Name, sein Foto und seine Telefonnummer nach Absprache verwendet? Also wird er als Person wahrgenommen, die nicht jederzeit problemlos ersetzt werden kann? Er repräsentiert das Unternehmen auch in der Öffentlichkeit (z. B. in Form von Vorträgen). Wird er an der Entwicklung von Informationsmaterial beteiligt? Es ist sinnvoll, das Wissen des Pflegeberaters auch intern zu nutzen und dies auch wertzuschätzen.

Zusammenfassung

Komplexität der Einflussfaktoren

Es gibt noch viele Fragen, die aufgeworfen werden könnten, z. B.: Ist das Feedback des Pflegeberaters oder das Feedback von Klienten und Netzwerkpartnern im Unternehmen erwünscht? Hier setzt das Beschwerdemanagement an, dessen Bedeutung auch im Zusammenhang mit der Qualität der Pflegeberatung zu sehen ist.

Die Anzahl der Einflussfaktoren ist vielfältig und komplex. Es ist unmöglich, alle Einflussfaktoren optimal und umfassend zu beeinflussen. Der Pflegeberater und auch der Arbeitgeber sollten sich bewusst sein, dass die Qualität von Pflegeberatung aufgrund der umfangreichen Einflüsse schwer messbar ist.

Bestimmte Einflussfaktoren, die durch den Ratsuchenden und andere Mitwirkende bestimmt werden, sind individuell oder vorgegeben. Durch geeignete Kommunikation, Empathie, Kongruenz des Beraters und fachliche Unterstützung, z. B. durch Fortbildungen, kann der Pflegeberater positiv auf den Beratungsverlauf einwirken.

Informationsbeschaffung

Grundlegend für die Beratung ist die Beschaffung von beratungsrelevanten Informationen. Ratsuchende wünschen sich oftmals die Adressen der regionalen ambulanten Pflegedienste, von Fachärzten oder anderen Dienstleistern. Angehörige von Pflegebedürftigen benötigen u. U. recht kurzfristig einen Kurzzeitpflegeplatz. Angehörige von demenziell Erkrankten benötigen häufig Informationen zu den regionalen Entlastungsangeboten.

Wie kann der Pflegeberater möglichst schnell an valide Daten kommen, um diese neutral an die Ratsuchenden weiterzugeben? Es gibt verschiedene Möglichkeiten, die alle auch Arbeitszeit binden. Je nach Vorkenntnissen und Größe des zu betreuenden Gebietes kann unterschiedlich vorgegangen werden. Hier einige Vorschläge:

- Anlegen einer Liste (z. B. Karteikarten, Excel-Tabelle) über die Kontakte mit Leistungsanbietern, Kostenträgern, sonstigen Ansprechpartnern und mit den wichtigsten Eckdaten (z. B. Visitenkarten)
- Bei Aufnahme der neuen Beratungstätigkeit bewusst das Kennenlernen der einzelnen Leistungsanbieter forcieren, um die Besonderheiten der Anbieter kennenzulernen und einen ersten persönlichen Kontakt herzustellen
- Die aktive Teilnahme an Arbeitskreisen oder Netzwerkarbeit dienen auch dem Austausch von Informationen. Oft kann dann eine spezielle Frage mithilfe eines Kollegen schnell beantwortet werden, für die der Pflegeberater vielleicht lange recherchieren müsste.
- Informationen aus dem Internet:
    - Nutzen der »Gelben Seiten« der Region (auch online möglich)
    - Viele Städte haben online oder auch in Form von Broschüren die regionalen Angebote zum Thema »Pflegebedürftigkeit« nutzerfreundlich aufbereitet.

- Nutzen der »Weißen Liste« (für die Suche nach Krankenhäusern). Die »Weiße Liste« gibt es auch für die Pflegeheimauswahl.
- Andere Portale im Internet nutzen (z. B. Paula Pflegedatenbank der BKK, die Suchfunktion auf den Seiten von Medicproof). Dort sind ebenfalls die Transparenzberichte des MD zu finden.
- Auf weiteren Seiten, z. B. bei Stiftung Warentest, werden regelmäßig auch pflegeberatungsrelevante Themen aufgegriffen und z. B. ambulante Pflegedienste getestet.

Die »Weiße Liste« hat das Ziel, Patienten und Versicherte bei der Suche nach einem Krankenhaus, Arzt oder Pflegeheim zu unterstützen – mit verständlichen und unabhängigen Informationen. Das Internetportal ist ein gemeinsames Projekt der Bertelsmann Stiftung und der Dachverbände der größten Patienten- und Verbraucherorganisationen. Die »Weiße Liste« verfolgt keine kommerziellen Interessen. Das Portal ist werbefrei und finanziert sich aus Projektmitteln der Bertelsmann Stiftung. Es hilft bei der Suche nach dem geeigneten Krankenhaus – bundesweit, nutzerfreundlich und leicht verständlich.

Tab. 4.9: Hilfreiche Suchportale

Nr.	Name	Betreiber	Internetadresse
1	Weiße Liste/Suche nach Krankenhäusern	Bertelsmann Stiftung	http://pflegeheim.weisse-liste.de/
2	Pflegeeinrichtungssuche/Datenbank	Medicproof/PKV	www.medicproof.de
3	vdek-Pflegelotse	Verband der Ersatzkassen (vdek)	www.vdek.com
4	ZQP – Zentrum für Qualität in der Pflege	Rechtsfähige Stiftung bürgerlichen Rechtes (Gründung durch den PKV)	www.zqp.de

5 Thematische Schwerpunkte in der Pflegeberatung

Expertenstandards

Das Deutsche Netzwerk für Qualitätsentwicklung in der Pflege (DNQP) entwickelte folgende Expertenstandards:

1. Förderung der Harnkontinenz in der Pflege
2. Sturzprophylaxe in der Pflege
3. Dekubitusprophylaxe in der Pflege
4. Schmerzmanagement in der Pflege
5. Pflege von Menschen mit chronischen Schmerzen
6. Förderung der Mundgesundheit in der Pflege
7. Ernährungsmanagement zur Sicherung und Förderung der oralen Ernährung
8. Entlassungsmanagement in der Pflege
9. Beziehungsgestaltung in der Pflege von Menschen mit Demenz
10. Erhaltung und Förderung der Hautintegrität in der Pflege
11. Förderung der physiologischen Geburt
12. Erhaltung und Förderung der Mobilität (Einsehbar beim GKV-Spitzenverband)

Der Pflegeberater sollte im Ansatz mit den Expertenstandards vertraut sein. Insbesondere das »Entlassungsmanagement in der Pflege« und die Umsetzung in den einzelnen Einrichtungen dürften für die Qualität der Pflegeberatung von Bedeutung sein.

Eine ideale Konstellation im Entlassungsmanagement ist erfahrungsgemäß der Austausch/die Zusammenarbeit mit folgenden Akteuren:

- Klient/seine Angehörigen/sein gesetzlicher Vertreter
- Krankenhaussozialdienst
- Pflegekraft des Ambulanten Dienstes
- Hausarzt
- Neutraler Pflegeberater (vom Pflegestützpunkt oder einer anderen anerkannten Beratungsstelle)
- Weitere Akteure (z. B. Mitarbeiter der Tagespflegeeinrichtung, die zwei Mal pro Woche besucht wird)

5.1 Entlassmanagement aus dem Krankenhaus

Seit 2015 ist das GKV-Versorgungsstärkungsgesetz (GKV-VSG 2015) in Kraft. Um die reibungsarme Überleitung in die pflegerische Weiterversorgung zu gewährleisten, gibt es einen gesetzlichen Anspruch auf Entlassmanagement durch den Rahmenvertrag »Entlassmanagement« seit 2017.

Gesetzliche Grundlage

Seither ist es möglich, Nachbehandlungen zu veranlassen und Leistungen zu verordnen. Verantwortliche Krankenhausärztinnen und -ärzte können nunmehr Arznei-, Verband-, Heil- und Hilfsmittel, häusliche Krankenpflege und Soziotherapie für einen Übergangszeitraum von bis zu sieben Tagen verordnen sowie Arbeitsunfähigkeit bescheinigen.

Außerdem haben Krankenhäuser zur Gewährleistung eines nahtlosen Übergangs der Patienten in die nachfolgenden Versorgungsbereiche durch die Anwendung eines geeigneten Assessments den patientenindividuellen Bedarf für die Anschlussversorgung möglichst frühzeitig zu erfassen und einen Entlassungsplan aufzustellen.

Für bestimmte Personengruppen mit komplexen Versorgungsbedarfen sind differenzierte Assessments und spezifische Standards vorzusehen (bspw. bei Einschränkungen von Mobilität und Selbstversorgung).

Damit soll sichergestellt werden, dass Patienten nach einer Krankenhausbehandlung eine bedarfsgerechte, kontinuierliche Versorgung erhalten, wenn sie diese benötigen. Darüber hinaus werden u. a. folgende Ziele verfolgt:

Ziele des Entlassmanagements

- Der Patient oder die Patientin sowie die Angehörigen sollen entlastet werden.
- Der Patient oder die Patientin soll sich ausreichend informiert/beraten fühlen und nach dem stationären Aufenthalt nicht einfach allein gelassen werden.
- Versorgungsrelevante Informationen sollen strukturiert und sicher weitergegeben werden.
- Die reibungslose Kommunikation zwischen ambulanten und stationären Versorgungsbereichen soll gewährleistet werden.

Zu diesem Zweck wird für jeden Patienten ein individueller Entlassplan erarbeitet. Daran beteiligt sind – neben den Betroffenen selbst sowie deren Angehörigen – alle Personen, die Teil des bisherigen Behandlungsprozesses waren oder es in Zukunft sein werden. Zu ihnen gehören beispielsweise die Klinik, die Vertragsärztinnen und -ärzte sowie Rehabilitations- und Pflegeeinrichtungen.

Da das Entlassmanagement ein Teil der Krankenhausbehandlung ist, übernimmt die Krankenkasse die Kosten für gesetzlich Versicherte. Voraussetzung ist jedoch, dass die Krankenkasse die Krankenhausbehandlung bezahlt hat.

> **Privatversicherte**
>
> Für Privatpatienten gibt es keinen gesetzlichen Anspruch auf ein Entlassmanagement. Allerdings gilt auch hier: Die Klinik muss den Patienten in verständlicher Weise sämtliche Umstände erläutern, die für die Behandlung wesentlich sind – insbesondere die Diagnose, die voraussichtliche gesundheitliche Entwicklung, die Therapie und die nach der Therapie zu ergreifenden Maßnahmen.

Bei der Aufstellung des Entlassungsplans erfolgt zugleich die Prüfung der Erforderlichkeit von Anschlussmedikation, fortdauernder Arbeitsunfähigkeit und anderer verordnungs- bzw. veranlassungsfähiger Leistungen (z.B. SAPV, Kurzzeitpflege, Haushaltshilfe).

Sobald Bedarf für eine Unterstützung durch die Kranken- bzw. Pflegekasse festgestellt wird, muss das Krankenhaus nun rechtzeitig Kontakt aufnehmen, insbesondere bei Versorgungsbedarfen in den Bereichen Pflege (z.B. bei Antrag auf Feststellung der Pflegebedürftigkeit sowie zur Einbeziehung der Pflegeberatung nach § 7a SGB XI), Häusliche Krankenpflege (auch außerklinische Intensivpflege) und Haushaltshilfe, Rehabilitation, Hilfsmittelversorgung, häusliche Versorgung sowie bei genehmigungspflichtigen Leistungen und im Rahmen der Übergangsversorgung (Kurzzeitpflege).

Maßnahmen des Entlassmanagments

Das Entlassmanagement umfasst die folgenden Maßnahmen:

Nachbehandlungen
Ist eine ambulante Weiterbehandlung nach dem Krankenhausaufenthalt nötig, führt das Krankenhaus rechtzeitig vor der Entlassung das Gespräch mit dem weiterbehandelnden Arzt oder der Ärztin. Da pflegebedürftige Menschen meist als Personen mit komplexem Versorgungsbedarf eingestuft werden, soll das Krankenhaus darauf achten, dass Pflegebedürftige zeitnah einen Termin beim weiterbehandelnden Arzt oder Ärztin erhalten. Dieser komplexe Versorgungsbedarf kann beispielsweise bei Menschen mit neu aufgetretenen, umfassenden Einschränkungen von Mobilität und Selbstversorgung bestehen. Die (berufstätigen) Angehörigen benötigen dann oft eine Freistellung, um die Entlassung gut vorbereiten und begleiten zu können.

Rehabilitationsmaßnahmen
Bei bestimmten Erkrankungen kommt eine Anschlussrehabilitation in Betracht. Ob diese erforderlich ist, stellt der behandelnde Arzt im Krankenhaus fest. Dort werden dann auch die notwendigen Antragsunterlagen zur Verfügung gestellt. Der Sozialdienst des Krankenhauses unterstützt bei der Antragstellung.

Verordnung von Hilfsmitteln/Pflegehilfsmitteln
Bereits im Krankenhaus können Hilfsmittel und Pflegehilfsmittel für einen Zeitraum von bis zu sieben Tagen nach der Entlassung verordnet werden. Der Krankenhausarzt muss die weiterbehandelnden Ärzte rechtzeitig über die ausgeschriebenen Verordnungen informieren.

Diese Verordnungen verlieren sieben Tage nach der Entlassung aus dem Krankenhaus ihre Gültigkeit, wenn die Hilfsmittelversorgung innerhalb dieses Zeitraumes nicht in Anspruch genommen worden ist. Bestimmte Hilfsmittel müssen von der Krankenkasse oder Pflegekasse genehmigt werden. Das Krankenhaus nimmt dazu Kontakt mit der Pflegekasse des Pflegebedürftigen auf. Diese muss den Antrag schnellstmöglich bearbeiten.

Verordnung von Heilmitteln
Der Arzt kann für einen Zeitraum von bis zu sieben Tagen auch Heilmittel (z. B. Krankengymnastik, Logopädie) verordnen. Die Heilmittelbehandlung muss innerhalb von sieben Tagen nach der Entlassung aufgenommen werden und innerhalb von zwölf Tagen nach der Entlassung abgeschlossen sein. Alle Behandlungseinheiten, die nicht innerhalb von zwölf Tagen in Anspruch genommen werden, verfallen. Wird die Heilmittelbehandlung nicht innerhalb von sieben Tagen nach der Entlassung aus dem Krankenhaus begonnen, verliert die Verordnung ebenfalls ihre Gültigkeit. Der Krankenhausarzt muss die weiterbehandelnden Ärzte rechtzeitig über die veranlassten Verordnungen informieren. Der Sozialdienst des Krankenhauses soll unterstützen.

Verordnung von Arzneimitteln
Der Arzt im Krankenhaus erstellt einen Medikationsplan (Papierform) mit den verordneten Medikamenten. Dabei darf die kleinste Packungsgröße des Medikaments verordnet werden. Die Apotheke darf der pflegebedürftige Mensch (oder deren Angehörige) selbst auswählen.

Eine Ausnahme liegt vor, wenn die Entlassung zum Wochenende oder an Feiertagen stattfinden soll und der Pflegebedürftige das Medikament nur noch für diesen Zeitraum benötigt (danach ist die Behandlung abgeschlossen). In diesem Fall kann das Krankenhaus das Medikament mitgeben. Es muss keine Verordnung ausgestellt werden.

Bescheinigung der Arbeitsunfähigkeit
Der Arzt kann die Arbeitsunfähigkeit für einen Zeitraum von bis zu sieben Tagen feststellen und die entsprechende Bescheinigung ausstellen. Seit dem 01.07.2022 muss das Krankenhaus die Arbeitsunfähigkeitsbescheinigung mittels eines elektronischen Verfahrens (eAU) direkt an die Krankenkasse übermitteln.

Ambulante Pflege
Pflegebedürftige haben einen Anspruch darauf, dass das Krankenhaus ihre Weiterversorgung sicherstellt. Dazu gehört eine frühestmögliche Bedarfsplanung, damit es nicht dazu kommt, dass der Pflegebedürftige einfach so

entlassen wird. Teil des Entlassmanagements ist dabei auch die Suche nach einem Pflegedienst, wenn der pflegebedürftige Mensch nach dem Krankenhausaufenthalt auf Pflege angewiesen ist.

Kurzzeitpflege
Wenn der Pflegebedürftige nach der Entlassung auf Pflege angewiesen ist und nicht sofort zu Hause betreut werden kann, kann eine Kurzzeitpflege bei der Pflegekasse (für maximal acht Wochen) beantragt werden. Dazu muss der Pflegebedürftige mindestens Pflegegrad 2 haben. Wenn kein oder maximal Pflegegrad 1 vorliegt, muss diese Leistung bei der Krankenkasse des Pflegebedürftigen beantragt werden. Der Sozialdienst nimmt hierfür Kontakt mit der Kranken- oder Pflegekasse auf und organisiert mit den Betroffenen gemeinsam die erforderliche Versorgung in der Einrichtung.

Antrag auf Pflegegrad
Auf Leistungen der Pflegekasse hat der Pflegebedürftige nur Anspruch, wenn bei ihm ein Pflegegrad festgestellt worden ist. Sofern sich die Pflegebedürftigkeit des Patienten im Krankenhaus auch langfristig (voraussichtlich für mehr als sechs Monate) abzeichnet, muss der Sozialdienst im Krankenhaus rechtzeitig Kontakt zur Pflegekasse aufnehmen und die Antragsunterlagen auf Feststellung der Pflegebedürftigkeit übermitteln. Die Pflegebedürftigkeit wird dann durch einen Gutachter innerhalb von einer Woche nach Eingang des Antrages bei der Pflegekasse festgestellt. Die Pflegekasse muss dem Pflegebedürftigen die Entscheidung unverzüglich nach Eingang der gutachterlichen Empfehlung mitteilen.

Häusliche Krankenpflege
Der behandelnde Arzt kann für max. sieben Tage häusliche Krankenpflege verordnen. Da häusliche Krankenpflege durch die Krankenkasse genehmigt werden muss, nimmt das Krankenhaus noch vor der Einbindung eines Pflegedienstes Kontakt zur Krankenkasse auf. Das geschieht nur, wenn kein Pflegegrad vorliegt. Die Krankenkasse muss das Genehmigungsverfahren umgehend einleiten. Das Krankenhaus ist dann verpflichtet, den weiterbehandelnden Arzt rechtzeitig über die getätigte Verordnung zu informieren.

Palliativversorgung
Falls der Pflegebedürftige eine unheilbare, fortgeschrittene Erkrankung und eine begrenzte Lebenserwartung hat oder es wird eine besonders aufwendige Versorgung benötigt, verordnet der Arzt unter Umständen eine Palliativversorgung für bis zu sieben Tage. Auch hier organisiert der Arzt die Leistungen gemeinsam mit der Kranken- und Pflegekasse.

Sollte der Pflegebedürftige oder dessen Angehörige während des Krankenhausaufenthaltes bemerken, dass der behandelnde Arzt sich nicht zuständig fühlt, sollten sie sich an den Sozialdienst des Krankenhauses wenden. Dieser muss sich um eine nahtlose Weiterversorgung kümmern. Notfalls stellt der Sozialdienst des Krankenhauses einen Eilantrag auf Leistungen aus der Pflegeversicherung (nur bei gesetzlich Versicherten).

Übergangspflege
Es besteht ein Anspruch auf sogenannte Übergangspflege im Krankenhaus. Wenn im Anschluss an die Krankenhausbehandlung erforderliche Hilfe nicht zur Verfügung steht (z. B. Kurzzeitpflege), muss das Krankenhaus für maximal zehn weitere Tage den Pflegebedürftigen versorgen. Hierzu gehört u. a. die Unterkunft, Verpflegung und, soweit erforderlich, auch die ärztliche Behandlung.

Nach meiner Erfahrung gibt es allerdings nur sehr wenige Krankenhäuser, die dieses gesetzlich vorgeschriebene Entlassmanagement auch in Gänze umsetzen. Es gibt in vielen Krankenhäusern die »Familiale Pflege« oder regionale Projekte, wie z. B. die »Pflegewerkstatt« am Krankenhaus in Borken. *(Umsetzung des Entlassmanagments)*

Diese und ähnliche Angebote richten sich an pflegende Angehörige und sind ein Unterstützungs-, Schulungs- und Beratungsangebot zur Vorbereitung und Begleitung vom Krankenhaus in die häusliche Versorgung. Vielen Krankenhäusern geht es jedoch wirtschaftlich schlecht, sodass die Versorgungsbrüche nicht immer vermieden werden können.

> **Tipp**
>
> Den Expertenstandard »Entlassungsmanagement in der Pflege« erhalten Sie unter:
> www.dnqp.de
>
> Weitere Informationen zum Entlassmanagement finden Sie auch auf der Website des GKV-Spitzenverbandes: www.gkv-spitzenverband.de
> oder auf der Website des Bundesministeriums für Gesundheit: www.bundesgesundheitsministerium.de

Hier fällt dem Pflegeberater eine wichtige Rolle zu, die als Schnittstelle zur Versorgung im Krankenhaus oft noch unterschätzt wird. Für die weitere Versorgung liegt hier eine große Chance, um Kosten zu reduzieren, Zeitressourcen einzuräumen und notwendige Dienstleistungen zu identifizieren. *(Chancen der Pflegeberatung)*

Abb. 5.1:
Thematische Schwerpunkte in der Pflegeberatung

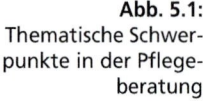

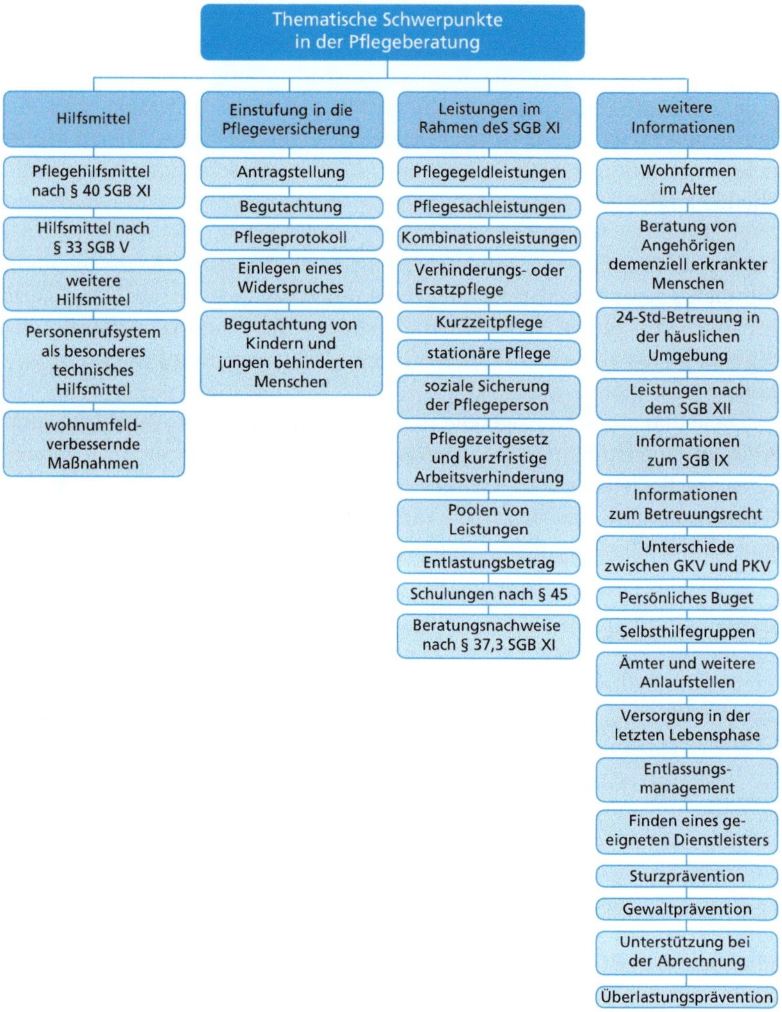

5.2 Pflegehilfsmittel, Hilfsmittel und technische Hilfen

Unterschiede Zunächst sind Pflegehilfsmittel und Hilfsmittel zu unterscheiden. Die Pflegehilfsmittel können nur für die pflegebedürftige Person bewilligt werden, wenn die Einstufung in einen Pflegegrad zu erwarten oder bereits geschehen ist. Die Hilfsmittel können für gesetzlich Versicherte über das SGB V vom Hausarzt verordnet werden, wenn sie notwendig und verordnungsfähig sind.

5.2 Pflegehilfsmittel, Hilfsmittel und technische Hilfen

Es gibt eine Hilfsmittelliste, auf der alle verordnungsfähigen Hilfsmittel aufgeführt sind. Diese kann bei der zuständigen Krankenversicherung oder bei Sanitätshäusern abgerufen werden. Das Hilfsmittelverzeichnis unterteilt sich in Produktgruppen, die wiederum in Obergruppen unterteilt sind. Jedem Artikel auf dieser Liste ist eine zehnstellige Hilfsmittelnummer zugeordnet. Anhand dieser Nummer und der Diagnose kann das entsprechende Hilfsmittel durch den behandelnden Arzt verordnet werden. Viele Hersteller der (Pflege-)Hilfsmittel wissen über die genauen Angaben auf den Hilfsmittelrezepten Bescheid. Bei außergewöhnlichen Hilfsmitteln kann es hilfreich sein, den Hersteller im Vorfeld zu kontaktieren, um eine Verzögerung zu vermeiden.

Ausstellen einer Verordnung

Folgende Angaben sollten generell auf dem Hilfsmittelrezept vermerkt sein:

- Daten des Patienten
- Name des Kostenträgers
- Patientenstatus
- Zuzahlung (ja/nein)
- Adresse des Arztes
- Arzt- und Praxisnummer
- Ausstellungsdatum
- Stempel und Unterschrift des Arztes
- Bezeichnung des Hilfsmittels und die Hilfsmittelnummer
- Ggf. die Größe des Hilfsmittels und die Gesamtstückzahl
- Der Verordnungszeitraum (z. B. Monatsbedarf oder Dauerverordnung)
- Genauer Grund der Verordnung (in der Regel die festgestellten Diagnosen)

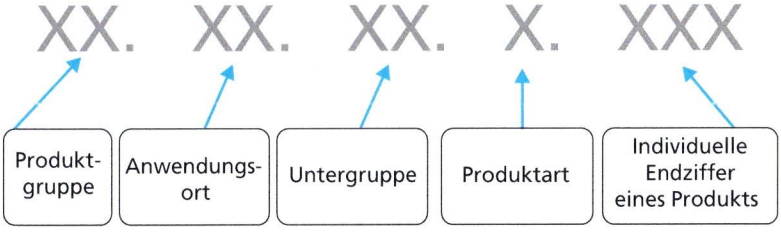

Abb. 5.2: Aufbau der Hilfsmittelpositionsnummer

Das Hilfsmittelverzeichnis ist sehr umfangreich und umfasst insgesamt ca. 30.000 Hilfsmittel.

> **Tipp**
>
> Das komplette Hilfsmittelverzeichnis finden Sie im Internet unter www.rehadat.de.

Für einige Hilfsmittelgruppen gelten seit dem 1. Januar 2005 erstmals bundesweit einheitliche Festbeträge. Diese Obergrenzen für die Kostenübernahme haben die gesetzlichen Krankenkassen festgelegt. Auch die privaten Krankenversicherungen haben inzwischen Pauschalbeträge bzw. feste Versorgungsverträge mit bestimmten Sanitätshäusern vereinbart. Hier finden sich beispielsweise die Festbeträge für:

- Einlagen für Schuhe
- Hörhilfen
- Inkontinenzhilfen
- Hilfsmittel zur Kompressionstherapie
- Sehhilfen
- Stomaartikel

> **Tipp**
>
> Die aktuellen Festbeträge der Hilfsmittelgruppen stehen im Internet zur Verfügung unter:
> https://www.gkv-spitzenverband.de/krankenversicherung/hilfsmittel/festbetraege_3/festbetraege.jsp

5.2.1 Pflegehilfsmittel

Nach § 40 SGB XI gilt für Pflegehilfsmittel Folgendes:

(1) Pflegebedürftige haben Anspruch auf Versorgung mit Pflegehilfsmitteln, die zur Erleichterung der Pflege oder zur Linderung der Beschwerden des Pflegebedürftigen beitragen oder ihm eine selbständigere Lebensführung ermöglichen, soweit die Hilfsmittel nicht wegen Krankheit oder Behinderung von der Krankenversicherung oder anderen zuständigen Leistungsträgern zu leisten sind. Die Pflegekasse überprüft die Notwendigkeit der Versorgung mit den beantragten Pflegehilfsmitteln unter Beteiligung einer Pflegefachkraft oder des Medizinischen Dienstes.
(2) Die Aufwendungen der Pflegekassen für zum Verbrauch bestimmte Hilfsmittel dürfen monatlich den Betrag von 40 Euro nicht übersteigen.
(3) Die Pflegekassen sollen technische Hilfsmittel in allen geeigneten Fällen vorrangig leihweise überlassen. Sie können die Bewilligung davon abhängig machen, daß die Pflegebedürftigen sich das Pflegehilfsmittel anpassen oder sich selbst oder die Pflegeperson in seinem Gebrauch ausbilden lassen. Der Anspruch umfasst auch die notwendige Änderung, Instandsetzung und Ersatzbeschaffung von Hilfsmitteln sowie die Ausbildung in ihrem Gebrauch. Versicherte, die das 18. Lebensjahr vollendet haben, haben zu den Kosten der Hilfsmittel mit Ausnahme der Hilfsmittel nach Absatz 2 eine Zuzahlung von zehn vom Hundert, höchstens jedoch 25 Euro je Hilfsmittel an die abgebende Stelle zu leisten […]. Zur Vermeidung von Härten kann die Pflegekasse den Versicherten in entsprechender Anwendung der §§ 61, 62 des Fünften Buches ganz oder teilweise von der Zuzahlung befreien. Lehnen Versicherte die leihweise Überlassung eines Hilfsmittels ohne zwingenden Grund ab, haben sie die Kosten des Hilfsmittels in vollem Umfang selbst zu tragen […].
(7) Die Pflegekasse hat über einen Antrag auf Pflegehilfsmittel oder Zuschüsse zu wohnumfeldverbessernden Maßnahmen zügig, spätestens bis zum Ablauf von drei

Wochen nach Auftragseingang oder in Fällen, in denen eine Pflegefachkraft oder der Medizinische Dienst nach Absatz 1 Satz 2 beteiligt wird, innerhalb von fünf Wochen nach Antragseingang zu entscheiden. [...] Erfolgt keine Mitteilung eines hinreichenden Grundes, gilt die Leistung nach Ablauf der Frist als genehmigt.

> **Wichtig**
>
> Sehr viele Kranken- und Pflegekassen, auch die privaten Versicherungen arbeiten oft noch mit vertraglich vereinbarten Lieferanten von Pflegehilfsmitteln zusammen. Daher ist es immer sinnvoll, nicht direkt einen Lieferanten zu beauftragen, sondern zunächst immer mit dem Kostenträger Kontakt aufzunehmen.

Der Gesetzgeber unterscheidet Pflegehilfsmittel (§ 40 SGB XI) und Hilfsmittel (§ 33 SGB V) im Rahmen der Krankenversicherung (SGB V). Zunächst wird auf die Pflegehilfsmittel (SGB XI) eingegangen, dann folgen die Hilfsmittel laut SGB V. Es wird im SGB XI unterschieden in:

- Pflegehilfsmittel, die für den technischen Gebrauch bestimmt sind (z. B. Rollstühle, Pflegebetten)
- Pflegehilfsmittel, die zum Verbrauch bestimmt sind (z. B. Inkontinenzmaterial, Einmalhandschuhe)

Tab. 5.1: Gegenüberstellung der Pflegehilfsmittel

Bezeichnung	Zum Verbrauch bestimmte Pflegehilfsmittel	Technische Pflegehilfsmittel
Hinweis/ Zuzahlung	Die Aufwendungen für die zum Verbrauch bestimmten Hilfsmittel werden monatlich als Höchstbetrag von 40 € von der Pflegekasse erstattet (Antragstellung erforderlich).	Einmalige Zuzahlung ab dem 18. Geburtstag von 10 % des Preises max. 25 € pro Pflegehilfsmittel werden dem Pflegebedürftigen in der Regel leihweise überlassen. Eine Zuzahlungsbefreiung ist hier nicht von Bedeutung.
Beispiele	• Flüssigkeitsaufnehmende Betteinlagen zum Einmalgebrauch • Einmalhandschuhe • Fingerlinge • Mundschutz • Inkontinenzmaterial • Schutzschürzen • »Lätzchen« • Netzhosen • Desinfektionsmittel (je nach Pflegekasse kann dies auch nur bei ansteckenden Krankheiten gewährt werden)	• Hausnotrufsystem • Pflegebett • Rollstuhl • Elektrischer Rollstuhl • Gehwagen (Rollator) • Toilettenstuhl • Haltegriffe (z. B. im Bad) • Badewannenlifter

5 Thematische Schwerpunkte in der Pflegeberatung

Um bestimmte Pflegehilfsmittel verordnet zu bekommen, muss eine pflegerische Indikation vorliegen. In Tabelle 5.2 werden mögliche Indikationen beschrieben (▶ Tab. 5.2).

> **Neu**
>
> Kostenübernahme durch die Pflegeversicherung: Ab dem 01.07.2024 müssen Pflegeempfangende, die erstmalig Verbrauchs-Pflegehilfsmittel über die Pflegekasse finanzieren möchten, eine Beratung in Anspruch nehmen. Erst wenn die Beratung mit Hilfe eines speziellen Formulars nachgewiesen wurde, kann ein Antrag zur Kostenübernahme bei der Pflegekasse erfolgen. Diese Regelung ist für alle Anbieter verbindlich.
>
> Die Leistungserbringer (z. B. Lieferdienste von Hygieneboxen), sind nun verpflichtet, den Versicherten durch geschulte Fachkräfte persönlich zu beraten, welche Pflegehilfsmittel für die konkrete Versorgungssituation im Einzelfall geeignet und notwendig ist (§ 29 Absatz 1 SGB XI – Wirtschaftlichkeitsgebot).
>
> Die Initiative zur Versorgung muss vom Versicherten ausgeben. Der komplette Vertrag (nach § 78 Absatz 1 SGB XI) inkl. des Beratungsformular (Formular »Nachweis über einen Beratungsbesuch nach § 37 Abs. 3 SGB XI«; ▶ Anhang, Formular 5) kann auf der Seite des GKV gefunden werden.[3] Das Formular zum Antrag auf Kostenübernahme befindet sich ebenfalls im Anhang (Formular »Antrag auf Kostenübernahme«; ▶ Anhang, Formular 10).

Tab. 5.2: Übersicht über zum Verbrauch bestimmte Pflegehilfsmittel für die Versorgung in der Häuslichkeit

Produkte	Pflegerische Indikation
Saugende Krankenunterlagen (Einmalgebrauch)	Es wird verhindert, dass beim Einsatz von Bettpfannen und Urinflaschen die Bettwäsche häufig gesäubert werden muss und erleichtert damit die Pflege.
Fingerlinge	Ausschließlich zum Schutz des Pflegenden beim digitalen Ausräumen des Rektums des Pflegebedürftigen
Einmalhandschuhe	Ausschließlich zum Schutz des Pflegenden, wenn vom Pflegebedürftigen gesundheitliche Gefahren (z. B. ansteckende Krankheiten) ausgehen können
Mundschutz	Ausschließlich zum Schutz des Pflegenden, wenn vom Pflegebedürftigen gesundheitliche Gefahren (z. B. ansteckende Krankheiten) ausgehen können
Schutzschürzen	Zum Schutz des Pflegenden
Desinfektionsmaterial	Bei schwerwiegenden oder chronischen Infektionen mit hohem Ansteckungsrisiko für den Pflegenden

---

3 https://www.gkv-spitzenverband.de/media/dokumente/pflegeversicherung/phm_vertraege/Muster_PHM_Einzelvertrag_Lesefassung.pdf (Abruf am 17.07.2024)

Die Begutachtung erfolgt durch den Medizinischen Dienst, kurz: MD (bei Privatversicherten durch Medicproof). Die Gutachter sind aufgefordert, sowohl bei Erst- als auch bei Folgebegutachtungen zur Feststellung von Pflegebedürftigkeit Empfehlungen für die Versorgung mit Hilfsmitteln oder Pflegehilfsmitteln auszusprechen. Sie haben dabei die Richtlinien zur Begutachtung von Pflegebedürftigkeit nach dem XI. Buch des Sozialgesetzbuches in der geltenden Fassung zu beachten. Die Beauftragung des Medizinischen Dienstes zur Begutachtung von Hilfsmittelversorgungen für Pflegebedürftige, die Leistungen bei häuslicher Pflege beziehen, ergibt sich u. a. aus § 275 Sozialgesetzbuch V (SGB V). Zur Prüfung, ob ein Produkt erforderlich ist, kann die Krankenkasse den MD mit der Erstellung eines Gutachtens gemäß § 275 Abs. 3 Nr. 1 SGB V »Begutachtung und Beratung« beauftragen. Die Krankenkassen können in diesen Fällen durch den Medizinischen Dienst folgende Aspekte prüfen lassen:

Begutachtungen zur Hilfsmittelversorgung

- Vor Bewilligung eines Hilfsmittels, ob das Hilfsmittel erforderlich ist (§ 33 SGB V)
- Prüfung bzw. die gezielte Feststellung, ob ein beantragtes Pflegehilfsmittel für den Hilfsbedürftigen tatsächlich notwendig ist (§ 40 Abs. 1 Satz 2 SGB XI)
- Der Medizinische Dienst hat hierbei den Patienten zu beraten
- Der Patient hat mit den Orthopädischen Versorgungsstellen zusammenzuarbeiten

Privatversicherte

Die Bewilligung eines Pflegebettes durch Medicproof ist an die regelmäßige Versorgung des Pflegebedürftigen im Bett gekoppelt. Der Gutachter *kann* dies befürworten und der Sachbearbeiter der Versicherung *kann* dem Vorschlag folgen. Leider geschieht es noch manchmal, dass Hilfsmittel für Privatversicherte aus Unwissenheit beispielsweise vom Krankenhaussozialdienst bestellt werden, ohne die Kostenfrage im Vorfeld zu klären. Daher sollte bei Hilfsmittelbestellungen im Vorfeld immer mit der Versicherung die Kostenübernahme geklärt werden, wenn die Kosten nicht privat getragen werden können.

In der privaten Pflegepflichtversicherung werden fünf Hilfsmittelgruppen unterschieden:

- Pflegemittel zur Erleichterung der Pflege
- Pflegehilfsmittel zur Körperpflege/Hygiene
- Pflegehilfsmittel zur selbstständigen Lebensführung/Mobilität
- Pflegehilfsmittel zur Linderung von Beschwerden
- Zum Verbrauch bestimmte Pflegehilfsmittel

> Im Internet kann unter www.medicproof.de die aktuelle Hilfsmittelliste abgerufen und ausgedruckt werden.

5.2.2 Hilfsmittel nach § 33 SGB V

Die Regelung zu den Hilfsmitteln im Rahmen der Krankenversicherung steht im Gesetz unter § 33 SGB V:

> (1) Versicherte haben Anspruch auf Versorgung mit Hörhilfen, Körperersatzstücken, orthopädischen und anderen Hilfsmitteln, die im Einzelfall erforderlich sind, um den Erfolg der Krankenbehandlung zu sichern, einer drohenden Behinderung vorzubeugen oder eine Behinderung auszugleichen, soweit die Hilfsmittel nicht als allgemeine Gebrauchsgegenstände des täglichen Lebens anzusehen oder nach § 34 Abs. 4 ausgeschlossen sind. Der Anspruch auf Versorgung mit Hilfsmitteln zum Behinderungsausgleich hängt bei stationärer Pflege nicht davon ab, in welchem Umfang eine Teilhabe am Leben der Gemeinschaft noch möglich ist; die Pflicht der stationären Pflegeeinrichtungen zur Vorhaltung von Hilfsmitteln und Pflegehilfsmitteln, die für den üblichen Pflegebetrieb jeweils notwendig sind, bleibt hiervon unberührt. Für nicht durch Satz 1 ausgeschlossene Hilfsmittel bleibt § 92 Abs. 1 unberührt. Der Anspruch umfasst auch die notwendige Änderung, Instandsetzung und Ersatzbeschaffung von Hilfsmitteln, die Ausbildung in ihrem Gebrauch und, soweit zum Schutz der Versicherten vor unvertretbaren gesundheitlichen Risiken erforderlich, die nach dem Stand der Technik zur Erhaltung der Funktionsfähigkeit und der technischen Sicherheit notwendigen Wartungen und technischen Kontrollen. Wählen Versicherte Hilfsmittel oder zusätzliche Leistungen, die über das Maß des Notwendigen hinausgehen, haben sie die Mehrkosten und dadurch bedingte höhere Folgekosten selbst zu tragen.

Gesetzlich Versicherte haben Anspruch auf die Versorgung. Privatversicherte haben einen individuellen Vertrag mit ihrem Versicherungsunternehmen, den es zu berücksichtigen gilt.

> **Tipp**
>
> *Kinder* benötigen meist ganz andere, sehr spezielle und individuelle Hilfsmittel. Hier gibt es eine besondere Herausforderung in der Pflegeberatung. Eltern sind in der Regel die Experten für die Erkrankung und Versorgung ihres Kindes. Hilfreich ist der Verweis auf spezialisierte Hilfsmittelanbieter. Mehr Infos unter: www.reha-kids-care.de
> Eine Broschüre zum *Hausnotruf/Personenrufsystem* kann vom Ministerium für Arbeit, Gesundheit und Soziales des Landes NRW kostenlos bezogen werden unter www.mags.nrw.de oder per E-Mail unter: mailto:info@mags.nrw.de
> Auch die Bundesarbeitsgemeinschaft der Senioren-Organisationen bietet im Internet viele gute Informationen: www.bagso.de

Besonderheit bei den Verbandsmitteln

Verbandsmittel sind keine CE-geprüften Medizinprodukte und keine Arzneimittel. Verbandsmittel (§ 31 Abs. 1 SGB V) sind verordnungsfähig. Sie fallen nicht unter die Ausschlussregelung nach § 34 Abs. 4 SGB V von nicht verschreibungspflichtigen Arzneimitteln. Verbandsmittel werden durch einen zugelassenen Vertragsarzt verordnet. Viele Pflegedienste beschäftigen ausgebildete Wundmanager. Diese helfen oft recht kompetent bei der Vorbereitung der Behandlung (z. B. Absprache mit dem behandelnden Arzt, Vorschlag zum Ausfüllen der Verordnung und Durchführung der qualifizierten Wundversorgung zur Entlastung des Arztes). Hier bewährt sich die spezielle Information, welcher Pflegedienst ausgebildete Wundmanager beschäftigt.

Beispiele für Verbandsmittel sind:

- Traditionelle Wundauflagen (z. B. Kompressen, Tamponaden)
- Binden und Verbände
- Hydroaktive Wundversorgungsprodukte

> **Privatversicherte**
>
> Das SGB V greift bei den Privatversicherten nicht. Diese haben individuelle Verträge mit den unterschiedlichen Versicherungen abgeschlossen. Manchmal sind die Verträge der Versicherten schon viele Jahre nicht mehr angepasst worden. Daher ist zunächst der individuelle Anspruch zu klären. Beamte, die Beihilfeanspruch haben, können die Kosten auch von der Beihilfestelle erstattet bekommen.

> **Tipp**
>
> Die Neuerungen auf dem Hilfsmittelmarkt sind vielfältig. Daher ist es sinnvoll, sich als Pflegeberater regelmäßig zu informieren. Bundesweit gibt es unterschiedliche Messen, was den Vorteil hat, dass die Neuerungen selbst ausprobiert werden können.

5.2.3 Ausgewählte Pflegehilfsmittel

Es gibt Pflegehilfsmittel, die oft benötigt werden, daher möchte ich eine kleine Übersicht geben:

Das *Standard-Pflegebett* ist mit Seitengittern, Fuß- und Kopfteil, verstellbarem Lattenrost, Aufrichthilfe, vier feststellbaren Rädern und einer Matratze ausgestattet. Die Liegefläche (90 x 200) ist höhenverstellbar. Auch das Kopf- und Fußteil ist individuell verstellbar. — Pflegebett

Soll das bisherige Bett weiter genutzt werden, stellt der *höhenverstellbare Einlegerahmen* oft eine sinnvolle Alternative zum Pflegebett dar. Es wird nur das Einlegerahmen *oder* das Pflegebett bewilligt. — Der elektrische Lattenrost/Einlegerahmen

Die *Matratze* besteht aus einzelnen Würfeln, die je nach Bedarf (zur Druckentlastung) einzeln entnommen werden können. Bei der Anwendung — Würfelmatratze ist zu beachten, dass kein Spannbettlaken benutzt werden darf. Diese Anti-Dekubitusmatratze ersetzt nicht die Lagerung.

Lagerungskissen, Seitenschläfer, Schlafbanane oder Stillkissen

Die *Lagerungskissen* gibt es in zwei Größen: 120 und 220 cm. Im Gegensatz zur Schlafbanane ist das Lagerungskissen gerade. Der Bezug sollte waschbar sein. Leider werden diese Hilfsmittel nicht mehr von den Kranken- und Pflegekassen als Hilfsmittel bewilligt. Auch die Ausleihe ist nicht möglich, da es sich um Hygieneartikel handelt, die vom Umtausch ausgeschlossen sind.

Drehscheibe

Die *Drehscheibe* ist ein Pflegehilfsmittel, um die Umsetzung des Pflegebedürftigen zu erleichtern. Die Anwendung sollte jedoch entweder im Sanitätshaus vorgeführt werden oder besser noch durch entsprechendes Pflegefachpersonal (z. B. bei einer Schulung in der häuslichen Umgebung nach § 45 SGBXI) direkt mit dem Pflegebedürftigen und der Pflegeperson geübt werden, bspw. der Transfer vom Bett in den Rollstuhl.

Rutschbrett

Das *Rutschbrett* kann den Transfer (z. B. vom Rollstuhl ins Auto) erleichtern, wenn die hilfsbedürftige Person die Beine nicht mehr einsetzen kann. Mithilfe der Arme kann der Hilfsbedürftige das Brett auch allein nutzen.

Rollator

Der *Rollator* ist inzwischen ein bekanntes Hilfsmittel. Er gibt dem Benutzer mehr Sicherheit bei der Mobilität, im Haus und außer Haus. Es gibt viele unterschiedliche Modelle mit wachsendem Zubehör. Die Akzeptanz dieses Hilfsmittels hat in der Bevölkerung stark zugenommen.

Toilettenstuhl

Der *Toilettenstuhl* ist ein feststellbarer Rollstuhl aus Metall oder Kunststoff. In der Regel ist unter dem abnehmbaren Polster eine große Öffnung, in der ein spezieller Eimer eingehängt werden kann. Der Stuhl ist schmaler als ein Rollstuhl und dient daher manchmal auch als Transportmittel in der Häuslichkeit.

Toilettensitzerhöhung

Die *Toilettensitzerhöhung* dient den Pflegebedürftigen, um das oft tief angebrachte WC leichter verlassen können. Oft sind sie mit Armstützen versehen. In der Regel lassen sie sich schlecht reinigen.

Sicherheits- und Stützgriffe

Besonders im Bad, in der Badewanne oder Dusche ist die Sturzgefahr groß. Um sich sicher bewegen zu können, werden individuelle *Haltegriffe* angebracht, die ebenfalls verordnet werden können. Die rückwirkende Kostenerstattung gestaltet sich in der Regel schwierig. Manchmal haben die Pflegebedürftigen im ganzen Haus Haltegriffe, tragen die Kosten dafür jedoch selbst.

Rollstuhl

Der *Standardrollstuhl* ist ein Hilfsmittel, welches verordnet werden kann. Es gibt viele verschiedene Sonderanfertigungen (z. B. für Kinder oder Schwergewichtige) sowie Rollstühle für besondere Gelegenheiten (z. B. für den Sport). Die Beantragung von Sondermodellen oder Sonderanfertigungen muss in der Regel begründet werden.

Es gibt zahlreiches Zubehör. Dazu zählt auch die Anfahrhilfe, der sogenannte E-Fix. Auch Elektrorollstühle können bewilligt werden. Hier muss der Pflegebedürftige die diebstahl- und witterungsgeschützte Aufbewahrung nachweisen. Dies kann in der Wohnung, aber auch in der abschließbaren Garage oder im Gartenhaus sein.

5.2 Pflegehilfsmittel, Hilfsmittel und technische Hilfen

Der Umgang mit dem *Treppensteiger* muss ebenfalls geübt werden, bevor der Pflegebedürftige damit transportiert werden kann. Nicht jede Treppe ist für den Einsatz des Treppensteigers geeignet. Der pflegende Angehörige muss physisch in der Lage sein, das Gerät zu bedienen. Dazu ist eine professionelle Anleitung/Schulung unbedingt notwendig.

Treppensteiger/Scalamobil

Der *Treppenlift* findet sich regelmäßig in der Werbung. Die Preise sind recht unterschiedlich. Manchmal lassen sich auch gebrauchte Modelle erwerben, die dann etwas kostengünstiger sind. Der Treppenlift wird fest eingebaut, zählt zu den wohnumfeldverbessernden Maßnahmen und könnte bezuschusst werden.

Treppenlift

- Duschhocker (vierbeiniger Sitz)
- Duschklappsitz
- Duschrollstuhl
- Badewannenlifter
- Badewannendrehsitz
- Badewannensitzbrett

Hilfsmittel im Bad

Nicht jedes nützliche Gerät, das hilfs- und pflegebedürftigen Menschen den Alltag erleichtert, ist gemäß der Hilfsmittelverordnung verordnungsfähig. Im Internet und in jedem Sanitätshaus finden sich viele nützliche Dinge, die jedoch individuell beschafft und bezahlt werden müssen.

Außerdem gibt es auch ungewöhnliche Hilfsmittel, wie Perücken, Blindenhunde oder spezielle Riesenlupen für den Fernseher. Hier kennen sich die Anbieter in der Regel mit der Antragstellung zur Kostenübernahme gut aus. Oft bringt auch der Kontakt mit der speziellen Selbsthilfegruppe (entsprechend der Einschränkung/Erkrankung) gute Tipps für die Bewältigung des Alltags und die Finanzierung besonderer Hilfsmittel.

Es stehen zahlreiche Hilfsmittel zu Senkung des Sturzrisikos zur Verfügung. Aber auch ein Kraft- und Balancetraining (z. B. durch gezielte Physiotherapie) kann eine sinnvolle Maßnahme sein. Da eine Aufzählung aller Hilfsmittel zur Sturzprävention viel zu lang ist, beschränke ich mich auf die Oberbegriffe:

Hilfsmittel zur Sturzprävention

- Gehhilfen (z. B. Gehstöcke, Stoppersocken, Rollatoren)
- Mobilitätshilfen (z. B. Badewanneneinstieghilfe)
- Alltagshilfen (z. B. lange Schuhlöffel, Strumpfanzieher, Greifzange)
- Hebehilfen (z. B. Mobilisationsgürtel, Rutschbrett, Aufstehhilfe)
- Technische Hilfen (z. B. Alarmgeber, Falldetektoren, Sensormatten, Bewegungsmelder)
- Weitere Hilfsmittel (z. B. Hüftprotektoren, Sturzhelme, Auffangmatten und Niederflurbetten)

Viele nützliche Geräte, die den hilfs- und pflegebedürftigen Menschen den Alltag erleichtern, sind gemäß der Hilfsmittelverordnung verordnungsfähig. Im Internet und in jedem Sanitätshaus finden sich viele Hilfsmittel, die jedoch individuell beschafft und bezahlt werden müssen.

Privatversicherte

Bei allen Privatversicherten sollte in allen Anträgen von Hilfsmitteln, die zum Verbrauch bestimmt sind, für die technischen Hilfsmittel und die Maßnahmen für die Verbesserung des Wohnumfelds immer stehen: »Kostenersatz für die Aufwendungen in Höhe von …«
Der Versicherte muss in Vorleistung gehen. Eine Verordnung sollte durch den behandelnden Arzt ausgestellt werden. Die Verordnung sollte immer *vor* der Hilfsmittellieferung datiert sein. Die Beihilfestelle übernimmt in der Regel die Kostenübernahme in Anlehnung an die Bewilligung der Versicherung. Es muss immer bei beiden Kostenträgern ein Antrag gestellt werden.

5.2.4 Personenrufsystem als besonderes technisches Hilfsmittel

Anbietervielfalt

Ein weiteres, oft sinnvolles Hilfsmittel ist ein Personenrufsystem (oder auch Hausnotrufsystem). Es dient dem Sicherheitsgefühl und der Erhaltung der selbstständigen Lebensführung. Es gibt viele unterschiedliche Anbieter auf dem Markt; zum einen gibt es Geräte in recht unterschiedlichen Qualitäten und zum anderen auch recht unterschiedliche Notrufzentralen. Es gibt Produkte für den häuslichen Bereich und Produkte für den öffentlichen Bereich außerhalb des Hauses. Der Pflegeberater sollte sich mit diesen Systemen vertraut machen.

Kosten und Erstattungen

Ab dem Pflegegrad 1 werden unter bestimmten Voraussetzungen die monatlichen Anschlussgebühren von max. 25,50 € erstattet. Außerdem wird die einmalige Anschlussgebühr von bis zu max. 10,49 € von den Pflegekassen ebenfalls übernommen. Folgende Kriterien sollten erfüllt werden, damit die Kosten anteilig erstattet werden:

- Die pflegebedürftige Person lebt allein (oder muss regelmäßig mehrere Stunden allein im Haus bleiben). *Dieses Kriterium muss erfüllt sein.*
- Bestehende Sturzgefährdung (z. B. durch Gehbehinderungen, Schwindelanfälle o. Ä.)
- Die pflegebedürftige Person leidet unter schwerwiegenden chronischen Erkrankungen (Herz-Kreislaufprobleme, Diabetes mellitus).

Bei demenziell veränderten Menschen *kann* ein regelmäßiges Training im Einzelfall die Betätigung des Notrufsenders bewirken.
Die Kostenübernahme muss bei der Pflegekasse beantragt werden. Dazu kann folgendes Anschreiben dienen (▶ Musteranschreiben 3):

Musteranschreiben 3

> **Antrag auf Kostenübernahme für ein Personenrufsystem**
>
> Name und Vorname des Versicherten
> Adresse des Versicherten
>
> Name und Adresse der Pflegekasse
>
> Ort, Datum
>
> Betreff: Antrag auf Kostenübernahme für ein Personenrufsystem
>
> Für _____
> Versichertennummer:
>
> Sehr geehrte Damen und Herren,
>
> hiermit beantrage ich die Kostenübernahme für ein Personenrufsystem ab dem _____
>
> Der Pflegegrad _____ liegt seit dem _____ vor.
>
> Ich lebe allein und bin sturzgefährdet (*Begründung*).
>
> Ich nutze das Gerät von _____ (z. B. Pflegedienst XY)
>
> Mit freundlichen Grüßen
>
> _____
> (Unterschrift des Versicherten oder des Bevollmächtigten)

In der Regel wird die Kostenübernahme dann zeitnah bewilligt. Wenn das Gerät auch schon vor dem Eintreten in die Pflegebedürftigkeit genutzt wird, müssen die Kosten allein getragen werden. Eine Verordnung ist nicht notwendig. Im Vertrag sollte auf die Kündigungsfrist geachtet werden.

Folgende Kosten können entstehen, wenn ein Personenrufsystem über einen Anbieter beschafft und an eine rund um die Uhr besetzte Notrufzentrale angeschlossen wird:

- Beschaffung/einmalige Anschlussgebühr (Vorführung des Geräts und Anschluss)
- Monatliche Gebühr für die Aufschaltung an die Zentrale (max. 25,50 € als Zuschuss von der Pflegekasse)

- Kosten für den Dienstleister, der im Notfall zum Einsatz kommt (z. B. Pflegedienst) und für die Aufbewahrung des Schlüssels
- Kosten für Handwerker, die ggf. die Telefonleitung/Steckdose für Strom verlegen
- Monatliche Telefongebühren für die Verbindung zur Zentrale (bei Tagesmeldung wäre das täglich ein Anruf)
- Stromkosten (minimal)
- Kosten für Zusatzgeräte
- Kosten für Batteriewechsel und Wartungsarbeiten dürften nicht anfallen (bitte Vertragsbedingungen beachten)

Es gibt eine ganze Reihe von Zusatzgeräten für Personenrufsysteme, die in der individuellen Hilfesituation eine Entlastung bringen können. Die Preise der einzelnen Zusatzgeräte schwanken sehr stark, je nach Anbieter zwischen 0 € und 40 €. Viele sind bisher noch nicht so bekannt, daher möchte ich sie kurz aufzählen:

- Jedes feste Gerät ist mit einem Funkfinger (oder einem Funkarmband) verbunden. Der zweite Funksender (z. B. für den Ehepartner) wird meist separat berechnet.
- Funkbewegungsmelder (wird während eines definierten Zeitraums in dem Raum keine Bewegung über den Sensor an die Zentrale übertragen, wird Alarm ausgelöst)
- Funkrauchmelder (bitte klären, ob im Notfall gleich per Funk die Feuerwehr kommt – ggf. Kosten für einen eventuellen Fehlalarm)
- Wassermelder
- Gasmelder
- Sturzdetektoren (meist sehr fehleranfällig, daher immer im individuellen Fall testen)
- Sensormatte (gibt ein Signal, wenn der Pflegebedürftige das Bett verlässt, die Belastung nachlässt)
- Funkuhrensender (Armbanduhr mit integriertem Funkknopf)
- Einbruchmelder
- Temperaturmelder (im Brandfall)
- Funkmedikamentenspender
- Funk-Epilepsie-Sensor bei Anfällen im Bett
- Kontaktmatte (löst bei Betreten der Matte Alarm aus)
- Funk-Zugtaster
- Großflächiger Funk-Pneumatiktaster (wenn Feinmotorik gestört ist)
- Funk-Türöffner-Melder
- Taschenvibrator für Hörgeschädigte (für das Telefon)
- Blitzlichtsender für Hörgeschädigte (für das Telefon)
- Großtastentelefon
- Mobilalarm Notrufhandy mit GPS-Satellitenortung für SIM-Karte eines bevorzugten Mobilfunk-Netzanbieters

> **Tipp**
>
> Der Funkfinger sollte *immer wasserdicht* sein, da gerade beim Duschen oder Baden die Gefahr des Ausrutschens besteht oder das Unvermögen, die Badewanne wieder zu verlassen. Der Funkfinger sollte regelmäßig auf Funktionstüchtigkeit überprüft werden.
> Die Bundesarbeitsgemeinschaft der Senioren-Organisationen bietet im Internet viele gute Informationen: www.bagso.de

In vielen Wohngemeinschaften und betreuten Wohnanlagen sind diese Personenrufsysteme bereits fest installiert. Die Kosten für die Grund- und Zusatzgeräte sowie den Service sind sehr unterschiedlich. Der Pflegeberater sollte die Unterschiede der einzelnen Anbieter in seiner Region kennen.

5.2.5 DiGAs und DiPAs

Die beiden Begriffe *Digitale Gesundheitsanwendungen (DiGA)* und *Digitale Pflegeanwendungen (DiPA)* sind noch recht neu und werden manchmal verwechselt. DiPA und DiGA sind Teil des Gesetzes zur digitalen Modernisierung und Versorgung der Pflege. Im Januar 2021 verabschiedete das Bundeskabinett das Digitale-Versorgung-und-Pflege-Modernisierungs-Gesetz (DVPMG), das 2021 in Kraft getreten ist. Mit ihm soll die Gesundheitsversorgung und die Pflege anhand digitaler Veränderungen ein »digitales Update« bekommen – also flexibler, einfacher und zukunftsorientiert gestaltet werden. So ist beispielsweise geplant, den Zugang zu Videosprechstunden zu erleichtern oder auch die Entwicklung der elektronischen Patientenakte voranzutreiben. Im Rahmen des DVPMG wurde in den Richtlinien aufgenommen, dass im Beratungsprozess die Möglichkeiten von digitalen Anwendungen des SGB V (DiGAs) und des SGB XI (DiPAs) oder digitaler Technologien bei (Pflege-)Hilfsmitteln berücksichtigt werden sollen.

Gesetzliche Grundlage

DiGAs zielen auf die *Erkennung, Behandlung oder auch Linderung von Krankheiten* ab. Sie sind bereits seit 2019 gesetzlich verankert und wurden mit dem Digitale-Versorgung-und-Pflege-Modernisierungs-Gesetz weiterentwickelt. Die Kosten für die Nutzung dieser digitalen Hilfen übernimmt die gesetzliche Krankenkasse nur, wenn der behandelnde Arzt oder Psychotherapeut eine entsprechende Verordnung ausstellt und die notwendige Behandlung damit erfolgreich unterstützt werden kann.

Digitale Gesundheitsanwendungen

> **Tipp**
>
> Es wurde ein Verzeichnis angelegt, das für jede DiGA Informationen enthält, bei welchen Diagnosen und unter welchen Voraussetzungen diese verordnet werden können. Das Verzeichnis ist hier zu finden: https://diga.bfarm.de/de

5 Thematische Schwerpunkte in der Pflegeberatung

Kosten für DiPAs über SGB XI erstattungsfähig

Digitale Pflegeanwendungen (DiPAs) sind im § 78a SGB XI beschrieben. Mit DiPAs soll die *Selbstständigkeit von Pflegebedürftigen* unterstützt werden, während sie selbst aktiv an ihrem Gesundheitszustand arbeiten können.

Die Anerkennungsverfahren für DiGAs und DiPAs sind völlig unterschiedlich festgelegt worden. Zum Redaktionsschluss gab es noch keine DiPA, die als erstattungsfähig gelistet ist. Dies hängt mit den Verfahren und den Kriterien zur Anerkennung zusammen. Im Rahmen der Pflegereform 2023 (Pflegeunterstützungs- und Entlastungsgesetz = PUEG) wurde festgelegt, dass Pflegebedürftige bis zu 50 € monatlich für eine DiPA nutzen können, wenn diese im Verzeichnis aufgenommen wurde.

> **Tipp**
>
> Hier können Sie den Referentenentwurf vom 29.09.2022 einsehen und mehr erfahren zur Verordnung und zur Prüfung der Erstattungsfähigkeit von DiPAs: https://www.bfarm.de/DE/Medizinprodukte/Aufgaben/DiGA-und-DiPA/DiPA/_node.html

5.2.6 Digitale (Pflege-)Assistenzsysteme

Was können digitale Assistenzsysteme sein?

Ob Saugroboter und intelligente Medikamentenspender, Seniorenhandys, smarte Blutdruckmessgeräte oder smarte Uhren – die Angebote und auch der Markt für digitale (und seniorengerechte) Assistenzsysteme wächst ständig. Für den Einsatz in Wohnung und Garten gibt es inzwischen viele digitale Helfer, die auch die jüngeren Generationen gern einsetzen, denn sie sparen z. B. Zeit und entlasten von langweiligen Aufgaben. Die digitale Technik kann die Selbstständigkeit von älteren und pflegebedürftigen Menschen stärken sowie Vereinsamung entgegenwirken.

Einsatzmöglichkeiten von Assistenzsystemen

Im Garten kann das z. B. eine intelligente Beleuchtung, ein smartes Bewässerungssystem oder der selbstfahrende Mähroboter sein. Im Wohnzimmer kann eine Türklingel oder ein Telefonverstärker unterstützen, der Saugroboter den Boden reinigen, das Smartphone, Mobiltelefon oder das Tablet den einfachen Kontakt zu den Angehörigen herstellen. Fenster- und Türalarme können für Sicherheit sorgen und elektronisch gesteuerte Rollläden erleichtern den Alltag. Moderne soziale Plattformen ermöglichen den Zugang zu einem umfangreichen Angebot an sozialen Medien, zur Gemeinschaft, zu Informationen, Veranstaltungstipps, Chats und vielem mehr. Auch Videoberatung, Online-Schulungen oder Telematik sind so leichter möglich.

Smarte Lautsprecheranlagen und Smart-TV bieten Freizeitvergnügen. Die Personenrufsysteme stellen schnell und einfach den Kontakt zur Notrufzentrale her, wenn Hilfe gebraucht wird. Über die Freisprechanlage kann meist per Knopfdruck eine Telefonverbindung hergestellt werden.

Im Bad kann mit Hilfe intelligenter Jalousien und einer smarten Heizung für eine angenehme Atmosphäre gesorgt werden. Die Gesäßdusche am WC reinigt auf Knopfdruck und der Duschsitz ist höhenverstellbar. Intelligente

Wassermelder reagieren, wenn Wasser unerwünscht die Wohnung überschwemmt.

Im Schlafzimmer gibt es Sturzsensoren, die sogar unter Fliesen verlegt werden können und bei Stürzen automatisch an einen Notfallkontakt eine Meldung senden. Fitnesstracker zeichnen Vitalparameter auf und werten diese aus. Manche können auch mit dem smarten Telefon oder der Notrufzentrale gekoppelt werden. Rauchmelder warnen frühzeitig und der Bettkantenalarm reagiert auf Belastung durch Gewichtsmessung, sodass z. B. Orientierungslichter angehen oder eine Kontaktperson benachrichtigt wird. Trittsensormatten teilen mit, wenn sie belastet werden, sodass z. B. auch eine Person darüber informiert wird oder das Orientierungslicht aktiviert wird. Intelligente Lichtsteuerung, ein elektrischer Bettrahmen mit Aufstehhilfe und ein Tür- und Telefonklingelverstärker runden das Komfortpaket im Schlafzimmer ab.

In der Küche können eine Herdabschaltautomatik, Gasmelder und intelligente Haushaltsgeräte die Sicherheit erhöhen. Zudem kann die Kamera im Kühlschrank sehen, was noch eingekauft werden muss.

> **Tipp**
>
> Die Deutsche Alzheimer Gesellschaft hat eigens zu diesem Thema eine Broschüre erstellt, die sich mit diesen Assistenzsystemen beschäftigt. Die Broschüre kann kostenfrei heruntergeladen werden unter: https://www.deutsche-alzheimer.de/publikationen/thema/wohnung-und-technik (Stichwort: Tablets, Sensoren & Co.)
>
> Für weitere Informationen können folgende Seiten besucht werden:
>
> - Verbraucherzentrale: https://www.verbraucherzentrale.de/digitale-assistenzsysteme-was-koennen-digitale-helfer-fuer-senioren-55315
> - Bundesministerium für Gesundheit: https://gesund.bund.de/digitalisierung-in-der-pflege#technologien

Kritische Betrachtung der Assistenzsysteme

»Smarthome-Lösungen« können das gesamte Haus und Grundstück überwachen, sodass der Enkel in Amerika sehen könnte, ob morgens die Zeitung aus dem Postkasten geholt wird oder wer spät am Abend noch geklingelt hat. Diese Überwachung ist auch innerhalb des Wohnraumes möglich. Allerdings sind die Installation und auch die technische Betreuung erfahrungsgemäß so speziell, dass dafür Experten oder zumindest jüngere Menschen unterstützen müssen. Der Datenschutz wird innerhalb von privaten Netzen meist nicht so berücksichtigt, wie es in gewerblichen Räumen entsprechend der DSGVO gefordert wird. Zu vielen Assistenzsystemen gehören auch spezielle Apps und Web-Anwendungen.

Menschliche Zuwendung ist durch diese Technik nicht ersetzbar und auch bei (kurzfristigen) Stromausfällen ist die Funktionsfähigkeit (z. B. Öffnen der Jalousien, Türklingel usw.) in der Regel gestört und muss teilweise wieder neu hochgeladen werden. Daher sollte der Einsatz dieser Technologien gut abgewägt werden. Es ist selbstverständlich, dass alle Veränderungen und Installationen mit dem älteren und pflegebedürftigen Menschen abgestimmt werden sollten.

Zu beachten ist, dass für all diese Annehmlichkeiten *keine Kosten* von der Kranken- oder Pflegekasse übernommen werden. In bestimmten Fällen kann es sein, dass sich die Berufsgenossenschaft oder private Versicherungen nach Unfällen an den Kosten beteiligen. Das ist aber äußerst selten der Fall.

Oft ist uns nicht bewusst, dass es noch viele weitere Assistenzsysteme gibt, da sie bereits in unseren Alltag integriert sind. Zum Beispiel gibt es die Möglichkeit, sich Lebensmittel per App zu bestellen und dann nach Hause liefern zu lassen. Viele regionale Lebensmittelmärkte bieten diesen Service auch an. So werden neben Lebensmitteln auch Medikamente, Kleidung und vieles mehr geliefert. Die Bestellung ist per App oder auch online möglich.

Neuralgische Punkte bei der Nutzung all dieser Assistenzsysteme sind der digitale Zugang, die elektronische Zahlungsabwicklung und die zusätzlichen Kosten.

5.3 Wohnumfeldverbessernde Maßnahmen

Mögliche Kostenträger

Generell ist die Barrierefreiheit im öffentlichen Bereich (im Außenbereich, in öffentlichen Gebäuden, am Arbeitsplatz) und im privaten Bereich zu unterscheiden. Es gibt grundsätzlich verschiedene Finanzierungs- und Fördermöglichkeiten, die sich auf die individuelle Situation beziehen. Umbaumaßnahmen können durch die Krankenkassen, die Pflegekassen, die Unfallkassen, die Sozialhilfe, der Rentenversicherungsträger, mithilfe von Stiftungen oder entsprechend dem Bundesversorgungsgesetz finanziert werden. Ich gehe in meinen Ausführungen nur auf das SGB XI ein.

Im Beratungsalltag und im Gespräch mit Netzwerkpartnern hört man oft folgende Begriffe, die alle das Gleiche bezeichnen:

- Wohnungsumbau
- Wohnungsanpassung
- Wohnumfeldverbesserung
- Wohnumfeldanpassung
- Wohnfeldumbau
- Wohnraumanpassung
- Pflegeumbau
- Anpassung des Wohnumfelds

Laut Gesetz nach § 40 SGB XI gilt Folgendes:

5.3 Wohnumfeldverbessernde Maßnahmen

(4) Die Pflegekassen können subsidiär finanzielle Zuschüsse für Maßnahmen zur Verbesserung des individuellen Wohnumfeldes des Pflegebedürftigen gewähren, beispielsweise für technische Hilfen im Haushalt, wenn dadurch im Einzelfall die häusliche Pflege ermöglicht oder erheblich erleichtert oder eine möglichst selbständige Lebensführung des Pflegebedürftigen wiederhergestellt wird. Die Höhe der Zuschüsse ist unter Berücksichtigung der Kosten der Maßnahme zu bemessen. Die Zuschüsse dürfen einen Betrag in Höhe von 4.000 Euro je Maßnahme nicht übersteigen.

Der Höchstbetrag des Zuschusses für die Wohnumfeldanpassung beträgt max. 4.000 € pro Maßnahme. Das bedeutet, wenn sich die Pflegesituation verschlechtert und dies mit einer neuen Diagnose belegbar ist, kann ein erneuter Zuschuss für eine weitere Maßnahme beantragt werden.

> **Tipp**
>
> Auch ein Umzug, z.B. in eine seniorengerechte Wohnanlage, kann mit bis zu 4.000 € von der Pflegekasse bezuschusst werden. Dazu müssen aber die Kosten für die Anpassung des bisherigen Wohnraums diesen Betrag übersteigen.

Zu den wohnumfeldverbessernden Maßnahmen gehören:

- Fest eingebaute Rampen,
- Veränderungen an Eingang und Eingangstür,
- Raumgestaltung und Möbel,
- Küchenplanung und -gestaltung und
- Badplanung und -gestaltung.

Es gibt unterschiedliche Aspekte, die bei der Planung berücksichtigt werden müssen. Diese Beratung erfordert spezielles Wissen. In vielen Regionen gibt es eine mobile Wohnraumberatung, die in der Regel qualifiziert, neutral und kostenlos zu individuellen Lösungen berät.

> **Tipp**
>
> Die Gesellschaft für Gerontotechnik in Iserlohn in NRW bietet eine Dauerausstellung »Forum für Generationen« von Hilfsmitteln. Manche Seniorengruppen oder Pflegeberater planen Tagesausflüge dort hin, um persönlich die Hilfsmittel vor Ort kennenzulernen. Die Ausstellung zeigt mehr als 1.000 Produkte. Der Besuch ist kostenlos und unverbindlich. Um Voranmeldung wird gebeten unter Tel.: 02371/9595–14 oder 02371/9595–0
> Internet: https://www.gerontotechnik.de/verbraucher/dauerausstellung-b2c/; E-Mail: sekretariat@gerontotechnik.de
> Im Internet gibt ein interaktiver Katalog Auskunft über alle Ausstellungsstücke. Der Katalog kann gegen eine geringe Gebühr bezogen werden.

Es folgt ein Überblick über die gesetzlichen Vorgaben, entsprechend den DIN-Normen (DIN 18025), die sich insbesondere auch in entsprechenden Wohnanlagen finden lassen sollten:

Fest eingebaute Rampe:

- Bewegungsfreiheit von 1,50 m x 1,50 m am Anfang und Ende der Rampe
- Beidseitige Handläufe (mit rutschsicherem Zugriff) und Radabweiser
- Das Gefälle darf 6% nicht überschreiten (es darf kein Quergefälle vorhanden sein).
- Die Oberfläche muss rutschfest sein.
- Der Zwischenpodest muss mind. 1,50 m lang sein, ab einer Rampenlänge von insgesamt 6 m.

Eingang und Eingangstür:

- Überdachter Eingang
- Gute Beleuchtung
- Ausreichender Bewegungsraum vor und hinter der Tür
- Lichte Durchgangsbreite mind. 90 cm
- Lichte Höhe mind. 2,10 m
- Türrahmen sollte kontrastreich zur Wand sein
- Türdrücker bzw. -griffe in einer Höhe von 85 cm mit abgerundeten Kanten in Kontrastfarben zum Hintergrund, mind. 50 cm von der Ecke entfernt

Raumgestaltung und Möbel:

- Flexibles Raumkonzept
- Ausreichend Bewegungsraum in zentralen Bereichen (für den Rollator oder Rollstuhl)
- Schwellenfreier Terrassen- und Balkonübergang mit mind. 80 cm lichter Türbreite (Schwellen von max. 2 cm Höhe sind gut überwindbar)
- Keine Drehknöpfe an Einrichtungsgegenständen
- Gut erreichbare Schränke
- Vor dem Bett und vor Schränken mind. einen Bewegungsradius von 1,50 m einplanen
- Große Ablageflächen im Bettbereich und in der Nähe der Sitzmöbel

Badplanung und Gestaltung:

- Zugangstür sollte mind. 80 cm breit sein und sollte auch von außen zu entriegeln sein
- Rutschfester Bodenbelag
- Variable Toilettensitzhöhe
- Ausreichend großer Bewegungsradius vor dem WC und vor dem Waschbecken (ca. 95 cm)

- Genügend stabile, gut erreichbare Haltegriffe
- Sind WC-Papierhalter und Toilettenspülung aus der Sitzposition bequem erreichbar?
- Verlängerte Einhebelmischbatterie mit Temperaturbegrenzer
- Unterfahrbares Waschbecken mit einem UP-Siphon
- Blendfreier Spiegel in sitzender Position benutzbar
- Hygienische Oberflächen in ausreichender Größe und Anzahl
- Bodengleiche Dusche
- Lüftung und Heizung des Bades angemessen und individuell beheizbar auf max. 26 °C

> **Tipp**
>
> Grundsätzlich ist vor der Übernahme der anteiligen Kosten für eine Wohnumfeldanpassung durch die Pflegekasse immer ein Antrag erforderlich. Eine weitere Bedingung ist die Anerkennung eines Pflegegrades. Diesem sollten möglichst zwei Kostenvoranschläge beigefügt sein. Das folgende Anschreiben kann dazu verwendet werden (▶ Musteranschreiben 4).

Musteranschreiben 4

> **Antrag auf Leistungen zur Wohnraumanpassung**
>
> Name und Vorname des Versicherten
> Adresse des Versicherten
>
> Name und Adresse der Pflegekasse
>
> Ort, Datum
>
> Betreff: Antrag auf Leistungen zur Wohnraumanpassung
>
> Für _____
>
> Versichertennummer:
>
> Sehr geehrte Damen und Herren,
>
> hiermit beantrage ich Leistungen zur Wohnraumanpassung nach § 40 Abs. 4 SGB XI.
>
> Damit die häusliche Pflege weiter ermöglicht wird, beantrage ich _____ (z. B. die Türrahmenverbreiterung in Wohn- und Schlafzimmer).

> Aufgrund meiner Bewegungseinschränkung bin ich nun auch innerhalb der Wohnung auf den Rollstuhl angewiesen. Derzeit sind die Türen zu schmal, sodass ich mich nur mit fremder Hilfe innerhalb meiner Wohnung bewegen kann.
>
> Zwei Kostenvoranschläge habe ich diesem Antrag beigelegt.
>
> Der Pflegegrad _____ liegt seit dem _____ vor.
>
> Die Einverständniserklärung des Vermieters liegt ebenfalls vor.
>
> Mit freundlichen Grüßen
>
> _____
> (Unterschrift des Versicherten oder des Bevollmächtigten)
>
> Anlagen:
> Kostenvoranschlag 1
> Kostenvoranschlag 2
> Einverständniserklärung des Vermieters

Die Pflegekassen können die finanziellen Zuschüsse zur Wohnumfeldanpassung nur gewähren, wenn eines der folgenden Ziele damit erreicht werden kann:

- Die häusliche Pflege wird überhaupt erst ermöglicht.
- Die häusliche Pflege wird erheblich erleichtert und damit wird eine Überforderung der Leistungskraft des Pflegebedürftigen und der Pflegeperson verhindert.
- Eine möglichst selbstständige Lebensführung des Pflegebedürftigen ist wiederhergestellt, die Abhängigkeit von den Pflegenden wird also verringert.

Die folgenden Maßnahmen werden von der Pflegekasse nur bezuschusst, wenn die individuelle Pflegesituation dieses erfordert:

- Bad: unterfahrbares Waschbecken, verstellbarer Spiegel, behindertengerechtes WC, behindertengerechter Umbau von Dusche oder Badewanne
- Türen: Verbreiterungen, Beseitigung von Schwellen, Tiefersetzten von Türgriffen, automatische Türöffnung anbringen, Einbau von Sicherungstüren zur Vermeidung von Selbst- und Fremdgefährdung bei desorientierten Menschen
- Treppen: Wandlifter, fest installierte Rampen
- Küche: Unterfahrbarkeit der Arbeitsplatte, Höhenverstellbarkeit der Schränke, Wasseranschlüsse und Armaturen

Die Kostenvoranschläge sollten von Handwerksbetrieben aus der näheren Umgebung stammen. Informationen zu geeigneten Anbietern hält meist die Handwerkskammer der Region bereit.

Jede Pflegesituation und jede Wohnung ist individuell. Mögliche Stolperfallen, Treppen oder schlecht beleuchtete Raumecken sind ebenfalls zu beseitigen. Beispielsweise beim Krankheitsbild Demenz kann eine Umgestaltung des Wohnraumes viel Entlastung für die Versorgung schaffen.

> **Tipp im Internet**
>
> Checklisten, auch für eine Wohnraumanpassung finden Sie unter:
>
> - www.barmer.de/blob/11082/974c51253bc34b149a05f6ac9d745e64/data/wohnraumanpassung—wer-traegt-die-kosten-7256p.pdf
> - www.intelligenteswohnen.com
> - www.bgv-barrierefrei.de/umgestalten.html
> - www.mags.nrw/finanzielle-foerderung
> - www.nullbarriere.de
> - Eine Broschüre zum barrierefreien Wohnen »Die barrierefreien eigenen 4 Wände« steht als Download unter www.behindertenbeauftragter.de zur Verfügung.

5.4 Die Pflegebedürftigkeit und Pflegegrade nach SGB XI (Pflegeversicherung)

Seit dem 01.01.2017 (Pflegestärkungsgesetz) entfallen die bisherigen Pflegestufen und werden durch die Pflegegrade 1–5 ersetzt. Auch der Pflegebedürftigkeitsbegriff wurde verändert. So soll die frühere Ungleichbehandlung zwischen psychiatrischem und physischem Pflegebedarf ausgeglichen werden. Die Pflegebedürftigkeit wird seit dem 01.01.2017 wie folgt laut § 14 SGB XI definiert:

(1) Pflegebedürftig im Sinne dieses Buches sind Personen, die gesundheitlich bedingte Beeinträchtigungen der Selbständigkeit oder der Fähigkeiten aufweisen und deshalb der Hilfe durch andere bedürfen. Es muss sich um Personen handeln, die körperliche, kognitive oder psychische Beeinträchtigungen oder gesundheitlich bedingte Belastungen oder Anforderungen nicht selbständig kompensieren oder bewältigen können. Die Pflegebedürftigkeit muss auf Dauer, voraussichtlich für mindestens sechs Monate, und mit mindestens der in § 15 festgelegten Schwere bestehen.

(2) Maßgeblich für das Vorliegen von gesundheitlich bedingten Beeinträchtigungen der Selbständigkeit oder der Fähigkeiten sind die in den folgenden sechs Bereichen genannten pflegefachlich begründeten Kriterien:

1. Mobilität: Positionswechsel im Bett, Halten einer stabilen Sitzposition, Umsetzen, Fortbewegen innerhalb des Wohnbereichs, Treppensteigen;
2. kognitive und kommunikative Fähigkeiten: Erkennen von Personen aus dem näheren Umfeld, örtliche Orientierung, zeitliche Orientierung, Erinnern an wesentliche Ereignisse oder Beobachtungen, Steuern von mehrschrittigen Alltagshandlungen, Treffen von Entscheidungen im Alltagsleben, Verstehen von Sachverhalten und Informationen, Erkennen von Risiken und Gefahren, Mitteilen von elementaren Bedürfnissen, Verstehen von Aufforderungen, Beteiligen an einem Gespräch;
3. Verhaltensweisen und psychische Problemlagen: motorisch geprägte Verhaltensauffälligkeiten, nächtliche Unruhe, selbstschädigendes und autoaggressives Verhalten, Beschädigen von Gegenständen, physisch aggressives Verhalten gegenüber anderen Personen, verbale Aggression, andere pflegerelevante vokale Auffälligkeiten, Abwehr pflegerischer und anderer unterstützender Maßnahmen, Wahnvorstellungen, Ängste, Antriebslosigkeit bei depressiver Stimmungslage, sozial inadäquate Verhaltensweisen, sonstige pflegerelevante inadäquate Handlungen;
4. Selbstversorgung: Waschen des vorderen Oberkörpers, Körperpflege im Bereich des Kopfes, Waschen des Intimbereichs, Duschen und Baden einschließlich Waschen der Haare, An- und Auskleiden des Oberkörpers, An- und Auskleiden des Unterkörpers, mundgerechtes Zubereiten der Nahrung und Eingießen von Getränken, Essen, Trinken, Benutzen einer Toilette oder eines Toilettenstuhls, Bewältigen der Folgen einer Harninkontinenz und Umgang mit Dauerkatheter und Urostoma, Bewältigen der Folgen einer Stuhlinkontinenz und Umgang mit Stoma, Ernährung parenteral oder über Sonde, Bestehen gravierender Probleme bei der Nahrungsaufnahme bei Kindern bis zu 18 Monaten, die einen außergewöhnlich pflegeintensiven Hilfebedarf auslösen;
5. Bewältigung von und selbständiger Umgang mit krankheits- oder therapiebedingten Anforderungen und Belastungen:
   a) in Bezug auf Medikation, Injektionen, Versorgung intravenöser Zugänge, Absaugen und Sauerstoffgabe, Einreibungen sowie Kälte- und Wärmeanwendungen, Messung und Deutung von Körperzuständen, körpernahe Hilfsmittel,
   b) in Bezug auf Verbandswechsel und Wundversorgung, Versorgung mit Stoma, regelmäßige Einmalkatheterisierung und Nutzung von Abführmethoden, Therapiemaßnahmen in häuslicher Umgebung,
   c) in Bezug auf zeit- und technikintensive Maßnahmen in häuslicher Umgebung, Arztbesuche, Besuche anderer medizinischer oder therapeutischer Einrichtungen, zeitlich ausgedehnte Besuche medizinischer oder therapeutischer Einrichtungen, Besuch von Einrichtungen zur Frühförderung bei Kindern sowie
   d) in Bezug auf das Einhalten einer Diät oder anderer krankheits- oder therapiebedingter Verhaltensvorschriften;
6. Gestaltung des Alltagslebens und sozialer Kontakte: Gestaltung des Tagesablaufs und Anpassung an Veränderungen, Ruhen und Schlafen, Sichbeschäftigen, Vornehmen von in die Zukunft gerichteten Planungen, Interaktion mit Personen im direkten Kontakt, Kontaktpflege zu Personen außerhalb des direkten Umfelds.

(3) Beeinträchtigungen der Selbständigkeit oder der Fähigkeiten, die dazu führen, dass die Haushaltsführung nicht mehr ohne Hilfe bewältigt werden kann, werden bei den Kriterien der in Absatz 2 genannten Bereiche berücksichtigt.

Die Fragen der Ratsuchenden reichen von der Antragstellung bis zum Widerspruch. Der konkrete Hilfebedarf kann mithilfe eines Pflegetagebuches (bei Privatversicherten = Pflegeprotokoll) gut ermittelt werden (▶ Kap. 5.4.2, ▶ Tab. 5.5).

Bei Verdacht auf den Anspruch auf einen Pflegegrad ist zeitnah ein Antrag an die zuständige Pflegekasse zu stellen. Privatversicherte nehmen Kontakt mit ihrer Versicherung auf. Der formlose Antrag könnte wie folgt aussehen (▶ Musteranschreiben 5).

Musteranschreiben 5

> ### Antrag auf die Bewilligung eines Pflegegrades
>
> Vor- und Zuname
> Adresse des Versicherten
>
> Ort und Datum
>
> Name und Anschrift der Pflegekasse/Versicherung
>
> Betreff: Antrag auf Einstufung in die Pflegeversicherung
> Versicherungsnummer
>
> Sehr geehrte Damen und Herren,
>
> hiermit beantrage ich Leistungen der Pflegeversicherungen. Ich benötige dauerhaft Hilfe.
>
> Ich erhalte bereits Unterstützung durch _____ und wünsche daher
> Sachleistung
> Geldleistung
> Kombinationsleistung
>
> Mit freundlichem Gruß
> _____
> (Unterschrift des Versicherten (oder des gesetzlichen Vertreters))
>
> Anlage (Pflegetagebuch)

In der Regel wird jedoch der telefonische Kontakt zur Pflegekasse (Pflegeversicherung) hergestellt, da bereits ab dem Tag des Bekanntwerdens rückwirkend Leistungen gewährt werden, wenn die Pflegebedürftigkeit anerkannt wird. Daher ist es wichtig, zu überlegen, ob nach Ablehnung ein begründeter Widerspruch eingelegt wird oder stattdessen ein neuer Antrag mehr Erfolg verspricht. Viele Pflegekassen versenden ein individuelles Antragsformular (meist mehrere Seiten). Erfahrungsgemäß kommen die Ratsuchenden dann beim Ausfüllen erneut auf die Pflegeberatung zurück. Sowohl der Erstantrag als auch der Höherstufungsantrag sind zeitnah an die Pflegekasse zurückzusenden.

Tab. 5.3: Definition der Pflegegrade und des entsprechenden Hilfebedarfs laut SGB XI (vgl. Medizinischer Dienst des Spitzenverbandes Bund der Krankenkassen e.V. 2016a, S. 23)

Pflegegrade	Beschreibung und Gesamtpunktwerte der einzelnen Pflegegrade
1	Geringe Beeinträchtigung der Selbstständigkeit oder der Fähigkeiten (Ab 12,5 bis unter 27 Gesamtpunkte)
2	Erhebliche Beeinträchtigung der Selbstständigkeit oder der Fähigkeiten (Ab 27 bis unter 47,5 Gesamtpunkte)
3	Schwere Beeinträchtigung der Selbstständigkeit oder der Fähigkeiten (Ab 47,5 bis unter 70 Gesamtpunkte)
4	Schwerste Beeinträchtigung der Selbstständigkeit oder der Fähigkeiten (Ab 70 bis unter 90 Gesamtpunkte)
5	Schwerste Beeinträchtigung der Selbstständigkeit oder der Fähigkeiten mit besonderen Anforderungen an die pflegerische Versorgung (Ab 90 bis 100 Gesamtpunkte)

Der Pflegebedürftigkeitsbegriff

Der Pflegebedürftigkeitsbegriff und somit auch das neue Begutachtungsinstrument beziehen sich auf 5 Module, in denen ein Hilfebedarf berücksichtigt wird. Dabei werden die 6 Module unterschiedlich gewichtet (Medizinischer Dienst des Spitzenverbandes Bund der Krankenkassen e.V. 2016a):

- **Modul 1** Mobilität: 10%
- **Modul 2** Kognitive und kommunikative Fähigkeiten *oder* **Modul 3** Verhaltensweisen und psychische Problemlagen: 15%
- **Modul 4** Selbstversorgung (Körperpflege, Ernährung usw.): 40%
- **Modul 5** Bewältigung von und selbstständiger Umgang mit krankheits- oder therapiebedingten Anforderungen und Belastungen: 20%
- **Modul 6** Gestaltung des Alltagslebens und sozialer Kontakte: 15%

Es werden bei der Bewertung entweder nur das Modul 2 oder das Modul 3 berechnet, je nach Ausmaß der Beeinträchtigung. Ausschlaggebend für die Bewilligung des Pflegegrades ist das Maß der individuellen Selbstständigkeit. Eine gute Basis ist die Schilderung des Tagesablaufs des Pflegebedürftigen.

Bei jedem einzelnen Modul werden bestimmte Aktivitäten berücksichtigt:
Modul 1 = Mobilität

- Ist ein Positionswechsel im Bett möglich?
- Kann der Pflegebedürftige eine stabile Sitzposition selbstständig halten?
- Kann der Pflegebedürftige sich selbst umsetzten (z.B. vom Bett in den Rollstuhl)?
- Kann sich der Pflegebedürftige allein im Wohnbereich bewegen (z.B. mit Hilfe eines Rollators)?
- Kann der Pflegebedürftige noch selbst eine Treppe steigen (auch wenn keine Treppe im Haus ist)?

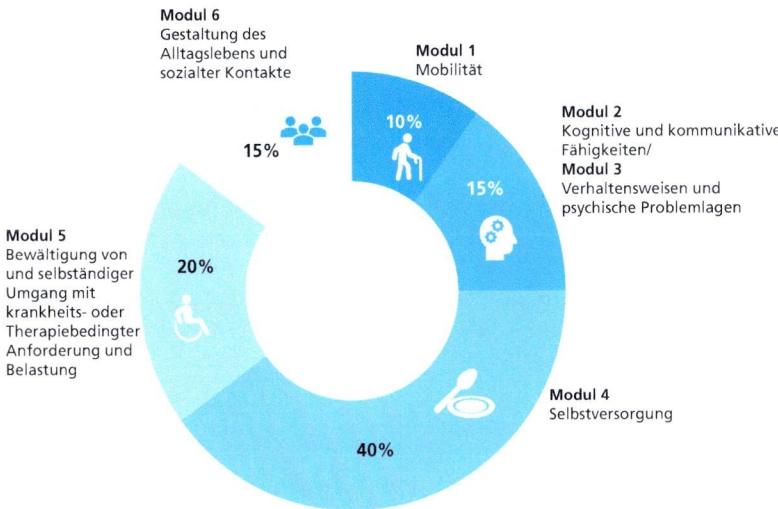

Abb. 5.3:
Module der Pflegegrade (in Anlehnung an Medizinischer Dienst des Spitzenverbandes Bund der Krankenkassen e.V. 2016a, S. 5)

Modul 2 = Kognitive und kommunikative Fähigkeiten

- Erkennt der Pflegebedürftige noch die Personen aus seinem persönlichen Umfeld?
- Ist der Pflegebedürftige zu seiner eigenen Person und zum Ort orientiert?
- Kann sich der Pflegebedürftige an wesentliche Ereignisse oder Beobachtungen erinnern?
- Kann der Pflegebedürftige noch mehrschrittige Alltagshandlungen durchführen? Das Bedienen einer Kaffeemaschine ist z. B. ein solcher Vorgang.
- Kann der Pflegebedürftige noch alltägliche Entscheidungen selbst treffen (z. B. welche Jacke muss ich bei Regen tragen)?
- Kann der Pflegebedürftige verstehen, worum es im Allgemeinen geht? Kann er z. B. verstehen, dass er sich gerade in einer Begutachtung befindet?
- Kann der Pflegebedürftige bekannte Risiken und Gefahren erkennen (z. B. im Straßenverkehr?)
- Kann der Pflegebedürftige mitteilen, wenn er elementare Bedürfnisse hat, also z. B. Hunger oder Durst verspürt?
- Kann der Pflegebedürftige Aufforderungen verstehen?
- Kann der Pflegebedürftige sich am Gespräch beteiligen?

Modul 3 = Verhaltensweisen und psychische Problemlagen

- Zeigt der Pflegebedürftige motorisch geprägte Verhaltensauffälligkeiten?
- Schläft der Pflegebedürftige in der Regel nachts durch?
- Neigt der Pflegebedürftige zu selbstschädigendem Verhalten?
- Beschädigt der Pflegebedürftige absichtlich Gegenstände?

- Verhält sich der Pflegebedürftige anderen Menschen gegenüber freundlich oder neigt er z. B. dazu, andere zu schlagen, zu beleidigen oder anzuschreien?
- Lässt sich der Pflegebedürftige gern helfen, wenn er selbst Unterstützung benötigt, oder wehrt er Unterstützung ab, obwohl er sie dringend benötigt?
- Leidet der Pflegebedürftige unter Ängsten oder Wahnvorstellungen?
- Ist der Pflegebedürftige auf Grund von Depressionen oft antriebslos?
- Zeigt der Pflegebedürftige Verhaltensweisen, für die Sie sich in der Öffentlichkeit schämen, oder die unangemessen sind?
- Gibt es im Rahmen der Pflege andere auffällige Handlungen durch den Pflegebedürftigen?

Modul 4 = Selbstversorgung

- Kann sich der Pflegebedürftige selbst waschen (auch den Kopf, die Füße oder im Intimbereich)?
- Kann der Pflegebedürftige sich selbstständig duschen oder baden und dabei seine Haare selbst waschen?
- Kann der Pflegebedürftige sich selbst an- und ausziehen (Tages- und Nachtbekleidung inkl. Socken und Schuhe)?
- Kann sich der Pflegebedürftige das Essen selbst mundgerecht zubereiten (z. B. das Fleisch klein schneiden)?
- Kann der Pflegebedürftige sich selbst ein Getränk eingießen?
- Kann der Pflegebedürftige eigenständig essen und trinken?
- Kann der Pflegebedürftige selbstständig eine Toilette nutzen?
- Falls der Pflegebedürftige an Inkontinenz leidet, kann er sich selbst helfen (z. B. den Dauerkatheterbeutel selbst leeren?
- Gibt es Besonderheiten bei der Nahrungsaufnahme, z. B. wird der Pflegebedürftige über eine Sonde ernährt?

Modul 5 = Umgang mit krankheits- und therapiebedingten Anforderungen und Belastungen

- Wie kommt der Pflegebedürftigen mit diesen Veränderungen zurecht, z. B. die Einnahme von Medikamenten, Injektionen und das Auftragen von Salben.
- Wie kommt der Pflegebedürftige mit dem Absaugen von Sekret oder mit der Handhabung des Sauerstoffgerätes zurecht?
- Wie kommt der Pflegebedürftige, falls notwendig, mit Verbandswechsel, Abführmethoden und Therapiemaßnahmen in der Häuslichkeit zurecht? Benötigt er Unterstützung oder kann er sich allein helfen?
- Wie kommt der Pflegebedürftige mit zeit- und technikintensiven Hilfsmitteln zurecht (z. B. Badewannenlifter, Treppenlift und dem Scalamobil)?

- Kann sich der Pflegebedürftige auch außerhalb der Häuslichkeit auf Arztbesuche, therapeutische Behandlungen und zeitlich ausgedehnte Besuche (z. B. zur Dialyse) gut einlassen?
- Ist der Pflegebedürftige bereit und in der Lage, eine spezielle Diät oder andere therapiebedingte Verhaltensänderungen zu beachten?

Modul 6 = Gestaltung des Alltagslebens und sozialer Kontakte

- Ist der Pflegebedürftige in der Lage, seinen Alltag selbst zu gestalten und sind für ihn Abweichungen vom gewohnten Ablauf möglich?
- Kann der Pflegebedürftige gut zur Ruhe kommen und schlafen?
- Kann der Pflegebedürftige sich selbst beschäftigen (z. B. Fernsehen)?
- Kann der Pflegebedürftige selbstständig die nächsten Tage und Stunden planen (z. B. am Nachmittag eine Verabredung einhalten)?
- Kann der Pflegebedürftige selbst mit anderen bekannten Personen Kontakt halten (z. B. die Tochter anrufen)?
- Kann der Pflegebedürftige mit anderen Personen, die nicht im direkten Umfeld des Pflegbedürftigen sind, selbstständig Kontakte pflegen (z. B. mit einer früheren Nachbarin Kontakt aufnehmen)?

Modul 7 = Außerhäusliche Aktivitäten und Modul 8 = Haushaltsführung

Diese beiden Module werden zwar im Rahmen der Begutachtung durch den medizinischen Dienst abgefragt. Die Erhebung dient aber nur als Grundlage für die Beratung oder zur möglichen Erstellung von Pflege- und Versorgungsplanungen. Diese Module fließen nicht mit in die Punkteanzahl ein.

Bei der Beurteilung der Selbstständigkeit wird unterschieden, ob eine Person eine Handlung/Aktivität noch selbstständig oder unter Nutzung von Hilfsmitteln noch selbstständig ausführen kann. Beispielsweise wird nun beurteilt, ob der Pflegebedürftige noch mit Hilfe des Rollators eine kurze Strecke überwinden kann. Falls er das kann, so gilt dies als selbstständig und wird nicht mehr berücksichtigt.

Die Bewertung der Module

Bewertung der Selbstständigkeit

- 0 Punkte (selbstständig) = der Pflegebedürftige kann die Aktivität in der Regel selbstständig durchführen
- 1 Punkte (überwiegend selbstständig) = der Pflegebedürftige kann die Aktivität zum größten Teil selbst durchführen
- 2 Punkte (überwiegend unselbstständig) = der Pflegebedürftige kann die Aktivität nur zu einem geringen Teil selbstständig durchführen
- 3 Punkte (unselbstständig) = der Pflegebedürftige kann die Aktivität in der Regel nicht durchführen oder steuern, auch nicht teilweise.

Die Bewertung der vorhandenen Fähigkeiten (beim Ausführen von konkreten Aktivitäten) des Pflegebedürftigen wird wie folgt unterschieden.

Bewertung der Fähigkeit

- 0 Punkte = die Fähigkeit ist beim Pflegebedürftigen *immer vollständig* vorhanden
- 1 Punkte = die Fähigkeit ist beim Pflegebedürftigen *überwiegend, aber nicht immer* vorhanden
- 2 Punkte = die Fähigkeit ist beim Pflegebedürftigen *in geringem Maße* vorhanden
- 3 Punkte = die Fähigkeit ist beim Pflegebedürftigen *nicht oder kaum* vorhanden.

Aus der Ermittlung der Punktwerte in den einzelnen Modulen und deren Gewichtung lässt sich der Pflegegrad ermitteln.

neue Bearbeitungs- und Begutachtungsfristen

Die Pflegekasse ist im Regelfall verpflichtet, dem Antragsteller spätestens 25 Arbeitstage nach Eingang des Antrages die Entscheidung über den Pflegegrad schriftlich mitzuteilen.

Für bestimmte Situationen gibt es Ausnahmen. Die Begutachtung muss innerhalb einer Woche nach Eingang des Antrages durchgeführt werden, wenn …der Pflegebedürftige sich im Krankenhaus *oder* in einer stationären Rehabilitationseinrichtung befindet und die Sicherstellung der Weiterversorgung nach der Entlassung erforderlich ist *und*

- die Inanspruchnahme der Pflegezeit laut Pflegezeitgesetz (▶ Kap. 5.5.13) *oder* auch die Familienpflegezeit (▶ Kap. 5.5.14) angekündigt bzw. beantragt wird *oder*
- der Pflegebedürftige sich im Hospiz (▶ Kap. 5.5.12) befindet *oder* eine ambulante palliative Versorgung notwendig wird.

Falls der Pflegebedürftige zu Hause versorgt wird und die Inanspruchnahme der Pflegezeit oder der Familienpflegezeit gegenüber dem Arbeitgeber angekündigt wurde, hat die Begutachtung innerhalb von zwei Wochen zu erfolgen.

5.4.1 Begutachtung nach SGB XI

Nach § 18 SGB XI gilt Folgendes:

§ Die Pflegekasse leitet die Anträge zur Feststellung der Pflegebedürftigkeit unverzüglich an den MD weiter. Dem Antragsteller soll spätestens fünf Wochen nach Eingang des Antrages bei der zuständigen Pflegekasse die Entscheidung der Pflegekasse schriftlich mitgeteilt werden. Befindet sich der Antragsteller im Krankenhaus oder in der Rehabilitationseinrichtung und liegen Hinweise vor, dass zur Sicherstellung der ambulanten Versorgung oder stationären Weiterversorgung und Betreuung eine Begutachtung in einer Einrichtung erforderlich ist, oder wurde die Inanspruchnahme von Pflegezeit nach dem Pflegezeitgesetz gegenüber dem Arbeitgeber der pflegenden Person angekündigt, ist die Begutachtung dort unverzüglich, spätestens innerhalb einer Woche nach Eingang des Antrages bei der zuständigen Pflegekasse durchzuführen […]

5.4 Die Pflegebedürftigkeit und Pflegegrade nach SGB XI (Pflegeversicherung)

Die verkürzte Begutachtungsfrist gilt auch dann, wenn der Antragsteller sich in einem Hospiz befindet oder ambulant palliativ versorgt wird.

Erteilt die Pflegekasse den schriftlichen Bescheid über den Antrag nicht innerhalb von 25 Arbeitstagen nach Eingang des Antrags oder wird eine der in Absatz 3 genannten verkürzten Begutachtungsfristen nicht eingehalten, hat die Pflegekasse nach Fristablauf für jede begonnene Woche der Fristüberschreitung unverzüglich 70 Euro an den Antragsteller zu zahlen. Dies gilt nicht, wenn die Pflegekasse die Verzögerung nicht zu vertreten hat oder wenn sich der Antragsteller in vollstationärer Pflege befindet und bereits bei ihm mindestens erhebliche Beeinträchtigungen der Selbständigkeit oder der Fähigkeiten (mindestens Pflegegrad 2) festgestellt ist.

Für die Begutachtung gibt es Richtlinien der Spitzenverbände der Pflegekassen von Pflegebedürftigkeit nach dem XI. Sozialgesetzbuch. In diesen Richtlinien (herausgegeben vom Medizinischen Dienst Bund e.V.) sind die einzelnen Module und die zu berücksichtigenden Aktivitäten genau beschrieben. Der Pflegeberater sollte die Richtlinien kennen. Aus der Ermittlung der Punktwerte in den einzelnen Modulen und deren Gewichtung lässt sich der Pflegegrad ermitteln.

Die Begutachtungsrichtlinien

Tab. 5.4: Beispiel eines Begutachtungsergebnisses (in Anlehnung an Medizinischer Dienst des Spitzenverbandes Bund der Krankenkassen e.V. 2016a, S. 19)

Begutachtungsergebnisse Herr XY			Zuordnung der Punkte nach Grad der Selbstständigkeit				
			keine	geringe	erhebliche	schwere	vollständige
Bewertete Module	Punktwerte		0	1	2	3	4
1 Mobilität	0	Einzelpunkte Modul 1	0–1	2–3	4–5	6–9	10–15
		Gewichtete Punkte	0	2,5	0	7,5	10
2 Kognitive und kommunikative Fähigkeiten	11	Einzelpunkte Modul 2	0–1	2–5	6–10	11–16	17–33
		Einzelpunkte Modul 3	0	1–2	3–4	5–6	7–65
Höchster Wert aus Modul 2 oder 3	3	Gewichtete Punkte	0	3,75	7,5	11,25	15
3 Verhaltensweisen und psychische Problemlagen							

5 Thematische Schwerpunkte in der Pflegeberatung

Tab. 5.4: Beispiel eines Begutachtungsergebnisses (in Anlehnung an Medizinischer Dienst des Spitzenverbandes Bund der Krankenkassen e.V. 2016a, S. 19) – Fortsetzung

Begutachtungsergebnisse Herr XY			Zuordnung der Punkte nach Grad der Selbstständigkeit				
			keine	geringe	erhebliche	schwere	vollständige
4 Selbstversorgung	Mit Sondenkost	Einzelpunkte Modul 4	0–2	3–7	8–18	19–36	37–54
	15	Gewichtete Punkte	0	10	20	30	40
5 Bewältigung von und selbstständiger Umgang mit krankheits- oder therapiebedingten Anforderungen und Belastungen	2	Einzelpunkte Modul 4	0	1	2–3	4–5	6–15
		Gewichtete Punkte	0	5	10	15	20
6 Gestaltung des Alltagslebens und sozialer Kontakte	6	Einzelpunkte Modul 6	0	1–3	4–6	7–11	12–18
		Gewichtete Punkte	0	3,75	7,5	11,25	15

Summe der gewichteten Punkte: 48,75   daraus ergibt sich der Pflegegrad 3

Begutachtungen, wenn professionelle Pflege unterstützt

Wenn die Begutachtung in einer Pflegeeinrichtung stattfindet, ist die Dokumentation der wichtigste Anhaltspunkt für den Gutachter. Aber auch wenn die Begutachtung zu Hause stattfindet und ein Pflegedienst unterstützt, ist die Dokumentation des Pflegedienstes eine gute Grundlage für die Begutachtung.

Widersprüche

Bei Widersprüchen ist es sinnvoll, zunächst schriftlich den formlosen Widerspruch einzulegen. Die Frist beträgt in der Regel vier Wochen. Der Pflegebedürftige hat Anspruch auf das vollständige Gutachten. Dies sollte zur Vorbereitung des Widerspruchs immer vorliegen.

> **Wichtig**
>
> Die Pflegeberatung ist keine Rechtsberatung. Dazu bedarf es einer entsprechenden Qualifikation, die der Pflegeberater nach deutschem Recht nicht hat.

5.4 Die Pflegebedürftigkeit und Pflegegrade nach SGB XI (Pflegeversicherung)

Widersprüche haben erfahrungsgemäß meist nur dann Erfolg, wenn eine detaillierte Begründung formuliert wird. Bei der Begründung ist insbesondere das Pflegeprotokoll (▶ Kap. 5.4.2) eine gute Grundlage.

Wenn keine Einigung erzielt werden kann, bleibt noch der Weg zum Ombuds- oder Schiedsmann. Für Beschwerden bezüglich der Versorgung im Krankenhaus können sich Betroffene auch an die jeweiligen Patientenfürsprecher oder Demenzbeauftragten wenden:

> **Privatversicherte**
>
> Der Ombudsmann »Versicherungen« ist eine kostenfrei arbeitende Schlichtungsstelle. Er kontrolliert neutral und schnell die Entscheidungen der Versicherer.
> Telefon: 0180/255 0 444 oder E-Mail: kontakt@pkv-ombutsmann.de

> **Tipp**
>
> Bund Deutscher Schiedsmänner und Schiedsfrauen – BDS –
> Prümerstraße 2
> 44787 Bochum
> Postfach 10 04 52
> 44704 Bochum
> Tel.: 0234/588 97 0
> Internet: www.schiedsamt.de
>
> Das *Schiedsamt* ist eine ehrenamtlich und unparteiisch ausgeübte Tätigkeit weniger wichtiger strafrechtlicher und nachbarschaftsrechtlicher Angelegenheiten. Sie schlichten straf- und zivilrechtliche Auseinandersetzungen kompetent und schnell, auch außerhalb der sonst üblichen Arbeitszeit. Sie sparen dadurch Zeit und Nerven. Das ist bürgernah und -freundlich. Es gibt in jedem Bezirk Schiedspersonen (wichtig ist der Ort/Ortsteil, in dem Ihr Streitgegner wohnt). Name und Anschrift der zuständigen Schiedsperson erfahren Sie bei der örtlichen Polizei, dem örtlichen Amtsgericht oder auch bei den Bürgerämtern der Bezirke.
> Ein geschlossener Vergleich ist 30 Jahre lang vollstreckbar.
> Gebühr für das Schlichtungsverfahren: 0,00–300,00 € (abhängig von den Parteien, dem Bundesland, vom Erfolg und der Schwierigkeit der Schlichtungsverhandlung)
> Auslagenersatz: ca. 12,50 € (Schreibkosten/Porto/Telefon)
> Hinweis: Einige Rechtschutzversicherungen übernehmen die Kosten.
> Für Beschwerden zu Kranken- und Pflegekassen können sich Betroffene oder deren gesetzliche Vertreter auch an die zuständigen Aufsichtsbehörden wenden. Diese findet man auf den Seiten des Bundesministeriums für Gesundheit: https://www.bundesgesundheitsministerium.de/service/buergertelefon/beschwerden-ueber-die-kranken-oder-pflegeversiche

> rung.html
> Wenn die Betroffenen im Krankenhaus liegen und mit der Versorgung unzufrieden sind, kann es sinnvoll sein, sich an den jeweiligen Patientenfürsprecher zu wenden. Jedes Krankenhaus muss einen Patientenfürsprecher sowie einen Stellvertreter benennen. Seit dem 1. Juli 2023 muss auch mindestens ein Demenzbeauftragter in jedem Krankenhaus benannt sein.

5.4.2 Das Pflegetagebuch/Pflegeprotokoll

Ratsuchende fragen oft nach dem Ablauf der Begutachtung. Zur optimalen Vorbereitung ist das Führen eines Pflegetagebuchs (oder Pflegeprotokolls) sinnvoll. Besonders wichtig ist dies bei geplanten Widersprüchen oder Verschlechterungsanträgen. Oft scheuen sich Angehörige, ein Pflegetagebuch zu führen, weil ihnen der Mehrwert nicht bewusst ist. Das kostenlose Pflegetagebuch kann bei vielen Krankenkassen telefonisch angefordert werden, oder unter dem Suchwort »Pflegetagebuch/Barmer« heruntergeladen werden.

Privatversicherte

Bei Privatversicherten wird der Begriff »Pflegeprotokoll« verwendet. Es kann auf der Website von Medicproof heruntergeladen werden: https://www.medicproof.de/fileadmin/user_upload/Pflege_und_Trinkprotokoll/Pflegeprotokoll_Fragebogen_zur_Vorbereitung_auf_die_Begutachtung.pdf

Tab. 5.5: Darstellung eines Pflegetagebuchs

Name des Klienten: _____		Versicherungsnummer: _____			
Geburtsdatum: _____		Erstelldatum: _____			
Modul 1– Mobilität					
	selbst-ständig	überwiegend selbstständig	überwiegend unselbstständig	unselbstständig	Bemerkungen
Positionswechsel im Bett	☐	☐	☐	☐	
Halten einer stabilen Sitzposition	☐	☐	☐	☐	
Umsetzen (z. B. vom Bett auf den Stuhl)	☐	☐	☐	☐	
Fortbewegen innerhalb des Wohnbereichs	☐	☐	☐	☐	
Treppensteigen	☐	☐	☐	☐	

Name des Klienten: _____ Versicherungsnummer: _____
Geburtsdatum: _____ Erstelldatum: _____

Tab. 5.5:
Darstellung eines Pflegetagebuchs
– Fortsetzung

Modul 2 - Kognitive und kommunikative Fähigkeiten

	vorhanden	größtenteils vorhanden	in geringerem Maße vorhanden	nicht vorhanden	Bemerkungen
Erkennen von Personen aus dem näheren Umfeld	☐	☐	☐	☐	
Örtliche Orientierung	☐	☐	☐	☐	
Zeitliche Orientierung	☐	☐	☐	☐	
Erinnern an wesentliche Ereignisse oder Beobachtungen	☐	☐	☐	☐	
Steuern von mehrschrittigen Alltagshandlungen	☐	☐	☐	☐	
Treffen von Entscheidungen im Alltag	☐	☐	☐	☐	
Verstehen von Sachverhalten und Informationen	☐	☐	☐	☐	
Erkennen von Risiken und Gefahren	☐	☐	☐	☐	
Mitteilen von elementaren Bedürfnissen	☐	☐	☐	☐	
Verstehen von Aufforderungen	☐	☐	☐	☐	
Beteiligen an einem Gespräch	☐	☐	☐	☐	

Modul 3 – Verhaltensweisen und psychische Problemlagen

	nie oder selten	selten	häufig	täglich	Bemerkungen
Motorisch ausgeprägte Verhaltensauffälligkeiten	☐	☐	☐	☐	
Nächtliche Unruhe	☐	☐	☐	☐	
Selbstschädigendes oder autoaggressives Verhalten	☐	☐	☐	☐	
Beschädigen von Gegenständen	☐	☐	☐	☐	
Physisch aggressives Verhalten gegenüber anderen Personen	☐	☐	☐	☐	
Verbale Aggression	☐	☐	☐	☐	
Andere pflegerelevante vokale Auffälligkeiten	☐	☐	☐	☐	

Tab. 5.5: Darstellung eines Pflegetagebuchs – Fortsetzung

Name des Klienten: _____ Versicherungsnummer: _____ Geburtsdatum: _____ Erstelldatum: _____				
Abwehr pflegerischer oder anderer unterstützender Maßnahmen	☐	☐	☐	☐
Wahnvorstellungen	☐	☐	☐	☐
Ängste	☐	☐	☐	☐
Antriebslosigkeit bei depressiver Stimmungslage	☐	☐	☐	☐
Sozial inadäquate Verhaltensweisen	☐	☐	☐	☐
Sonstige pflegerelevante inadäquate Handlungen	☐	☐	☐	☐

Modul 4 – Selbstversorgung/ Angaben zur Versorgung

	selbstständig	überwiegend selbstständig	überwiegend unselbstständig	unselbstständig	Bemerkungen
Waschen des vorderen Oberkörpers	☐	☐	☐	☐	
Körperpflege im Bereich des Kopfes	☐	☐	☐	☐	
Waschen im Intimbereich	☐	☐	☐	☐	
Duschen und Baden einschließlich Waschen der Haare	☐	☐	☐	☐	
An- und Auskleiden des Oberkörpers	☐	☐	☐	☐	
An- und Auskleiden des Unterkörpers	☐	☐	☐	☐	
Mundgerechtes Zubereiten der Nahrung und Eingießen von Getränken	☐	☐	☐	☐	
Essen	☐	☐	☐	☐	
Trinken	☐	☐	☐	☐	
Benutzen einer Toilette oder eines Toilettenstuhls	☐	☐	☐	☐	
Bewältigen der Folgen einer Harninkontinenz und Umgang mit dem Dauerkatheter oder Urostoma	☐	☐	☐	☐	
Bewältigen der Folgen von Stuhlinkontinenz und Umgang mit einem Stoma	☐	☐	☐	☐	
Besonderheit: Ernährung parenteral oder über eine Sonde	keine, nicht täglich oder	täglich zusätzlich zu	ausschließlich oder fast ausschließlich		

5.4 Die Pflegebedürftigkeit und Pflegegrade nach SGB XI (Pflegeversicherung)

Tab. 5.5:
Darstellung eines Pflegetagebuchs
– Fortsetzung

Name des Klienten: _____ Versicherungsnummer: _____
Geburtsdatum: _____ Erstelldatum: _____

	nicht auf Dauer	oraler Nahrung			

Modul 5 – Bewältigung von und selbstständiger Umgang mit krankheits- oder therapiebedingten Anforderungen und Belastungen

	entfällt oder selbstständig	pro Tag	pro Woche	pro Monat	Bemerkungen
Medikation	☐	☐	☐	☐	
Injektion	☐	☐	☐	☐	
Versorgung intravenöser Zugänge (z. B. Port)	☐	☐	☐	☐	
Absaugen und Sauerstoffgabe	☐	☐	☐	☐	
Einreibungen oder Kälte- und Wärmeanwendungen	☐	☐	☐	☐	
Messung und Deutung von Körperzuständen	☐	☐	☐	☐	
Körpernahe Hilfsmittel	☐	☐	☐	☐	
Verbandswechsel und Wundversorgung	☐	☐	☐	☐	
Versorgung mit Stoma	☐	☐	☐	☐	
Regelmäßige Einmalkatheterisierung und Einsatz von Abführmitteln	☐	☐	☐	☐	
Therapiemaßnahmen in häuslicher Umgebung	☐	☐	☐	☐	
Zeit- und technikintensive Maßnahmen in häuslicher Umgebung	☐	☐	☐	☐	

Modul 6 – Gestaltung des Alltagslebens und sozialer Kontakte

	selbstständig	überwiegend selbstständig	überwiegend unselbstständig	unselbstständig	Bemerkungen
Gestaltung des Tagesablaufes und Anpassung an Veränderungen	☐	☐	☐	☐	
Ruhen und Schlafen	☐	☐	☐	☐	
Sich beschäftigen	☐	☐	☐	☐	
Vorausschauende Planung von Freizeitaktivitäten	☐	☐	☐	☐	
Interaktion mit Personen, auf Ansprache reagieren	☐	☐	☐	☐	

Tab. 5.5:
Darstellung eines Pflegetagebuchs
– Fortsetzung

Name des Klienten: _____ Versicherungsnummer: _____ Geburtsdatum: _____ Erstelldatum: _____
Bestehende Kontakte außerhalb des direkten Umfeldes pflegen ☐ ☐ ☐ ☐

Ein Pflegetagebuch wird über den Zeitraum von einer Woche geführt und stellt den Hilfebedarf, auch für den Pflegenden oder Gutachter gut nachvollziehbar, dar. Oft wird Pflegenden manchmal erst durch das Ausfüllen des Tagebuchs klar, was sie tatsächlich täglich leisten. Liegt bei der Begutachtung ein Pflegetagebuch vor, muss dies bei der Bewertung der Situation mit einbezogen werden. Meist fühlen sich die Pflegenden besser vorbereitet, wenn vor der Begutachtung auch die Eintragungen in das Pflegetagebuch besprochen werden.

In das Feld »Bemerkung« sollten die Besonderheiten eingetragen werden. Dies können beispielsweise starke Schmerzen, Übelkeit, depressive Verstimmungen, Desorientierung, Aggressionen, Weglauftendenzen oder die Begleitung zum Arzt, zum Therapeuten oder ins Krankenhaus usw. sein. Bevor das Pflegetagebuch dem Gutachter übergeben wird, sollte der Ratsuchende eine Kopie davon anfertigen.

5.4.3 Einstufung von Kindern

Besonderheiten bei der Einstufung

Bei den zu begutachtenden Kindern werden die gleichen Module und der Grad der Selbstständigkeit ermittelt (Richtlinien des Medizinischen Dienstes Bund 2016b, S. 108–109). Das neue Punktesystem gilt grundsätzlich für alle Altersgruppen. Zur besonderen Berechnung für die Begutachtung von Kindern ist diese altersgemäße Abhängigkeit im Begutachtungsverfahren (digitales System) bereits hinterlegt. Glücklicherweise beträgt der Anteil der pflegebedürftigen Kinder nur einen sehr geringen Prozentsatz im Rahmen der Pflegeberatung.

Eine Besonderheit besteht für Kinder bis zu 18 Monaten. Kinder dieser Altersgruppe werden immer einen Pflegegrad höher eingestuft, als der ermittelte Punktwert im Rahmen der Begutachtung ergeben hat. Kinder ab dem 19. Lebensmonat werden nach den regulären Richtlinien (unter Berücksichtigung der hinterlegten Maßstäbe für Kinder) eingestuft. Eine Empfehlung zur Nachbegutachtung vor dem 18. Lebensmonat erfolgt nur, wenn vorher relevante Änderungen zu erwarten sind (z. B. durch eine erfolgreiche Operation). Ab dem elften Lebensjahr kann ein Kind in allen Modulen des Begutachtungssystems selbstständig sein. Der spezielle Bewertungs-Algorithmus greift dann nicht mehr.

Die genauen Tabellen zur Abbildung der altersentsprechenden Selbstständigkeit von Kindern finden sich in den Richtlinien des Medizinischen Dienst des Spitzenverbandes Bund der Krankenkassen e. V. Diese sind im Internet kostenfrei herunterzuladen (2016b, S. 110–114).

> **Tipp**
>
> Weitere Informationen zur Begutachtung pflegebedürftiger und behinderter Kinder sind unter www.behinderte-kinder.de zu finden.

Die Begleitung von Familien mit pflegebedürftigen Kindern ist meist eine besondere Herausforderung im Rahmen der Pflegeberatung. Es gibt viele gute Unterstützungsangebote, gerade bei eingetretener Behinderung oder nach einem Unfall. Nicht nur das Kind hat eine besondere Herausforderung zu bewältigen, die gesamte Familie, insbesondere auch die Geschwisterkinder sind in solchen Fällen meist stark gefordert.

Für die Begutachtung von Kindern sind auch viele Leistungen zur verhaltensbezogenen Primärprävention im Rahmen der Begutachtung von Bedeutung. Ähnlich wie bei den Erwachsenen, aber hier sicherlich noch in einem stärkeren Ausmaß, soll auf Primärprävention nach § 20 SGB V hingewiesen werden:

- Gesundheitsförderliches Bewegungsverhalten (z. B. Kinderrückenschule)
- Gesundheitsgerechte Ernährung (z. B. Kurse zur Ernährung)
- Verbesserung der psychosozialen Gesundheit/Stressmanagement (z. B. Hatha-Yoga für Kinder)
- Umgang mit dem Thema Suchtmittelkonsum

Diese Maßnahmen sind jedoch erst ab einem Mindestalter (z. B. ab 6 Jahren) für die Kinder sinnvoll. Eltern können schon vor dem Erreichen des Mindestalters des Kindes unterstützt werden. Außerdem ist eine »Besondere Bedarfskonstellation« bei Kindern immer (also altersunabhängig) zu beurteilen. Insbesondere die Frage, ob beide Arme und Beine eingesetzt werden können, bzw. nicht belastet/genutzt werden können.

> **Tipp**
>
> INTENSIVkinder zuhause e. V. ist ein Elternverein für schwerstpflegebedürftige Kinder bundesweit.
> Nähere Infos unter: www.intensivkinder.de
> Bunter Kreis: Bundesweite Hilfe für schwerstkranke Kinder und ihre Familien. Die Ansprechpartner sind regional erreichbar.
> Nähere Infos unter: www.bunter-kreis.de
>
> Eine »Insel« für unheilbare kranke Jugendliche und ihre Familien bieten spezielle Hospize für Kinder. Anders als in Hospizen für Erwachsene, können hier die betroffenen Familien eine Auszeit nehmen und auftanken, z. B. im Kinderhospiz Löwenherz e. V.: www.kinderhospiz-loewenherz.de

5.5 Die Leistungen im Rahmen des SGB XI

Zunächst folgt ein Überblick über alle Leistungen, die durch das Pflegeversicherungsgesetz abgedeckt sind. Nachfolgend werden alle Begriffe und die Kriterien näher erläutert. In der Tabelle (▶ Tab. 5.6) sind alle derzeitigen Leistungen aufgelistet.

Tab. 5.6: Überblick über die Leistungen der Pflegeversicherung in 2024

Pflegegrad	Pflegegeld	Pflegesachleistung	Tages- und Nachtpflege	Vollstationäre Pflege
1	0 €	0 €	0 €	0 €
2	332 €	761 €	689 €	770 €
3	573 €	1.432 €	1.298 €	1.262 €
4	765 €	1.778 €	1.612 €	1.775 €
5	947 €	2.200 €	1.995 €	2.005 €
Leistungsbetrag für die Pflegegrade 1–5 identisch		Entlastungsbetrag:		125 €
		Verbrauchshilfsmittel:		40 €
		Wohnumfeldverbesserung:		4.000 €
		Wohngruppenzuschlag:		214 €
		Verhinderungspflege:		1.612 €
		Kurzzeitpflege:		1.774 €
		Vollstationäre Behindertenhilfe:		266 €

Pflegereform 2023

Mit der Pflegereform 2023 (PUEG) sind das Pflegegeld und die Pflegesachleistungen um 5 % gestiegen. Ab dem 01.01.2025 steigen alle Geld- und Sachleitungen der Pflegekasse um 4,5 %. Ab dem 01.01.2028 sollen regelmäßig alle drei Jahre die Leistungen angepasst werden. Wie diese Erhöhung genau aussieht, ist gesetzlich noch nicht festgelegt.

Tab. 5.7: Überblick über die Leistungen der Pflegeversicherung ab dem 01.01.2025

Pflegegrad	Pflegegeld	Pflegesachleistung	Tages- und Nachtpflege	Vollstationäre Pflege
1	0 €	0 €	0 €	0 €
2	347 €	796 €	720 €	770 €
3	598 €	1.497 €	1.357 €	1.262 €
4	799 €	1.858 €	1.685 €	1.775 €
5	989 €	2.299 €	2.086 €	2.005 €
Leistungsbetrag für die Pflegegrade 1–5 identisch		Entlastungsbetrag:		125 €
		Verbrauchshilfsmittel:		40 €
		Wohnumfeldverbesserung:		4.000 €

Pflege-grad	Pflegegeld	Pflegesachleistung	Tages- und Nachtpflege	Vollstationäre Pflege
		Wohngruppenzuschlag:		214 €
		Verhinderungs- und Kurzzeitpflege werden zum Entlastungsbudget zusammengelegt (ab Pflegegrad 2)		3.539 €
		Vollstationäre Behindertenhilfe:		266 €

Tab. 5.7: Überblick über die Leistungen der Pflegeversicherung ab dem 01.01.2025 – Fortsetzung

Für Pflegeempfänger unter 25 Jahren mit Pflegegrad 4 oder 5 ist es seit dem 01.01.2024 bereits möglich, das Entlastungsbudget (Zusammenfassung von Kurzzeit- und Verhinderungspflege) in Höhe von insgesamt 3.386 € zu nutzen.

Junge Pflegeempfänger

Die Zuschläge zum Eigenanteil für alle Pflegeempfangenden in der stationären Pflege haben sich zum 01.01.2024 wie folgt erhöht:

Aufenthalt in einer stationären Pflegeeinrichtung	Ab dem 01.01.2024
0–12 Monate	15 %
13–24 Monate	30 %
25–36 Monate	50 %
Mehr als 36 Monate	75 %

Tab. 5.8: Zuschläge zum Eigenanteil der Kosten im Pflegeheim (Pflegeunterstützungs- und Entlastungsgesetz (PUEG))

Die angefangenen Monate werden als voll angerechnet, ein möglicher Heimwechsel, ein Wechsel der Pflegekasse oder eine vorübergehende Abwesenheit vom Heimplatz (z.B. durch einen Krankenhausaufenthalt) von weniger als 42 Tagen sind bei dieser Berechnung unerheblich. Für die Zahlung des Zuschlages muss kein Antrag gestellt werden. Denn die Pflegekasse muss über den Einzug in eine stationäre Pflegeeinrichtung informiert werden und teilt diesen Zeitraum dann der Pflegeeinrichtung mit. In den folgenden Unterkapiteln werden die einzelnen Leistungen der Pflegeversicherung näher beschrieben.

Zuschläge stationäre Pflege

5.5.1 Pflegegeldleistungen

Pflegegeld erhalten diejenigen, die laut Gesetz je nach Ausprägung einen Hilfebedarf im Bereich der Körperpflege, der Ernährung, der Mobilität sowie der hauswirtschaftlichen Versorgung haben. Die konkreten Ausführungen dazu haben Sie bereits gelesen (► Kap. 5.3). Sofern die häusliche Pflege sichergestellt ist, kann der Pflegebedürftige grundsätzlich frei über das Pflegegeld verfügen und beispielsweise regelmäßig an die ihn betreuenden Personen als Anerkennung weitergeben.

5.5.2 Pflegesachleistungen

Diese können nur durch die Nutzung einer konkreten Leistung abgerufen werden. Der ambulante Pflegedienst oder die Tagespflegeeinrichtung stellt am Monatsende eine Rechnung an die Pflegekasse. Der Betrag, der den monatlichen Zuschuss der Pflegekasse übersteigt, muss vom Pflegebedürftigen selbst übernommen werden. Da von der professionellen Ausführung der Pflegeleistungen ausgegangen wird, ist die Sachleistung deutlich höher als die Geldleistung.

Die Pflegedienste bieten ihre Leistungen in sogenannten Leistungskomplexen an. Diese Preise werden individuell mit den Kostenträgern verhandelt. Die Leistungskomplexe sollten immer im Erstgespräch mit dem Pflegebedürftigen und seinem Vertreter vor dem Abschließen des Pflegevertrags besprochen werden.

> **Tipp im Internet**
>
> Leistungskomplexe für NRW zu finden unter:
>
> - www.cms-verbund.de (https://cms-verbund.de/fileadmin/editorial/ambulant/_downloads/Preisliste_fuer_Homepage_Ambulant_ab_01.01.2018.pdf)
> - www.lfk-online.de
> - www.vdek.com/LVen/NRW/Service/Pflegeversicherung/Ambulante_Pflege.html
> - www.seniorenhilfe-juergen-off.de/images/Leistungskomplexe.pdf

5.5.3 Kombinationsleistung

Diese Leistung ist eine Verknüpfung aus Geld- und Sachleistung. Hier ist zu beachten, dass nach Abzug der angefallenen Kosten durch Inanspruchnahme der Sachleistung der Restbetrag nicht zu 100 % an den Pflegebedürftigen ausgezahlt wird, sondern anteilig. Dies ist den Ratsuchenden am besten anhand eines konkreten Beispiels zu erläutern.

Grundsätzlich wird hier der simple Dreisatz bei der Berechnung angewendet.

> **Tipp**
>
> Im Internet finden Sie viele Möglichkeiten, um die Kombinationsleistungen zu berechnen. Geben Sie einfach »Pflegegeldrechner« ein und wählen Sie aus.

Das genaue Pflegegeld im Rahmen der Pflegeberatung zu beziffern, ist nicht ratsam. Je nach Pflegesituation variiert der Betrag monatlich. Außerdem passieren im Alltag von Pflegebedürftigen meist unvorhergesehene Dinge, sodass vielleicht ein Krankenhausaufenthalt oder ein zusätzlicher Einsatz des Pflegedienstes dazu kommt. Schon verschiebt sich der Betrag der monatlichen Abrechnung und damit auch prozentual der Geldbetrag, der nach Begleichen der Rechnung des Leistungserbringers durch die Pflegekasse auf das Konto des Pflegebedürftigen überwiesen wird.

5.5.4 Tages- oder Nachtpflege

Die Tagespflegeeinrichtungen erleben aufgrund der gesetzlichen Veränderungen aktuell einen wahren Boom. Hier werden pflegebedürftige Menschen tagsüber oder des Nachts betreut. Um die Kosten erstattet zu bekommen, muss die Pflegeeinrichtung eine Anerkennung nachweisen.

zusätzliche Leistung

Es werden oft Schnuppertage angeboten. Hier lohnt es sich, zu testen, ob der Pflegebedürftige mit der Gruppe zurechtkommt. Es kann eine tageweise Versorgung erfolgen, der individuelle Bedarf wird gedeckt. In der Regel ist ein Fahrdienst als Zusatzangebot installiert. Die Tages- und Nachtpflege kann zusätzlich als Leistung abgerufen werden, ohne dass die Geld- oder Sachleistung geschmälert wird. Der Entlastungsbeitrag (125 € pro Monat bei jedem Grad der Pflege) kann ebenfalls für den Besuch in der Tagespflege genutzt werden.

Außerdem kann ab dem 01.01.2025 auch das Entlastungsbudget genutzt werden. Die Leistungen der Pflegeversicherung erhöhen sich ebenfalls ab dem 01.01.2025 um 4,5 % und ab 2028 soll eine weitere Erhöhung erfolgen. Beachten Sie dazu bitte die Tabelle 5.6 (▶ Tab. 5.6) bzw. 5.7 (▶ Tab. 5.7) zu Beginn des Kapitel 5.4 (▶ Kap. 5.4).

5.5.5 Verhinderungs-/Ersatzpflege

Ab dem 01.01.2025 werden die Verhinderungs- und Kurzzeitpflege auch für alle Pflegeempfangenden (ab Pflegegrad 2) zusammengelegt und umbenannt. Die neue Bezeichnung lautet dann »Entlastungsbudget«.

Die Verhinderungs-/Ersatzpflege kann tage- oder stundenweise in der häuslichen Umgebung, in der Tages-/Nachtpflege oder für eine stationäre Unterbringung genutzt werden. Um den Betrag in Anspruch zu nehmen, muss der Pflegegrad seit mindestens sechs Monaten bewilligt worden sein. Wenn im Einzelfall glaubhaft vermittelt werden kann, dass ein bestimmtes Ereignis, das zur Pflegebedürftigkeit führte, seit weit mehr als sechs Monaten bereits besteht, aber der Pflegegrad nicht vorher beantragt wurde, wird dies meist von der Pflegekasse anerkannt. Dies wäre beispielsweise der Fall, wenn nach einem Schlaganfall zunächst eine positive Prognose gestellt wurde, sich dann aber aufgrund von Komplikationen der Zustand doch nicht im erhofften Maß verbessert hat. Dabei zählt der Zeitraum erst ab dem Tag der Krankenhausentlassung.

Unterschiedliche Nutzung möglich

Die Verhinderungs- oder Ersatzpflege kann beantragt werden, wenn die private Pflegekraft aus unterschiedlichen Gründen (z. B. Urlaub, Krankheit, Kur) verhindert ist. Die Gründe sind dabei nicht relevant. Vor der Aufnahme

Beantragung und Kostenerstattung

in eine stationäre Einrichtung sollte die Pflegekasse darüber informiert werden. Meist genügt ein Anruf beim Kostenträger, manchmal muss auch ein entsprechendes Formular ausgefüllt werden. Das ist immer der Fall, wenn eine privat beschaffte Pflegeperson die Versorgung übernimmt.

Vom Kostenträger werden die pflegerelevanten Kosten pro Tag übernommen – so lange, bis der Betrag ausgeschöpft ist. Unter bestimmten Voraussetzungen kann die Leistung durch die Anrechnung der Kurzzeitpflege weiter verlängert werden. Während der Zeit der Verhinderungspflege wird bis zu bestimmten Fristen das Pflegegeld hälftig weitergezahlt.

Anders verhält es sich bei der stundenweisen Verhinderungspflege. Erfolgt die stundenweise Abrechnung der Verhinderungspflege in der häuslichen Umgebung mit weniger als acht Stunden pro Tag, wird das Pflegegeld weitergezahlt und nicht anteilig gekürzt. Allerdings nur, wenn die Versorgung von einer privaten Pflegeperson übernommen wird.

Tab. 5.9: Übersicht Verhinderungspflege

Leistungshöhe	1.612 € (Verhinderungspflege) pro Kalenderjahr		
	Zusätzlich hälftiger Anspruch (806 €) – wenn Kurzzeitpflege noch nicht ausgeschöpft		
Anspruch	Bei *Pflegegrad 2–5*, wenn die Pflege bisher zu Hause stattgefunden hat		
Voraussetzungen	Verhinderung der Pflegepersonen, die im Gutachten benannt sind.		
	Die Vorpflegezeit entfällt ab dem 01.07.2025.		
Möglichkeiten	Ersatzpflegeperson ist nicht verwandt/verschwägert/wohnt nicht in häuslicher Gemeinschaft	Bis zu 1.612 € + anteilig der Betrag aus der Kurzzeitpflege = 2.418 € pro Kalenderjahr	
	Ersatzpflegeperson ist verwandt/verschwägert/wohnt in häuslicher Gemeinschaft	ehrenamtlich	Ersatzpflegegeld =1,5-facher Satz des Pflegegeldes+ Nachweis notwendiger Kosten
			Bis zu 1.612 € + anteilig der Betrag aus der Kurzzeitpflege = 2.418 € pro Kalenderjahr
Max. Dauer	8 Wochen im Jahr		
	+ Kurzzeitpflege insgesamt bis zu 14 Wochen bzw. 98 Tage/Jahr		
Hälftiges Pflegegeld	Ausschließlich Verhinderungspflege max. 8 Wochen im Jahr		
	+ Kurzzeitpflege max. 16 Wochen im Jahr		
Sonderfall stundenweise Verhinderungspflege	Wenn die privat beschaffte Pflegeperson weniger als 8 Stunden/Tag unterstützt: Keine Begrenzung auf Tage, sondern auf Ausschöpfung des Betrages (max. 3.386 € pro Jahr) Das Pflegegeld wird voll ausgezahlt.		

> **Beispiel**
>
> Frau Meyer versorgt ihren Mann regelmäßig zu Hause. An zwei Tagen die Woche geht sie ihrem Hobby nach und schwimmt im nahegelegenen Schwimmbad. In dieser Zeit versorgt die Nachbarin ihren Mann. Dafür bekommt diese regelmäßig einen festen Stundensatz. Bis zum Höchstsatz von derzeit 3.386 € kann Frau Meyer diese Kosten bei der Pflegekasse einreichen. Ab dem 01.01.2025 werden Verhinderungs- und Kurzzeitpflege zusammengelegt und umbenannt. Die neue Leistung, das Entlastungsbudget, beträgt dann 3.539 € pro Jahr.

Dazu genügt in der Regel folgendes Anschreiben:

Musteranschreiben 6

Einreichen von Kosten bei der Pflegekasse

Anschrift der Pflegekasse

Ort, Datum
Anschrift des Pflegebedürftigen
Versicherungsnummer

Betreff: Übernahme der Kosten zur stundenweisen Verhinderungspflege

Sehr geehrte Damen und Herren,

ich möchte Sie bitten, die aufgewendeten Kosten für die Versorgung von ………. zu übernehmen. Die Kosten entnehmen Sie bitte auch der beigefügten Tabelle.
Bitte überweisen Sie den Betrag von _____ auf das folgende
Konto:
Name des Instituts:
IBAN:
Betreffzeile:

Vielen Dank.

Für Fragen erreichen Sie mich unter der Telefonnummer:

Mit freundlichen Grüßen

_____
(Unterschrift des Pflegebedürftigen, des Bevollmächtigten oder des Betreuers)

Für den Anhang, also die detaillierte Auflistung der Aufwendungen, schlage ich den Ratsuchenden folgende Struktur vor:

Name des Pflegebedürftigen: _____				
Datum	Uhrzeit von – bis	Betrag in Euro	Name der Ersatzpflegeperson	Unterschrift

> **Tipp**
>
> Der jährlich zur Verfügung stehende Betrag verfällt mit Ablauf des Kalenderjahres, kann somit also nicht aufgespart werden. Die Kosten für eine stundenweise Verhinderungspflege können aber noch rückwirkend geltend gemacht werden, wenn man eine genaue Auflistung bei der Pflegekasse vorlegen kann.

Insbesondere wenn im Laufe der Zeit mehrere Personen die Versorgung übernommen haben, ist die Nachvollziehbarkeit durch eine solche Auflistung gegeben. In diesem Zusammenhang sind folgende Aspekte von Bedeutung:

Pflegepersonen sind laut § 14 SGB XI Personen, die nicht erwerbsmäßig einen Pflegebedürftigen im Sinne des § 14 in seiner häuslichen Umgebung pflegen.

Verwandte oder Verschwägerte bis zweiten Grades können keine Leistungen über die Verhinderungspflege erhalten. Hier gibt es nur die Möglichkeit, sich hohe Anfahrtskosten oder Verdienstausfall teilweise erstatten zu lassen.

Verwandte sind nach § 1589 BGB bis zum zweiten Grad:

- Eltern
- Kinder (einschließlich der für ehelich erklärten und angenommenen Kinder)
- Großeltern
- Enkelkinder
- Geschwister

Verschwägerte sind nach § 1590 BGB bis zum zweiten Grad:

- Stiefkinder, Stiefenkelkinder (Enkelkinder des Ehegatten)
- Stiefeltern
- Schwiegereltern, Schwiegerkinder (Schwiegersohn/-tochter)

- Schwiegerenkel (Ehegatten der Enkelkinder)
- Großeltern der Ehegatten
- Stiefgroßeltern
- Schwager/Schwägerin
- Tante/Onkel

Der Pflegedienst kann ebenfalls im Rahmen von Verhinderungspflege zum Einsatz kommen. Dieser wird dann jedoch mit der Pflegekasse selbst abrechnen bzw. den Leistungsnachweis dort einreichen.

> **Privatversicherte**
>
> Privatversicherte werden auch hier in Vorleistung treten müssen, können sich jedoch bis zum Höchstsatz die Kosten erstatten lassen. Je nach Dienstherr kann die Erstattung durch die Beihilfestelle abgelehnt werden, wenn die gültige Beihilfeverordnung vor dem Inkrafttreten des Pflegeversicherungsgesetzes von 1995 bereits festgelegt wurde und bisher nicht angepasst wurde.

5.5.6 Kurzzeitpflege

Kurzzeitpflege kann beispielsweise nach einem Krankenhausaufenthalt mit Anerkennung eines Pflegegrades in einer entsprechenden stationären Einrichtung erfolgen. Der Bedarf kann aus unterschiedlichen Gründen entstehen, beispielsweise wenn die Pflegeperson erkrankt ist und die Verhinderungspflege bereits ausgeschöpft ist. Sie kann auch genutzt werden, um den Pflegebedürftigen wegen notwendiger Umbaumaßnahmen vor dem Baulärm zu schützen. Grundsätzlich muss über die Nutzung der Kurzzeitpflege die Pflegekasse informiert werden. Diese kennt alle Einrichtungen, die eine entsprechende Anerkennung haben. Der nicht ausgeschöpfte Betrag *kann* nicht ins Folgejahr übernommen werden. Die Aufnahmebedingungen sind ähnlich wie bei einer unbefristeten Aufnahme in eine stationäre Einrichtung.

Inanspruchnahme

Tab. 5.10: Übersicht Kurzzeitpflege

Übersicht Kurzzeitpflege (KZP)	
Leistungen	1.774 €/Kalenderjahr
	+ Verhinderungspflege (1.642 € – wenn noch nicht ausgeschöpft)
Anspruch	Pflegebedürftige mit Pflegegrad 2–5, wenn die Pflege vorher in der Häuslichkeit stattfand
Max. Dauer	8 Wochen bzw. 56 Tage/Kalenderjahr
	+ Verhinderungspflege insgesamt bis zu 14 Wochen bzw. 98 Tage/Jahr

Tab. 5.10: Übersicht Kurzzeitpflege – Fortsetzung

Übersicht Kurzzeitpflege (KZP)	
Zugelassene Einrichtungen	Vollstationäre Einrichtungen mit Zulassung durch die Pflegekassen *Ausnahmen:* Einrichtungen für Menschen mit Behinderungen (bei Kindern und Jugendlichen) oder Reha-Einrichtungen, wenn die Pflegeperson gleichzeitig eine Reha- oder Vorsorgemaßnahme erhält
Erstattungsfähige Kosten	Bis max. 3.386 € für Grundpflege, soziale Betreuung, Leistungen der medizinischen Behandlungspflege *Eigenanteil:* Kosten für Unterkunft, Verpflegung und Investitionskosten
Hälftiges Pflegegeld wird weitergezahlt	Für bis zu 8 Wochen bzw. 56 Tage/Jahr + Verhinderungspflege bis max. 16 Wochen/Jahr
Entgelt-Kürzung	Auf 80 % bei fehlender Anerkennung der Einrichtung (Pflegesatzvereinbarung) Auf 60 % bei nicht [!] gesonderter Ausweisung für Unterkunft, Verpflegung und Investitionskosten

Die Kurzzeitpflege kann ausschließlich in dafür ausgerichtete Einrichtungen (Kurzzeitheime) oder in stationären Einrichtungen (eingestreute Plätze) genutzt werden, ansonsten werden die Kosten für die Versorgung oft nicht in voller Höhe übernommen. In der Regel ist das Angebot in den Ferien früh ausgebucht.

Kurzzeitheime sind Einrichtungen, in denen volljährige Personen mit Pflegebedarf nur vorübergehend aufgenommen werden. Als vorübergehender Zeitraum werden maximal drei Monate angesehen (§ 1 Abs. 4 HeimG).

> **Tipp**
>
> In einigen Bundesländern (z. B. in Niedersachsen) werden die Investitionskosten nur noch in Einrichtungen übernommen, die ausschließlich Kurzzeitpflegeplätze anbieten. Die Einrichtungen mit eingestreuten Pflegeplätzen können ihren Gästen auch die Investitionskosten in Rechnung stellen, ohne auf die finanzielle Zusatzbelastung hinweisen zu müssen.

5.5.7 Entlastungsbudget

Besonderheiten beachten

Das Entlastungsbudget ist eine neue Leistung und wird manchmal auch »Jahresbetrag« genannt, meint aber die gleiche Leistung. Die Begriffe »Entlastungsbudget« und »Entlastungsbetrag« werden sicher den einen oder anderen Ratsuchenden verwirren.

Seit dem 01.01.2024 können junge Pflegeempfangende bis 25 Jahren das sogenannte Entlastungsbudget nutzen. Dieses beträgt im Jahr 2024 insgesamt 3.386 €. Für diese jungen Pflegeempfangenden (unter 25 Jahre) entfällt schon seit dem 01.01.2024 die Vorpflegezeit von sechs Monaten, um die Verhinderungspflege in Anspruch zu nehmen. Die Leistungen der Kurzzeit- und Verhinderungspflege wurden für die jungen Menschen bereits zusammengefasst.

Ab dem 01.01.2025 werden Verhinderungs- und Kurzzeitpflege auch für alle Pflegeempfangenden (ab Pflegegrad 2) zusammengelegt und umbenannt. Das Entlastungsbudget beträgt dann 3.539 € pro Jahr und kann wahrscheinlich bis zu 16 Wochen genutzt werden. Diese Angabe konnte bis Redaktionsschluss nicht geklärt werden.

Die beiden bisher bekannten Leistungen Kurzzeitpflege und Verhinderungspflege entfallen dann. Auch die bisherige Vorpflegezeit von sechs Monaten (bevor die Verhinderungspflege genutzt werden konnte) entfällt ab dem 01.07.2025 für alle Pflegeempfangenden ab Pflegegrad 2. Wie die weitere Erhöhung der Leistungen ab 2028 ausfallen soll, ist zum Redaktionsschluss noch nicht entschieden.

5.5.8 Entlastungsleistungen

Laut Gesetz (§ 45 b SGB XI) wird der berechtigte Personenkreis wie folgt definiert:

> (1) Pflegebedürftige in häuslicher Pflege haben Anspruch auf einen Entlastungsbetrag in Höhe von bis zu 125 Euro monatlich. Der Betrag ist zweckgebunden einzusetzen für qualitätsgesicherte Leistungen zur Entlastung pflegender Angehöriger und vergleichbar Nahestehender in ihrer Eigenschaft als Pflegende sowie zur Förderung der Selbständigkeit und Selbstbestimmtheit der Pflegebedürftigen bei der Gestaltung ihres Alltags. Er dient der Erstattung von Aufwendungen, die den Versicherten entstehen im Zusammenhang mit der Inanspruchnahme von
>
> 1. Leistungen der Tages- oder Nachtpflege,
> 2. Leistungen der Kurzzeitpflege,
> 3. Leistungen der ambulanten Pflegedienste im Sinne des § 36, in den Pflegegraden 2 bis 5 jedoch nicht von Leistungen im Bereich der Selbstversorgung,
> 4. Leistungen der nach Landesrecht anerkannten Angebote zur Unterstützung im Alltag im Sinne des § 45a.
>
> Die Erstattung der Aufwendungen erfolgt auch, wenn für die Finanzierung der in Satz 3 genannten Leistungen Mittel der Verhinderungspflege gemäß § 39 eingesetzt werden.

Es besteht die Möglichkeit, zusätzlich den Entlastungsbetrag von 125 € zu nutzen, der schon ab Pflegegrad 1 genutzt werden kann. Der Entlastungsbetrag kann nicht ausgezahlt, aber vielseitig genutzt werden, z. B. auch für Betreuungsleistungen durch einen *anerkannten* Betreuungsdienst, für Pflege durch einen ambulanten Pflegedienst oder sogar zur (wenn auch sehr geringen) Unterstützung beim Einzug in eine stationäre Pflegeeinrichtung. Wichtig ist die Anerkennung des Leistungserbringers (hier gelten die Vorschriften nach dem jeweiligen Landesrecht). Der Anspruch besteht, wenn

Entlastungsbetrag

die Voraussetzungen für den Pflegegrad 1 erfüllt sind und müssen nicht gesondert beantragt werden.

> Bei nicht beanspruchten Leistungen können diese mit ins Folgejahr übernommen werden!

5.5.9 Stationäre Pflege

Verschiedene Altenpflegeeinrichtungen

Um in eine vollstationäre Einrichtung einziehen zu können, ist in der Regel die Einstufung in einen Pflegegrad notwendig. Geschieht die Unterbringung in eine Altenpflegeeinrichtung aus der Häuslichkeit, muss der behandelnde Arzt dem Pflegebedürftigen die Freiheit von ansteckenden Krankheiten bescheinigen.

Die vollstationäre Versorgung in einer Einrichtung umfasst die gesamte Versorgung und Betreuung. Damit stehen die Bewohner in einem besonderen Abhängigkeitsverhältnis zum Einrichtungsträger. Um dieses Ungleichgewicht auszugleichen, genießt dieser Personenkreis der vollstationär Versorgten besonderen rechtlichen Schutz.

Man unterscheidet in der Regel drei Arten von Altenpflegeeinrichtungen:

- Altenwohnheime (und vergleichbare Einrichtungen)
- Altenheime
- Altenpflegeheime

Altenwohnheime

In den *Altenwohnheimen* und vergleichbaren Einrichtungen bewohnen die Senioren eine abgeschlossene Einheit mit Kochgelegenheit und Sanitärraum. Die im Altenwohnheim lebenden Personen sind meist noch sehr rüstig und können ihren Haushalt allein führen. Abstell-, Gemeinschafts-, Wasch- und Trockenräume werden zur Verfügung gestellt. Altenwohnheime und »Betreutes Wohnen« weisen viele Gemeinsamkeiten auf. Oft nennen sich Altenwohnheime auch »Betreutes Wohnen«, allerdings ist nicht der Name entscheidend, sondern die Wahlfreiheit der Senioren, zwischen verschiedenen Anbietern von Pflege, Hauswirtschaft und Betreuung auszuwählen (§ 1 HeimG).

Altenheime

In *Altenheimen* oder vergleichbaren Einrichtungen leben die Senioren in der Regel in einem kleinen Zimmer mit der Möglichkeit, sich entweder im eigenen Zimmer oder in der Wohngruppe kleinere Mahlzeiten selbst zuzubereiten. Außerdem kann jeder Bewohner über einen eigenen Sanitärbereich verfügen. Altenheime verfügen über Gemeinschafts- und Therapieräume. Die hauswirtschaftliche Versorgung wird in der Regel von der Einrichtung pauschal übernommen. Daher stehen keine Wäsche- und Trockenräume zur Verfügung. Hier ist darauf zu achten, welche Leistungen im Heimentgelt enthalten sind und welche Kosten noch entstehen.

Altenpflegeheime

Altenpflegeheime und vergleichbare Einrichtungen sind die am häufigsten vorkommenden Einrichtungen. Sie dienen der umfassenden Betreuung und

Versorgung pflegebedürftiger Menschen. Die Bewohner sind in der Regel in Einzel- und Zweibettzimmern untergebracht. Die Ausstattung orientiert sich am Betreuungsbedarf der Bewohner. Kochgelegenheiten sind in der Regel auf die Teeküchen der Wohngruppen beschränkt. Funktionsräume (Pflegebäder, Therapieräume usw.) sind ebenso wie Gemeinschaftsräume vorhanden. Diese müssen auch für pflegebedürftige Menschen nutzbar sein. Die sanitären Anlagen müssen den Besonderheiten der Pflegebedürftigkeit entsprechen.

Es gibt auch Einrichtungen mit mehreren der oben beschriebenen Heimformen in einer Anlage. Kann die Versorgung des Pflegebedürftigen nicht mehr in der häuslichen Umgebung sichergestellt werden, kann eine Unterbringung in einer stationären Einrichtung eine Lösung sein. Die finanziellen Aufwendungen setzen sich aus den pflegebedingten Kosten, den Kosten für die Unterkunft und Verpflegung und den Kosten für Investitionen zusammen. Die pflegebedingten Kosten werden bei der Einstufung in die Pflegeversicherung von der Pflegekasse/Pflegeversicherung übernommen.

Die weiteren Kosten betreffend gibt es unter den Einrichtungen sehr große Unterschiede. Daher ist eine Entscheidung meist nicht so leicht. Die nachfolgende Checkliste (▶ Tab. 5.11) kann dabei hilfreich sein.

Tab. 5.11: Entscheidungshilfe für den Einzug in eine stationäre Einrichtung

Bewertungskriterien	Mögliche Fragen
Allgemeine Informationen und Aufnahme	• Um sich ein Bild zu machen, sollte nicht nur das Informationsmaterial gesichtet und der Internetauftritt angeschaut werden (Bewertungskriterien des MD), sondern auch immer eine Hausbesichtigung erfolgen. Aufschlussreich sind zudem manchmal die Empfehlungen von Freunden und anderen Betroffenen. • Gibt es Informationsmaterial? • Ist der Träger der Einrichtung einem Verband angeschlossen und wenn ja welchem? • Gibt es Pflegeleitlinien/ein Pflegekonzept? • Entspricht die konventionelle Ausrichtung den Vorstellungen des zukünftigen Bewohners? • Wird man bei einem vereinbarten Termin erwartet und freundlich begrüßt? Wer nimmt sich Zeit für das Gespräch? • Gibt es einen Empfang im Eingangsbereich, bei dem alle fremden Besucher angesprochen werden? • Auf welche Kriterien wird bei der Aufnahme von neuen Bewohnern geachtet? • Gibt es ein Beschwerdemanagement? Wie ist es organisiert?
Gebäude/Standort/Lage	• In welcher Umgebung liegt die Einrichtung (z. B. zentral, in der Natur, abgelegen, am Park)? • Entspricht die Umgebung den individuellen Vorstellungen? • Gibt es eine Gartenanlage mit Bänken/Terrassen/Balkonen oder eine geschützte Bewegungsfläche für demenziell veränderte Menschen oder Rollstuhlfahrer? • Gibt es Fahrstühle?

Tab. 5.11: Entscheidungshilfe für den Einzug in eine stationäre Einrichtung – Fortsetzung

Bewertungskriterien	Mögliche Fragen
	• Wie groß ist die Einrichtung? • Ist sie mit öffentlichen Verkehrsmitteln zu erreichen? • Kann sie problemlos für einen Rollstuhlfahrer erreicht/betreten werden? • Gibt es genügend Parkmöglichkeiten in der Nähe? • Gibt es Sonnenschutz (z. B. Rollos)?
Individueller Wohnbereich/ Gemeinschaftsräume	• Wie wird der Rundgang durchs Haus erlebt? • Ist die Einrichtung barrierefrei (auch für Rollstuhlfahrer geeignet)? • Wie wird die Atmosphäre im Haus empfunden (z. B. Pflanzen, Bilder, Helligkeit, Gemütlichkeit, Krankenhausatmosphäre)? • Wie riecht es im Haus (z. B. nach Reinigungsmittel, Essen, Ausscheidungen usw.)? • Sind Flure und Gemeinschaftsräume frei von ungenutzten Hilfsmitteln, Betten, Pflegewägen, Wäschesäcken usw.? • Wie empfinden Sie die Geräuschkulisse? • Gibt es Orientierungshilfen (Hinweisschilder, unterschiedliche farbliche Gestaltung der Stockwerke)? • Ist die Ausstattung ansprechend? Sind die Räume sauber und gepflegt? • Gibt es Rückzugsmöglichkeiten im Gemeinschaftsbereich (Nischen, kleine Sitzgruppen)? • Dürfen eigene Möbel mitgebracht, eigene Bilder angebracht werden? • Gibt es in den Zimmern private Telefon/Radio/Fernsehanschlüsse? • Sind bereits Möbel vorhanden (meist Pflegebett, Nachtschrank und ein Kleiderschrank als Grundausstattung)? • Gibt es einen Andachtsraum? • Wie ist die Beleuchtung (auch des Nachts)? • Können persönliche Wertgegenstände im Zimmer/im persönlichen Safe gelagert werden? • Gibt es Einzelzimmer? Ist aktuell eins frei? • Wie sind die Zimmer/der Sanitärbereich ausgestattet?
Pflege und Betreuung	• Wie ist der Umgangston der Heimleitung mit den Bewohnern und Mitarbeitern? • Wird die Privatsphäre gewahrt? • Wirken die Mitarbeiter freundlich? • Machen die Bewohner einen gepflegten Eindruck? • Wo befinden sich die Bewohner des Hauses? • Wie ist die Bewohnerstruktur (Alter, Pflegegrad, bestimmte Erkrankungen/Schwerpunkte in der Versorgung)? • Wie werden Raucher betreut? • Gibt es Raucherzimmer und Raucherecken? • Wie werden Haustiere betreut?
Ärztliche/medizinische Versorgung und Behandlungspflege	• Gibt es eine Arztpraxis im Haus oder in unmittelbarer Nachbarschaft? • Ist eine Apotheke in der Nähe? • Wie hoch ist die Quote des Pflegefachpersonals, das Behandlungspflege, Wundversorgung und Palliativversorgung sicherstellen kann?

5.5 Die Leistungen im Rahmen des SGB XI

Tab. 5.11: Entscheidungshilfe für den Einzug in eine stationäre Einrichtung – Fortsetzung

Bewertungskriterien	Mögliche Fragen
Rehabilitation/ Therapie	• Gibt es im Haus eine Physiotherapeutin, eine Logopädin, eine Ergotherapeutin usw.? Wird mit einer entsprechenden Praxis zusammengearbeitet?
Essensversorgung	• Wo und wie wird das Essen serviert? • Ist das Essen ansprechend angerichtet? • Hängt ein aktueller Speiseplan aus? • Gibt es Wahlkost oder Schon-/Diabetikerkost?
Hausreinigung	• Wie oft findet die Reinigung statt? • Wird dieser Dienst extern vergeben?
Wäscheversorgung	• Wird die Wäsche im Haus gereinigt? • Gibt es das Angebot, für einen angemessenen Preis die Wäsche des Pflegebedürftigen im Vorfeld kennzeichnen zu lassen? • Wer, wie und in welchem Rhythmus wird die saubere Wäsche auf die einzelnen Zimmer verteilt?
Gemeinschaftsangebote und Aktivitäten	• Gibt es eine Hauszeitung? Wie sieht sie aus? • Gibt es spezielle oder individuelle Beschäftigungsangebote?
Service	• Gibt es einen kleinen Kiosk? • Gibt es eine Cafeteria? • Gibt es einen Friseur? • Kommt regelmäßig die Fußpflege ins Haus?
Bewohner- und Angehörigeninformation	• Gibt es spezielle Besuchszeiten? • Werden Angehörige mit einbezogen? • Gibt es einen Gesprächskreis für Angehörige?
Kosten und Vertragsgestaltung	• Finden vor der Aufnahme entsprechende Gespräche mit Interessenten und Angehörigen statt? • Wird in den Vorgesprächen nach dem Lebenslauf, nach Vorlieben, Gewohnheiten und Abneigungen gefragt (Biografiebogen)? • Werden die Fragen rund um die rechtliche Betreuung/Vorsorgevollmacht/Patientenverfügung geklärt?

Es dürfte schwierig werden, eine stationäre Einrichtung zu finden, die alle Wünsche erfüllt. Hier sollten Prioritäten gesetzt werden. In welcher Einrichtung kann am optimalsten auf die individuellen Wünsche und Bedürfnisse des Pflegebedürftigen eingegangen werden? Was wünscht sich der Pflegebedürftige? Oder wie würde er entscheiden, wenn er könnte? Bevor der Umzug in eine stationäre Einrichtung vollzogen werden kann, sind verschiedene Vorbereitungen zu treffen. Wenn es die Zeit zulässt, schlägt das Bundesministerium für Familie, Senioren, Frauen und Jugend in seiner Broschüre: »Ihre Heimrechte als Heimbewohnerinnen und Heimbewohner« (2004, S. 13) vor, wie folgt vorzugehen:

Wunscheinrichtung

- Erwartungen, Bedürfnisse und Wünsche der Ratsuchenden klären
- Sichtung der regionalen Angebote
- Vorauswahl
- Besichtigung der Heime
- Überprüfung der Preise und Finanzierungsmöglichkeiten
- Entscheidung für eine konkrete Einrichtung

Geistig orientierte Senioren mit Pflegebedarf nutzen manchmal die Mischformen der Einrichtungen und nehmen »Probewohnen« oder die Kurzzeitpflege gezielt in verschiedenen Einrichtungen in Anspruch. So machen sie sich selbst ein Bild von den Einrichtungen. Dieses Vorgehen ist sicher nicht immer möglich, aber für alle Beteiligten sinnvoll. Oft ist sonst nach dem Einzug die Enttäuschung groß, wenn gewisse Erwartungen nicht erfüllt werden. Bei einer Besichtigung des Heimes können folgende Tipps für Ratsuchende hilfreich sein:

- Der Termin sollte mit der Heimleitung (der Pflegedienstleitung oder mit einem Mitarbeiter des Sozialdienstes) vereinbart werden.
- Die Ratsuchenden sollten sich vor dem Besuch bereits Fragen notieren, wenn ihnen bestimmte Punkte wichtig sind. Dazu ist die Checkliste (▶ Tab. 5.11) sicher hilfreich.
- Bieten Sie als Pflegeberater die Begleitung an, wenn keine andere Person des Vertrauens den Besuch begleiten kann.
- Nehmen Sie sich ausreichend Zeit für diesen Termin, um sich auch die Umgebung anzuschauen.
- Lassen Sie sich alle Räumlichkeiten, Ausstattungsgegenstände, Leistungs- und Betriebsabläufe erklären.
- Die Ratsuchenden sollten sich beispielsweise nach den Mahlzeiten erkundigen, die Speisepläne der letzten vier Wochen sichten und nach Probemahlzeiten fragen.
- Die Ratsuchenden sollten sich einen Wochen-/Monatsplan der Freizeitaktivitäten aushändigen lassen.
- Die Ratsuchenden sollten sich einen Musterheimvertrag geben lassen, um sich damit zu Hause in Ruhe auseinanderzusetzen. Telefonische Rückfragen sollten möglich sein.
- Die Ratsuchenden sollten sich den Biografie- und Aufnahmebogen aushändigen lassen, um zu prüfen, welche persönlichen Angaben erfragt werden.
- Prüfen Sie die Angaben, die im Informationsmaterial enthalten sind.
- Wichtig: Bei einem Besichtigungstermin muss nichts unterschrieben werden.

Der Antrag auf vollstationäre Versorgung sollte zur anteiligen Kostenübernahme bei der Pflegekasse vor dem Einzug eingereicht werden. In vielen Bundesländern ist inzwischen eine Heimpflegenotwendigkeitsbescheinigung notwendig. Auch Leistungen nach SGB XII müssen immer vorher beantragt und bewilligt werden.

Die Vertragsparteien sind in der Gestaltung des Vertrags nicht frei, sondern an bestimmte gesetzliche Vorgaben gebunden (BMFSFJ 2004, S. 26–42):

- Die schriftliche Vorabinformation über den Vertragsinhalt
- Das Beratungs- und Beschwerderecht
- Den Vertragsabschluss (enthält z. B. die Leistungsbeschreibung, das Heimentgelt)
- Die Leistungsveränderungen nach Vertragsabschluss
- Die Entgelterhöhung nach Vertragsabschluss
- Die Leistungsmängel
- Die Vertragsdauer
- Das Kündigungsrecht des Heimträgers
- Die Vertragsbedingungen bei Tod
- Die Heimordnung
- Mögliche Geschenke und Aufmerksamkeiten

Im individuellen Heimvertrag müssen folgende Regelungen detailliert enthalten sein (BMFSFJ 2004, S. 28–29):

- Die allgemeine Beschreibung der Leistungen des Heimes (z. B. das Leitbild, die ärztliche Versorgung, der Tagesablauf, die Ausstattung)
- Die persönlich vereinbarten Regelleistungen für die Bereiche:
  - Unterkunft (z. B. konkrete Benennung und Beschreibung des Zimmers, Ausstattung des Raumes, Abrechnung der Nebenkosten, Mitbringen von eigenen Möbeln, Sanitärraum – zur Alleinnutzung –, Ausschluss eigenmächtiger Renovierung und Schönheitsreparaturen)
  - Verpflegung (z. B. Art und Anzahl der Haupt- und Zwischenmahlzeiten, Getränkeversorgung, Diät- und/oder Schonkost, Einnahme der Mahlzeiten)
  - Hauswirtschaft (z. B. Zimmerreinigung, Wäscheversorgung, Einkaufshilfen)
  - Pflege und Betreuung (Pflegekonzept, Orientierung am SGB XI, Ausstattung mit Hilfsmitteln, bei demenziell veränderten Menschen zusätzliche Betreuungsangebote)
- Die individuell vereinbarten Leistungen/Zusatzleistungen:
  - Bei der Unterkunft z. B. Sonderausstattungen
  - Bei der Verpflegung z. B. besondere Getränke, Nachtmahlzeiten oder Zimmerservice
  - Bei der Hauswirtschaft z. B. Hausmeisterdienste

Die Begleitung bei Arztbesuchen ist eine kostenlos zu erbringende Leistung, falls niemand anderes die Begleitung übernehmen kann. Leistungen, die im Vertrag nicht genannt oder beschrieben sind, können nicht eingefordert werden, zumindest nicht ohne zusätzliches Entgelt. Das gilt z. B. für die Haltung von Haustieren. Dies ist immer vor dem Einzug zu klären.

Auch für Heimbewohner gilt das Grundgesetz, in dem in Artikel 4 die Religionsfreiheit verankert ist. Falls eine Bestimmung im Heimvertrag die verpflichtende Teilnahme an einer religiösen Veranstaltung vorsieht, ist diese Klausel daher unwirksam.

Vor dem Einzug in eine Pflegeeinrichtung sollte der Heimvertrag unterschrieben vorliegen. Es gibt in Deutschland das Heimgesetz (HeimG), in dem viele der in diesem Kapitel angesprochenen Punkte festgelegt sind. Im § 5 HeimG steht unter Absatz 1–12 näheres zum Heimvertrag, der die individuellen Rechte und Pflichten beider Vertragsparteien regelt: Heimträger und Bewohner (oder dessen Betreuer/Bevollmächtigter).

Folgende Checkliste sollte (auch bei einem sehr kurzfristigen) Einzug berücksichtigt werden:

- ✓ Liegt eine Inkontinenz vor? Wird das Material vom Heim beschafft?
- ✓ Liegt die Krankenversicherungskarte vor?
- ✓ Liegt eine Kopie des Personalausweises vor?
- ✓ Liegt ein Befreiungsausweis (Zuzahlungsbefreiung bei Medikamentenzuzahlung) vor?
- ✓ Liegt ein Schwerbehindertenausweis vor?
- ✓ Liegt die Bescheinigung zur Freiheit von ansteckenden Krankheiten vor?
- ✓ Ist die Wäsche gekennzeichnet (wenn sie in der Einrichtung gewaschen werden soll)?
- ✓ Wie wird das Taschengeld verwaltet?
- ✓ Liegt eine Vorsorgevollmacht oder eine Betreuungsvollmacht vor?
- ✓ Ist der Biografiebogen ausgefüllt und liegt dieser vor?
- ✓ Liegt die Kostenzusage der Pflegekasse, des Sozialamtes vor? Ist zumindest der Antrag gestellt?
- ✓ Liegt die Heimnotwendigkeitsbescheinigung vor?
- ✓ Sind alle Medikamente und notwendigen Hilfsmittel vorhanden?
- ✓ Ist der Transport organisiert?
- ✓ Sind die Transportkosten geklärt (bei Sozialhilfeempfängern)?

Es gibt einige Dinge, die beim Einzug und Leben in der stationären Unterbringung von Bedeutung sind. Im Alltag kann die Versorgung in einem Heim konfliktbehaftet sein. Die Gründe sind vielfältig und betreffen alle Beteiligten. Für die Bewohner und deren Angehörigen ist die stationäre Aufnahme nachvollziehbar sehr emotional. Auch die Versorgungserwartung entspricht oft nicht der Realität. Der Gesetzgeber hat daher gesetzliche Regelungen geschaffen. Es gibt auch Einrichtungen, die keinen Versorgungsvertrag abschließen, der an die gesetzlichen Vorgaben gebunden ist. Oft entscheiden sich die Angehörigen ganz bewusst für diese Einrichtungen, weil diese in der Regel kostengünstiger scheinen. Nach meiner Erfahrung sind die gesetzlich festgelegten Vorgaben des Heimgesetzes für eine qualitativ gute Versorgung maßgeblich. Die Ziele des Heimgesetzes sind (BMFSFJ 2004, S. 25):

- Ein würdevolles Leben im Heim für die Bewohner
- Die Berücksichtigung der Interessen und Bedürfnisse der Bewohner
- Ermöglichung eines selbstbestimmten und selbstständigen Lebens der Bewohner
- Einhaltung der gesetzlich verankerten Rechte und Pflichten der Vertragsparteien
- Einhaltung von bestimmten Qualitätsanforderungen bezüglich der Leistungen
- Mitspracherecht bei Angelegenheiten, die Auswirkungen auf die Lebensführung im Heim haben

Um dies sicherzustellen, wurde die Heimaufsicht als behördliche Stelle geschaffen. Sie hat zwei Hauptaufgaben:

1) Die Information und Beratung (§ 4 HeimG)
2) Die Überwachung der Heime (§ 15 HeimG)

Zu 1) Die Beratung und Information zu Heimangelegenheiten

- der Bewohner, Heimbeiräte sowie Heimfürsprecher bezüglich der Rechte und Pflichten,
- von Personen mit berechtigtem Interesse an Heimen sowie an den Rechten und Pflichten der Träger und Bewohner und
- von Personen und Trägern, die Heime errichten wollen oder diese bereits betreiben.

Als Ratgeber und Partner beantwortet die Heimaufsicht folgende Fragen:

- zu den Regelungen des Heimvertrags
- zum einseitigen Vorgehen des Heimträgers
- zum Beschwerderecht
- zur Tagesstrukturierung
- zur Heimordnung
- zur Mitwirkung

Darüber hinaus soll die Heimaufsicht zur Wahrung und Durchsetzung von Ansprüchen auch allgemeine Hinweise und Empfehlungen abgeben.

Zu 2) Die Überwachung der Heime (§ 15 HeimG)
Die Heimaufsicht nimmt die ordnungsrechtliche Aufgabe wahr, die Umsetzung des Heimgesetztes zu überprüfen. Hierzu kann sie jederzeit angemeldete oder unangemeldete Prüfungen vornehmen. Die Heimaufsicht kann

- Bewohner oder den Heimbeirat befragen,
- die Heimträger und Angestellten des Heimes um Auskünfte bitten,

- sich Aufzeichnungen über die Pflegeplanung und die Pflegeverläufe ansehen und
- mit Zustimmung der Bewohner deren Zimmer betreten und den Pflegezustand in Augenschein nehmen.

Die Anordnungen der Heimaufsicht muss der Heimträger befolgen. Will er dies nicht tun, muss er dagegen Widerspruch einlegen und gegebenenfalls Klage erheben.

Nicht nur die Heimaufsicht, sondern auch die Pflegekassen und deren Landesverbände des Medizinischen Dienstes Bund (MD), der Verband der Privaten Krankenversicherer e. V. (PKV) sowie die Sozialhilfeträger wirken insbesondere durch den mit einem Heim abgeschlossenen Versorgungsvertrag (§§ 72, 73 SGB XI) mit.

Mit dem Inkrafttreten des Pflege-Weiterentwicklungsgesetzes wurden die Transparenz-Berichte eingeführt. Danach stellen aktuell die Landesverbände der Pflegekassen sicher, dass die Leistungen der Pflegeeinrichtungen sowie deren Qualität für Pflegebedürftige und ihre Angehörigen verständlich, übersichtlich und vergleichbar im Internet sowie in anderer geeigneter Form veröffentlicht werden. Dabei sind die Ergebnisse der Qualitätsprüfungen der Medizinischen Dienste der Krankenversicherung sowie gleichwertige Prüfergebnisse zugrunde zu legen.

Die Vereinigungen der Träger der Pflegeeinrichtungen auf Bundesebene, die Bundesarbeitsgemeinschaft der überörtlichen Träger der Sozialhilfe und die Bundesvereinigung der kommunalen Spitzenverbände vereinbarten unter Beteiligung des Medizinischen Dienstes Bund (MD) die Kriterien der Veröffentlichung einschließlich der Bewertungssystematik. Zum 01.01. 2017 wurden die Kriterien der Prüfungen angepasst.[4]

Die Prüfergebnisse werden bundesweit durch die Prüfer des Medizinischen Dienstes in Form eines bundesweit einheitlichen Berichtes veröffentlicht. Die geprüften Pflegeeinrichtungen sind verpflichtet, die Prüfergebnisse an einer gut sichtbaren Stelle auszuhängen. Die Bewertung ist in der Regel auch auf der Homepage der Einrichtung zu finden. Im Internet kann sich jeder Interessierte z. B. unter der Pflegedatenbank »Pflegelotse« des vdek oder unter www.pflege-navigator.de die Prüfungsberichte der jeweiligen Einrichtung anschauen. Der Verband der Privaten Krankenversicherer e. V. (PKV) beteiligt sich ebenfalls aktiv an den Prüfungen. Der Prüfdienst des PKV heißt Careproof.

Neben den Mitarbeitern der Einrichtungen gelten weitere Ansprechpartner für Beschwerden und Probleme:

- das Gesundheitsamt,
- die Gewerbeaufsicht,

---

4 Diese sind einsehbar unter https://md-bund.de/richtlinien-publikationen/richtlinien/grundlagen-fuer-begutachtungen-und-qualitaetspruefungen.html unter dem Stichwort: Qualitätsrichtlinien.

- die Bauaufsicht und
- die Brandschutzbehörde.

Zu erwartende Kosten für die stationäre Versorgung sind in der folgenden Tabelle (▶ Tab. 5.12) dargestellt.

Tab. 5.12: Übersicht über die Kosten bei einer stationären Unterbringung

Kosten	Höhe	Kostenträger	Voraussetzungen für Bewilligung des Antrages
Pflege/Betreuung	Pflegegrad 1: 125 € Pflegegrad 2: 770 € Pflegegrad 3: 1.262 € Pflegegrad 4: 1.775 € Pflegegrad 5: 2.005 €	Pflegekasse/Private Pflegeversicherung	Pflegegrad ist vorhanden, die Einrichtung hat einen Versorgungsvertrag mit den Kostenträgern geschlossen
Verpflegung	Individuell z. B. 45 € pro Tag	Eigenanteil oder Sozialamt über Sozialhilfeanspruch	Geringes Einkommen, Eigenbehalt von 2.600 € ist unterschritten, Antrag beim Kreissozialamt stellen
Investitionskosten	Individuell z. B. 22 € pro Tag	Eigenanteil oder Sozialamt über Sozialhilfeanspruch (Pflegewohngeld)	Bundeslandabhängig, Antrag bei der Stadt/Gemeinde stellen
Ausbildungskosten/Ausbildungsrefinanzierung/Ausbildungsumlage	z. B. 31 €	Eigenanteil oder Sozialamt über Sozialhilfeanspruch	Kann-Vergütung, je nach Bundesland und Heim
Einzelzimmerzuschlag/Kosten für Zusatzleistungen je nach Vereinbarung	Individuell, z. B. Kosten für ein Einzelzimmer 2,50 € pro Tag	Eigenanteil	keine

In einigen Bundesländern wird Pflegewohngeld gezahlt. Dies ist an bestimmte Bedingungen geknüpft. Der Einzelfall wird in der Regel geprüft.

5.5.10 Soziale Sicherung der Pflegeperson

Nach § 19 SGB XI gilt Folgendes:

> Pflegepersonen im Sinne dieses Buches [SGB IX] sind Personen, die nicht erwerbsmäßig einen Pflegebedürftigen im Sinne des § 14 in seiner häuslichen Umgebung pflegen. Leistungen zur sozialen Sicherung nach § 44 erhält eine Pflegeperson nur dann, wenn sie eine pflegebedürftige Person *wenigstens 10 Stunden* wöchentlich pflegt.

Und außerdem nach § 44 SGB XI:

> Zur Verbesserung der sozialen Sicherung der Pflegepersonen im Sinne des § 19 entrichten die Pflegekassen und die privaten Versicherungsunternehmen, bei denen eine private Pflege-Pflichtversicherung durchgeführt wird, sowie die sonstigen Beiträge an den zuständigen Träger der gesetzlichen Rentenversicherung, wenn die Pflegeperson regelmäßig nicht mehr als dreißig Stunden wöchentlich erwerbstätig ist.

Voraussetzungen Wer einen Angehörigen an mindestens 10 Stunden (an 2 Tagen) pro Woche pflegt, hat Anspruch auf diese Leistungen, wenn eine Nennung als Pflegeperson im Gutachten erfolgt ist. Falls die Voraussetzungen vorliegen, besteht automatisch der Versicherungsschutz der gesetzlichen Rentenversicherung bei Aufnahme der Pflegetätigkeit. Die Höhe der Rentenbeiträge hängt davon ab, welchen Pflegegrad der Pflegebedürftige hat und welche Leistungen in Anspruch genommen werden. Die Beträge werden zudem nach alten und neuen Bundesländern unterschieden. Auf Antrag werden sie den Pflegenden auf dem Rentenkonto gutgeschrieben. Wenn die Voraussetzungen erfüllt sind, zahlt die Pflegekasse folgende Beiträge an die Rentenversicherung, die sich rentensteigernd auswirken. Die Rentenzahlungen wurden 2021 angepasst. Die vorher bereits gezahlten Rentenbeiträge haben Bestandsschutz (▶ Tab. 5.13):

Tab. 5.13: Rentenversicherungsbeiträge für Pflegepersonen

Pflegegrad	Leistungsart	Beitragshöhe/Monat/West	Beitragshöhe/Monat/Ost
1	-	-	-
2	Pflegegeld	8,77 €	8,59 €
2	Kombinationsleistung	7,46 €	7,30 €
2	Pflegesachleistung	6,14 €	6,01 €
3	Pflegegeld	13,97 €	13,68 €
3	Kombinationsleistung	11,88 €	11,26 €
3	Pflegesachleistung	9,78 €	9,57 €
4	Pflegegeld	22,75 €	22,26 €

Pflege-grad	Leistungsart	Beitragshöhe/ Monat/West	Beitragshöhe/ Monat/Ost
4	Kombinationsleistung	19,33 €	18,92 €
4	Pflegesachleistung	15,95 €	15,58 €
5	Pflegegeld	32,46 €	31,80 €
5	Kombinationsleistung	27,62 €	27,03 €
5	Pflegesachleistung	22,75 €	22,26 €

Tab. 5.13: Rentenversicherungsbeiträge für Pflegepersonen – Fortsetzung

Zudem sind die pflegenden Angehörigen während der Versorgung im Falle eines pflegebedingten Unfalls gesetzlich unfallversichert, wenn der Pflegebedürftige mindestens den Pflegegrad 2 hat. Beispielsweise ist die Unfallkasse Kostenträger, wenn die pflegende Ehefrau bei der Versorgung des Partners von der Treppe stürzt. Die Unfallkasse muss immer die bestmögliche Versorgung sicherstellen, die Krankenkasse nur die Grundversorgung laut Gesetz. Dieser feine Unterschied kann im Einzelfall bedeutend sein. Versichert sind nur Personen, die nicht erwerbsmäßig die Pflege durchführen. Die Pflege muss mindestens an 2 Tagen mehr als 10 Stunden betragen, kurzfristige oder einmalige Pflegetätigkeiten werden seit dem 01.01.2017 nicht mehr berücksichtigt.

Unfallversicherungsschutz

5.5.11 Vereinbarkeit von Beruf, Familie und Pflege

Mit der Pflegereform 2008 wurde die Pflegezeit für pflegende Angehörige ganz neu eingeführt. Mit dem Pflegezeitgesetz wurde 2015 diese Unterstützung erweitert. Eine Voraussetzung ist die (voraussichtliche) Einstufung des Pflegebedürftigen in einen Pflegegrad. Der Pflegebedürftige und die Pflegeperson müssen in einem nahen Verwandtschaftsverhältnis stehen (siehe § 1589 BGB). Als nahe Verwandte gelten insbesondere: Ehepartner, Lebenspartner, Partner einer eheähnlichen Gemeinschaft, Großeltern, Eltern, Geschwister, Kinder, Adoptivkinder oder Pflegekinder, Enkelkinder sowie die Schwiegereltern oder Schwager/Schwägerin.

Berechtigte Personen

Dieser Kreis der Berechtigten gilt für alle drei Formen der Freistellung:

- die kurzzeitige Arbeitsverhinderung (max. 10 Tage)
- die Pflegezeit (max. 6 Monate)
- die Familienpflegezeit (max. 24 Monate)

In der Pflegezeit, egal welche Form genutzt wird, darf der Arbeitgeber dem Pflegenden nicht kündigen. Grundsätzlich gilt der Kündigungsschutz ab dem Tag der Ankündigung der geplanten Freistellung, frühestens jedoch 12 Wochen vor Beginn der Freistellung.

Betriebliche Pflegeberatung/Eldercare

Inzwischen hat in vielen Betrieben und Organisationen die Problematik mit der Versorgung von pflegebedürftigen Angehörigen die Problematik mit der Unterbringung von Kindern während der Arbeitszeit eingeholt. In vielen Unternehmen werden Anstrengungen unternommen, um hier die Mitarbeiter gezielt zu unterstützen. Es gibt verschiedene Modelle:

- Angehörigenberatung (Eldercare) in Form einer monatlichen Sprechstunde (während der Arbeitszeit)
- Telefonische kostenlose Beratung (auch während der Arbeitszeit)
- Kostenlose Hausbesuche durch geschulte Pflegekräfte von einzelnen Anbietern
- Vorträge zum Thema »Pflege« im Rahmen der Arbeitszeit
- »betrieblicher Pflegekoffer/betriebliche Pflegelotsen« (z. B. in NRW)

Außerdem gibt es noch eine ganze Reihe anderer Beratungsmöglichkeiten für pflegende Angehörige, z. B. über den vdek der Ersatzkassen, ebenfalls den »Pflegelotsen«. In jedem Fall gibt es eine wachsende Zahl von Anbietern, die in diesem Bereich berufstätige Angehörige unterstützen.

5.5.12 Kurzzeitige Arbeitsverhinderung (§ 2 PflegeZG und § 44a SGB XI)

Gesetzliche Grundlage

Wird ein naher Angehöriger akut pflegebedürftig, ist oft viel zu organisieren. Ein pflegender Angehöriger hat das Recht, der Arbeit bis zu zehn Arbeitstagen fernzubleiben, um die Pflege zu organisieren. Dieses Recht kann er nun jährlich in Anspruch nehmen und es kann auch auf mehrere nahe Angehörige (z. B. Kinder) eines Pflegeempfangenden aufgeteilt werden.

Auf Verlangen des Arbeitgebers ist eine ärztliche Bescheinigung über die voraussichtliche Pflegebedürftigkeit des nahen Angehörigen vorzulegen, ebenso die Erforderlichkeit der Arbeitsbefreiung. Diese kurzfristigen Freistellungen können alle Beschäftigten in Anspruch nehmen, unabhängig von der Anzahl der im Betrieb beschäftigten Personen (BMFSFJ 2015, S. 11).

In dieser Zeit der Abwesenheit wird jedoch kein Lohn gezahlt. Wenn eine ärztliche Bescheinigung bei der Pflegeversicherung des Pflegebedürftigen eingereicht wird, werden von der Pflegeversicherung anteilige Lohnausfälle erstattet. Diese Leistung nennt sich »Pflegeunterstützungsgeld«. Allerdings gibt es diese finanzielle Unterstützung nur, wenn eine akute Pflegesituation entstanden ist, aber z. B. nicht für eine Unterstützung beim Besuch eines Gutachters zum Erhalt eines Pflegegrades.

5.5.13 Die Pflegezeit (§ 3 PflegeZG)

Berechtigte Personen

Mit der Pflegereform 2008 wurde die Pflegezeit für pflegende Angehörige ganz neu eingeführt. Mit dem Pflegezeitgesetz wurde 2015 diese Unterstützung erweitert. Eine Voraussetzung ist die Einstufung des Pflegebedürftigen in einen der 5 Pflegegrade. Im Rahmen der Pflegezeit haben nahe Angehörige einen Anspruch auf unbezahlte, sozialversicherte Freistellung von der Arbeit für die Dauer von bis zu sechs Monaten pro Pflegebedürftigen. Im Einzelfall können beispielsweise alle vier Kinder jeweils bis zu sechs Monate die Pflege der Eltern zu Hause sicherstellen. Dies ist sicher eine große Entlastung. In der Praxis wird die Pflegezeit bisher aber nur selten in Anspruch genommen.

Die Pflegezeit muss dem Arbeitgeber zehn Tage vor Inanspruchnahme schriftlich angekündigt werden. Aus dem Schreiben muss hervorgehen, für welchen Zeitraum, in welchem Umfang und für welche Person die Pflegezeit beantragt wird. Für eine teilweise Freistellung muss mitgeteilt werden, wie die verkürzte Arbeitszeit aussehen soll. Außerdem muss der Nachweis des Pflegegrads durch die Pflegekasse oder den Medizinischen Dienst (MD) schriftlich vorliegen. Firmen unter fünfzehn Beschäftigten sind von dieser Regelung ausgenommen. Der Arbeitgeber kann den Wunsch nach teilweiser Freistellung aus dringenden betrieblichen Gründen ablehnen. *Beantragung*

Die Pflegezeit kann nur mit Zustimmung des Arbeitgebers vorzeitig beendet werden. Die Ausnahmen bilden der Tod der pflegebedürftigen Person und wenn die Aufnahme in eine vollstationäre Pflegeeinrichtung erfolgen muss. Dann beträgt die Übergangsfrist vier Wochen bis zur Beendigung der Pflegezeit. Der Kranken- und Pflegeversicherungsschutz bleibt in der Regel während der Pflegezeit erhalten, wenn während dieser Zeit eine Familienversicherung besteht. Während der Pflegezeit ist die Pflegeperson weiter rentenversichert, wenn sie den Pflegebedürftigen mehr als zehn Stunden pro Woche versorgt. Als Grundlage dient auch hier das Gutachten durch den MD (oder bei den Privatversicherten durch Medicproof). Die Beträge für die Arbeitslosenversicherung werden ebenfalls von der Pflegekasse übernommen. *Bedingungen*

Die Pflegeperson entscheidet selbst, ob sie ganz oder teilweise von der Arbeit freigestellt werden möchte. In dieser Zeit wird das Gehalt entsprechend der Stundenanzahl gekürzt. Um die laufenden Kosten trotzdem zu bewältigen, ist es möglich, ein zinsfreies Darlehen zu beantragen. Dies kann man beim Bundesamt für Familie und zivilgesellschaftliche Aufgaben tun. Es entstehen dann keine zusätzlichen Kosten. Das geliehene Geld muss allerdings später zurückgezahlt werden.

Privatversicherte

Privatversicherte oder freiwillig Versicherte sollten sich nach den individuellen Beträgen bei der Krankenversicherung/Krankenkasse erkundigen. In der Regel werden dafür Mindestsätze erhoben. Auf Antrag erstattet die Pflegeversicherung den Beitrag für die Kranken- und Pflegeversicherung bis zur Höhe des Mindestbetrags wie bei den Sozialversicherten.

5.5.14 Familienpflegezeit (§§ 2 und 3 FPfZG)

Zur besseren Vereinbarkeit von Pflege und Beruf wurde ab dem 01.01.2015 die Familienpflegezeit (FPfZG) eingeführt. Es gibt nun die Möglichkeit, jedoch nicht den gesetzlichen Anspruch, für die Pflege von nahen Angehörigen zeitlich begrenzt beruflich etwas kürzer zu treten. Arbeitgeber mit in der Regel weniger als 26 Beschäftigten (ohne Auszubildende) sind nicht verpflichtet, einer teilweisen Freistellung zuzustimmen. Dabei sollen die finanziellen Einbußen geringer ins Gewicht fallen. Die Familienpflegezeit funktioniert ähnlich wie die Altersteilzeit.

Rahmenbedingungen — Beschäftigte können ihre Arbeitszeit über einen Zeitraum von maximal zwei Jahren auf bis zu 15 Stunden pro Woche reduzieren, wenn sie einen nahen Angehörigen pflegen. Wird z. B. die Arbeitszeit von 40 Stunden pro Woche auf 20 Stunden reduziert, erhalten die Beschäftigten weiterhin 75 % des letzten Bruttoeinkommens. Zum Ausgleich müssen sie nach Abschluss der Familienpflegezeit wieder voll arbeiten und bekommen weiterhin nur 75 % des Gehalts, bis das Zeitkonto wieder ausgeglichen ist.

Voraussetzungen — Um die Risiken einer Berufs- und Erwerbsunfähigkeit gerade für kleinere und mittlere Unternehmen zu minimieren, muss jeder Beschäftigte, der die Familienpflegezeit nutzen möchte, zu diesem Zeitpunkt eine Versicherung abschließen. Die Versicherung würde dann enden, wenn die Lohnrückzahlungsphase beendet ist. Arbeitgeber und Arbeitnehmer schließen eine individuelle Vereinbarung zur Familienpflegezeit ab. Der Arbeitgeber beantragt dann die Refinanzierung beim Bundesamt für Familie und zivilrechtliche Aufgaben. Nach der Pflegephase behält der Arbeitgeber einen Teil des Gehalts ein und zahlt diesen an das Bundesamt zurück.

> **Tipp im Internet**
>
> Hilfreiche Internetadressen:
>
> - Bundesministerium für Familie, Senioren, Frauen und Jugend: www.bmfsfj.de
> - Wege zur Pflege: www.wege-zur-pflege.de
> - Hilfe im Haushalt: www.hilfe-im-Haushalt.de
> - Pflege durch Angehörige: www.pflege-durch-angehörige.de/checklisten/
> - https://www.bundesgesundheitsministerium.de/themen/pflege/online-ratgeber-pflege.html
> - Bundesarbeitsgemeinschaft Selbsthilfe von Menschen mit Behinderung, chronischer Erkrankung und ihren Angehörigen e. V.: www.bag-selbsthilfe.de
> - Pflege in Not Beratungstelefon: www.pflege-in-not.de

5.5.15 Poolen von Leistungen

Das sogenannte »Poolen« von Leistungen ist seit dem Pflegeweiterentwicklungsgesetz von 2008 möglich. Es bedeutet, dass mehrere Pflegebedürftige die von ihnen benötigten Leistungen gemeinsam in Anspruch nehmen können, z. B. in einer Senioren-WG. Durch das Zusammenlegen (also »Poolen«) der Leistungsansprüche können insbesondere die neuen Wohnformen im Alter (▶ Kap. 5.5.1) Wirtschaftlichkeitsreserven erschließen. Die dadurch gewonnene Zeit ist vom Pflegedienst ausschließlich für die Betreuung der am »Poolen« beteiligten Pflegebedürftigen zu verwenden. In der Praxis wird nicht für jeden einzelnen eingekauft oder geputzt, sondern für die ganze Gemeinschaft. Dadurch werden Zeitreserven frei, die dann für andere Dienstleistungen genutzt werden sollen. Grundvoraussetzung ist, dass die Grundpflege und hauswirtschaftliche Versorgung des Einzelnen sichergestellt sind (§ 38 a SGBXI – Leistungen für Pflegebedürftige in ambulant betreuten Wohngruppen).

> **Tipp**
>
> Kostenlose Broschüre:
> Bundesministerium für Familie, Senioren, Frauen und Jugend (2010). Auf der Suche nach der passenden Wohn- und Betreuungsform (ein Wegweiser für ältere Menschen) 2. Auflage
> Telefonisch beziehbar unter: 01805/778090

5.6 Weitere Schwerpunkte in der Pflegeberatung

Das Thema Pflegeberatung bezieht sich in diesem Kapitel des Buches auf die Belange der älteren und pflegebedürftigen Menschen. Es wird nicht im Detail auf die Beratung von Eltern mit behinderten Kindern, Wohnen und Leben mit Behinderung, Eingliederungshilfen oder die pädagogische Betreuung von Menschen mit Behinderung eingegangen. Meist benötigen Menschen mit Behinderung oder seelisch erkrankte Menschen in ihrer gesamten Lebenszeit Beratung und Unterstützung. Die ihnen vertrauten Bezugspersonen begleiten sie meist sehr intensiv und lang.

5.6.1 Wohnformen im Alter

Großen Einfluss auf die Lebens- und Versorgungsqualität hat die Wohnung bzw. das Wohnumfeld. Es gibt verschiedene Wohnformen, die der Pflegeberater kennen sollte:

- Leben im Privathaushalt
- Leben in der Wohngemeinschaft
- Leben im Betreuten Wohnen
- Leben in vollstationärer Versorgung (z. B. Altenwohnheim)

Die meisten alten Menschen in Deutschland werden derzeit in Privathaushalten versorgt. Dazu ist es wichtig, dass die Wohnung und ihre Ausstattung den geänderten Bedürfnissen angepasst wird (▶ Kap. 5.2).

Wohngemeinschaften

Die Wohngemeinschaften bieten eine Alternative zum Alleinleben. Es gibt privat organisierte Wohngemeinschaften. Diese sind »natürlich« gewachsen: Die Menschen haben sich selbst organisiert und den geeigneten Wohnraum gefunden/gebaut. Diese Wohngemeinschaften werden oft schon vor Eintritt in die Pflegebedürftigkeit gegründet. In Ballungsräumen und großen Städten nehmen diese Wohnformen zu. Eine Förderung durch die Pflegeversicherung ist für bestimmte Kosten (z. B. Badumbau) möglich.

Es gibt auch Wohngemeinschaften, die »kommerziell« entstanden sind, z. B. die Wohngemeinschaften für behinderte oder demenziell veränderte Menschen. Hier muss von außen gesteuert werden. Der Betreiber hat in der Regel ein wirtschaftliches Interesse am weiteren Bestand der Wohngemeinschaft. Es gibt neben einem Mietvertrag für die persönlichen Räume auch eine Beteiligung an den Räumen für die Allgemeinheit. Die Kosten für die Verpflegung, die Wäsche und die Begleitung werden gemeinschaftlich getragen. Jeder Mieter verpflichtet sich, eine bestimmte Pauschale zu zahlen. Meist finden regelmäßig Mieterversammlungen statt, in denen sich auch die Angehörigen einbringen können.

Mehrgenerationenhäuser

Das Mehrgenerationenhaus ist eine mögliche, allerdings oft begleitete Form der Wohngemeinschaft. Hier leben verschiedene Generationen in einem entsprechend hergerichteten Komplex. Mehrgenerationenhäuser sollen Knotenpunkte für bürgerschaftliches Engagement werden. Das Bundesministerium für Familie, Senioren, Frauen und Jugend setzt auf die Erfahrung und Kompetenz aller Engagierten in den Mehrgenerationenhäusern. Vor allem die neuen Themen »Alter und Pflege« sowie »Integration und Bildung« sollen das Profil der Mehrgenerationenhäuser schärfen. Unerlässlich ist die Unterstützung der Kommunen. Diese ist ein entscheidender Indikator dafür, ob und wie die Mehrgenerationenhäuser im kommunalen Angebot verankert sind. Daher sollen die Kommunen eine stärkere Rolle als bisher übernehmen, auch in Form einer Beteiligung an der Finanzierung. Folgende inhaltliche Schwerpunkte möchte das Bundesfamilienministerium mit dem Folgeprogramm setzen:

Alter und Pflege

- Etablierung von Unterstützungs- und Beratungsangeboten für ältere Menschen, Pflegebedürftige, Demenzkranke und ihre Angehörigen
- Vermittlung und Bereitstellung von niedrigschwelligen Angeboten bis hin zu pflegeergänzenden Hilfen
- Systematischer Auf- und Ausbau von Kooperationen mit Pflegeberatungsstellen und Pflegestützpunkten

Integration und Bildung

- Etablierung integrationsfördernder Angebote in möglichst vielen Häusern
- Auf- und Ausbau der Angebote im Bereich Betreuung und Unterstützung von Kindern und Jugendlichen

Haushaltsnahe Dienstleistungen

- Nachhaltige Festigung der Mehrgenerationenhäuser als *die* Dienstleistungsdrehscheiben in den jeweilgen Standortkommunen
- Abbau von Hemmschwellen gegen und Werbung für haushaltsnahe Dienstleistungen vor allem in Bezug auf eine bessere Vereinbarkeit von Familie und Beruf bzw. Familie und Pflege

Freiwilliges Engagement

- Etablierung von Mehrgenerationenhäusern als Knotenpunkte des Bundesfreiwilligendienstes und des bürgerschaftlichen Engagements in den Kommunen
- Stärkere Vernetzung mit Einrichtungen und Initiativen – wie Freiwilligenagenturen, Seniorenbüros oder Jugendmigrationsdiensten
- Mehrgenerationenhäuser als erfolgreiche Orte der Begegnung

> **Tipp im Internet**
>
> Weitere Informationen zum laufenden Aktionsprogramm Mehrgenerationenhäuser sind unter www.mehrgenerationenhaeuser.de zu finden.

Betreutes Wohnen

Der Begriff »Betreutes Wohnen« ist nicht geschützt. Bei dieser Wohnform wird versucht, die Vorteile eines eigenen Haushalts (Unabhängigkeit und Privatsphäre) mit den Vorteilen eines Heimes (Angebote für Versorgungs-, Betreuungs-, und Pflegeleistungen, Sicherheit und Barrierefreiheit) zu kombinieren.

Es gibt deutschlandweit die unterschiedlichsten Angebote. Oft sind die Erwartungen an diese Wohnform sehr hoch. Grundsätzlich sollte sich jeder vor dem Einzug genau informieren. Der Pflegeberater sollte die regionalen Angebote und Unterschiede kennen. Folgende Leistungen sollten vorhanden sein:

- Barrierefreier Gemeinschaftsraum und Wohnungen
- Ein Grundservice, der pauschal abgerechnet werden sollte
- Gesondert, d. h. nach Inanspruchnahme abzurechnender Wahlservice

Der Unterschied zum Heim besteht darin, dass der vertraglich geregelte Grundservice nur geringfügige Leistungen enthält, z. B. das Personenrufsystem und die Vermittlung von Dienstleistungen (z. B. durch einen Pflegedienst). Werden die Mieter verpflichtet, bestimmte Leistungen (z. B. Verpflegung oder Pflege) von einem bestimmten Anbieter zu nutzen, so handelt es sich laut Gesetz um ein Heim.

Quartiersnahe Versorgung

Kommunale Aufgabe — Die quartiersnahe Versorgung wird in vielen Städten und Gemeinden in Deutschland initiiert, aufgebaut und gesteuert. Hinter diesem Konzept steckt der Gedanke, dass die alten und pflegebedürftigen Menschen möglichst lange in der eigenen Häuslichkeit versorgt werden wollen und sich die Dienstleister in den einzelnen Stadtteilen besser präsentieren und organisieren können.

Eine quartiersnahe Versorgung erfordert meist einen neu arrangierten Hilfe-Mix von sozialer Unterstützung (Familien, Nachbarschaften, bürgerschaftliches Engagement) und professionell erbrachten Leistungen (Wohlfahrtspflege, privatgewerbliche Anbieter, Wohnungswirtschaft, Kommune). Häufig dient ein Stützpunkt für Pflegeberatung oder Sozialberatung als Anlaufstelle. Dort sind Ansprechpartner für unterschiedliche Belange vor Ort und können so niedrigschwellig erreicht werden. In diesen Büros laufen auch die Fäden für die unterschiedlichsten Anliegen und Dienstleistungen zusammen.

Individuelle Gestaltung und Förderung — Jedes Quartier wird individuell gestaltet und ist stetigen Veränderungen ausgesetzt. Da in den Quartieren auch ehrenamtliche Arbeit einfließt, hängt viel von den engagierten Menschen ab, die im Quartier wohnen.

Da die Vorteile der quartiersnahen Versorgung auf der Hand liegen, haben Quartierskonzepte mit einem bedarfsgerechten Versorgungsmix aus stationären und ambulanten Versorgungsleistungen, neuen oder betreuten Wohnformen sowie Informations- und Beratungsstellen gerade Hochkonjunktur. In den neuen Quartieren werden oft auch Tages- und Nachtpflegeangebote geplant, mit einer Anbindung von Nachbarschaftsinitiativen und Vereinen vor Ort.

Die Pflegestärkungsgesetze (PSG) I–II fördern die ambulanten und teilstationären Angebote. So sind viele stationäre Pflegeanbieter daran interessiert, quartiersnah ambulante und teilstationäre Pflegelösungen zu ergänzen. Folgende Vorteile bietet die quartiersnahe Versorgung:

- Ältere Menschen können in ihrem gewohnten Umfeld bleiben (stationäre Pflege kann herausgezögert werden).
- Die nachbarschaftliche Hilfe erfolgt oft kostenfrei.
- Die Selbstwirksamkeit und Vernetzung der Menschen im Quartier werden gestärkt.
- Kosten werden geringgehalten (z. B. keine großen Investitionen in Planung und Umbauten).
- Dienstleister können sich besser präsentieren und durch kurze Fahrstrecken wirtschaftlicher arbeiten.
- Der Aufbau einer quartiersnahen Versorgung geht wesentlich schneller und reibungsärmer als der Aufbau eines Mehrgenerationenhauses.

Oft werden die Entstehung und die Gestaltung eines »Quartiers« gemeinsam mit den Anwohnern des Ortes oder des Ortsteils vorbereitet und umgesetzt.

5.6.2 Beratung von Angehörigen demenziell erkrankter Menschen

In jeder Region wächst die Zahl der unterschiedlichen Angebote für demenziell veränderte Menschen. Der Pflegeberater sollte sich Zeit nehmen, möglichst viele dieser Angebote in seiner Region kennenzulernen, um im Rahmen der individuellen Beratung über die räumlichen, personellen und konzeptionellen Bedingungen informiert zu sein. Die Kosten für diese Angebote sind sehr unterschiedlich.

Regionale Angebotsvielfalt

Die Beratung pflegender Angehöriger von demenziell veränderten Menschen konfrontiert den Pflegeberater oft mit Verhaltensweisen des Pflegebedürftigen, die zunächst gewöhnungsbedürftig sind. Die Versorgung von demenziell veränderten Menschen stellt an die Angehörigen mehrere schwierige Herausforderungen. Der Pflegeberater sollte sich aus Respekt vor diesen Menschen über das Krankheitsbild umfassend informieren. Gerade der Umgang mit schwierigen Verhaltensweisen ist oft Thema in den Pflegeberatungen.

> **Tipp im Internet**
>
> Interessante Links:
>
> - Aktion Demenz e. V.: www.aktion-demenz.de
> - Deutsche Alzheimer Gesellschaft e. V.: www.deutsche-alzheimer.de
> - Hirnliga e. V.: www.hirnliga.de

Demenzerkrankte können im Verlauf der Erkrankung oft nicht mehr selbst für ihre Sicherheit sorgen. Es sollte zur Sicherung der Diagnose ein Neu-

Maßnahmen bei zunehmender Demenz

rologe (z. B. für die Medikamenteneinstellung) hinzugezogen werden. Gerade im Rahmen einer beginnenden Demenz stehen die Angehörigen und Betroffenen vor vielen unterschiedlichen Problemen, sodass die Pflegeberatung hier oft eine besondere Wertigkeit bekommt.

> **Tipp**
>
> Bei den Literaturangaben am Ende dieses Buches befindet sich eine Literaturliste zum Thema Demenz, in der Fachbücher, Erfahrungsberichte, Bücher für Kinder und Therapie/Beschäftigungsmaterial aufgelistet sind.
> Es gibt inzwischen viele verschiedene Spielfilme, in denen die Thematik aufgegriffen wird. Das DVD-Paket mit dem Spielfilm: »Eines Tages« vom LVR-Zentrum für Medien und Bildung enthält neben dem Film weiteres Material. Der Filmratgeber ist sehr gut für Angehörige geeignet und kann über die folgende Website bestellt werden: www.eines tages.lvr.de
> Prävention/Hilfen für pflegende Angehörige: kostenlose Broschüre der Unfallkasse NRW: Demenz – In der Weite des Vergessens. Anfordern unter: www.unfallkasse-nrw.de
> Kostenlose Broschüre der Bundesarbeitsgemeinschaft der Senioren-Organisationen e. V.: Entlastung für die Seele- ein Ratgeber für pflegende Angehörige. Anfordern unter: kontakt@bagso.de
> Wer sich sehr detailliert zur aktuellen Behandlung von dementiellen Veränderungen informieren möchte, kann dafür die »S3-Leitlinie Demenzen« nutzen. Diese wurde von der Deutschen Gesellschaft für Psychiatrie und Psychotherapie, Psychosomatik und Nervenheilkunde (DGPPN) und von der Deutschen Gesellschaft für Neurologie (DGN) im Springerverlag herausgegeben. Diese S3-Leitlinien werden von Experten für viele Erkrankungen (z. B. auch für Morbus Parkinson) erstellt und regelmäßig überarbeitet. An den S3-Leitlinien orientiert sich die Behandlung der jeweiligen Erkrankung.

Wohntipps Viele demenziell veränderte Menschen leben noch in den eigenen vier Wänden. Dabei passiert es häufig, dass sie die einfachsten Dinge vergessen. Sie finden ihre Kleidung nicht mehr oder lassen den Herd an. Weil die Bewegungsmöglichkeiten eingeschränkt sind, wird die eigene Wohnung immer wichtiger. Die richtige Einrichtung der Wohnung hilft dann, Orientierung zu geben und Sicherheit zu bieten.

Erinnerungsstücke geben Halt Das Wichtigste bei der Umgestaltung der Wohnung ist, den Betroffenen in den Prozess und bei der Entscheidung mit einzubeziehen. Nur dann wird er auch die Veränderungen annehmen. Demenziell veränderte Menschen brauchen Erinnerungsstücke – diese geben Geborgenheit und Vertrauen. Familienbilder, Sammelstücke, Bilder oder liebgewonnene Alltagsgegenstände, die an schöne Zeiten erinnern, sollten gut sichtbar im Regal oder auf der Kommode stehen. Der alte Lieblingssessel am Fenster gibt dem »ruhelosen Wanderer« Geborgenheit und lädt zum Verweilen ein.

5.6 Weitere Schwerpunkte in der Pflegeberatung

Damit sich Demenzerkrankte in ihren eigenen vier Wänden besser zurechtfinden, helfen Symbole oder große Beschriftungen, die gut sichtbar an den Zimmertüren angebracht sind. Schranktüren können abmontiert werden, damit der Schrankinhalt direkt zu sehen ist und nicht immer durchwühlt werden muss. Manche Angehörige beschriften die Schränke auch gut sichtbar. Wichtige Alltagsgegenstände werden am besten gefunden, wenn sie auf dem Tisch oder im Regal stehen. Spiegel und glatte Beläge können Demenzkranke verunsichern oder Ängste auslösen. Sie sollten beseitigt werden. Auch Farben helfen Demenzkranken bei der Orientierung. Eine rot gestrichene Badezimmertür fällt auf und wird sofort gefunden. Der Eingangsbereich ist ein sehr neuralgischer Punkt, denn viele Demenzkranke haben einen Drang, ihre Wohnung zu verlassen. Die Wohnungstür kann mit einem Vorhang verdeckt oder farblich an die Wand angepasst werden, so dass sie nicht sofort zu erkennen ist. Beim Einbau kann ein akustischer oder optischer Signalgeber installiert werden, der das Verlassen der Wohnung durch den Erkrankten meldet. Die Fenstergriffe sollten abschließbar sein. Tagsüber sollte die Wohnung gut beleuchtet sein; optimal ist indirektes und warmes Licht mit einer Lichtstärke von 500 Lux. Licht wirkt sich positiv auf die Stimmung aus und sorgt für Sicherheit. Eine gedämmte Beleuchtung in der Nacht erleichtert die Orientierung in der Dunkelheit.
Orientierung geben

Sämtliche Stolperfallen wie Teppichkanten, Türschwellen, Schienen und Kabel sollten entfernt werden. Ist nur eine Badewanne vorhanden, sollte über den Einbau einer bodentiefen Dusche nachgedacht werden. Handläufe und Haltestangen sind besonders im Badezimmer und Flur wichtig. Die technischen Geräte sind auf Sicherheit zu überprüfen und beispielsweise durch Geräte zu ersetzen, die sich selbst ausschalten. Damit das Wasser in der Spüle und Dusche nicht zu heiß wird, können Thermostate eingebaut werden, die auf eine ungefährliche Maximaltemperatur eingestellt werden.
Sicherheit und Funktionalität

Technische Geräte sollten möglichst nicht erneuert werden, da die Handhabung des neuen Gerätes von Demenzerkrankten oft nicht mehr erlernt werden kann. In der Küche kann der Herd mithilfe einer eingebauten Abschaltautomatik überwacht werden. Gas-, Wasser- und Rauchmelder sollten bei Bedarf angebracht werden.
Schutz durch Technik

Zum Schutz des Demenzerkrankten müssen gefährliche Substanzen (z. B. Putzmittel, Insektenvernichtungsmittel, Arzneimittel, Feuerzeuge, Kerzen, Streichhölzer) verschlossen aufbewahrt werden. Auch Gartenwerkzeuge und Chemikalien müssen sicher aufbewahrt werden. Die Schlüssel sollten abgezogen werden, damit sich der Erkrankte nicht versehentlich selbst (oder die Pflegeperson) einschließt. Das Grundstück sollte möglichst eingezäunt werden.
Gefahren erkennen und beseitigen

In vielen Fortbildungen berichten die Teilnehmenden, dass die Gewalt gegenüber Pflegeempfangenden scheinbar zunimmt, bzw. dass diese Problematik in der Beratung spürbar ist, aber nicht ausgesprochen wird.
Gewalt in der Häuslichen Pflege

In diesen Beratungssituationen ist es oft sinnvoll, dieses Thema sensibel anzusprechen. Nach meiner Erfahrung fließen dann oft Tränen. Pflegende und sorgende An- und Zugehörige kommen an die eigenen Grenzen und schämen sich meist sehr dafür. Insgeheim fühlen sie sich schuldig. In diesen

Fällen ist es sinnvoll, Verständnis zu vermitteln. Die Versorgung von dementiell veränderten Menschen ist in der Häuslichkeit nicht weniger schwierig, als in stationärer Pflege. Ganz im Gegenteil. Hier ist es hilfreich, zur Entlastung der Pflegeperson Lösungen zu entwickeln.

An- und Zugehörige sind viel stärker belastet, als beruflich Pflegende es sind. Die emotionalen, physischen, finanziellen und zeitlichen Belastungen erreichen oft eine ganz andere Dimension. Zudem kommt es vor, dass dementiell veränderte Menschen auch handgreiflich werden oder verbal entgleisen. Hier geht es nicht um Schuld, sondern um hilfreiches Mitgefühl und praktische Lösungen.

5.6.3 24-Stunden-Betreuung in der Häuslichkeit

Ausländische Haushaltshilfen

Es gibt die verschiedensten Anbieter rund um die 24-Stunden-Betreuung zu Hause und die verschiedensten Modelle. Alle Modelle bieten Vor- und Nachteile. Das Thema 24-Stunden-Betreuung in der häuslichen Umgebung durch eine Haushaltshilfe ist im Rahmen der Pflegeberatung von zunehmender Bedeutung. Es gibt eine unüberschaubare Flut von Anbietern im Internet. Für die pflegenden Angehörigen ist es meist eine Herausforderung, sich durch diesen Dschungel zu kämpfen. Bei einem Großteil der Beschäftigungsverhältnisse in diesem Bereich handelt es sich vermutlich um Schwarzarbeit. Um ein illegales Arbeitsverhältnis zu umgehen, kann die Einsicht in das sogenannte Formular A1 hilfreich sein. Dieses A1-Formular (früher E 101) bestätigt, dass die neue Kraft in ihrem Heimatland sozialversichert ist. Es regelt die Zahlung von Sozialabgaben und kann so den Pflegeempfangenden bzw. deren Angehörige (also dem Arbeitgeber) vom Verdacht der Schwarzarbeit und damit vor empfindlichen Strafen schützen.

Es gibt drei Möglichkeiten, ein legales Beschäftigungsverhältnis einzugehen:

- Arbeitgeber-Arbeitnehmer-Modell (die Hilfe vom freien Arbeitsmarkt selbst beschäftigen)
- Modell der Selbstständigkeit (die Hilfe hat in ihrem Heimatland ein Gewerbe angemeldet)
- Entsendemodell (die Hilfe ist bei einem im Ausland ansässigen Unternehmen angestellt)

Bei allen drei Formen gibt es viele Aspekte zu berücksichtigen.

Früher hat die ZAV (Zentrale Auslands- und Fachvermittlung) versucht, den osteuropäischen Arbeitsmarkt zu steuern. Durch die EU-Verordnungen gab es hier grundlegende Änderungen. Es gibt große Unterschiede bei der Arbeitsweise mit den Vermittlungsagenturen. Durch die Arbeitnehmerfreizügigkeit kann ein EU-Bürger nun in einem Privathaushalt ohne besondere Arbeitserlaubnis beschäftigt werden. Bei einer Beschäftigung gilt dann deutsches Arbeitsrecht. Alternativ können ausländische Vermittlungsagenturen ihre Mitarbeiter in deutsche Haushalte entsenden.

> **Kriterien zur Auswahl einer Vermittlungsagentur**
>
> - Wo ist die Vermittlungsagentur angesiedelt (z. B. in Polen, Ungarn oder Deutschland)?
> - Aus welchen Ländern stammen die Hilfen?
> - Für welchen Zeitrahmen stehen sie zur Verfügung?
> - Wann fallen Vermittlungsgebühren an und wenn ja, in welcher Höhe?
> - Zu welchen Arbeitsbedingungen (tägliche Arbeitszeit, Anzahl der Tage usw.) werden die Hilfen beschäftigt?
> - Gibt es Regelungen, wenn die Hilfe arbeitsunfähig wird oder Urlaub benötigt?
> - Welcher Versicherungsschutz (Kranken-, Unfall-, Haftpflicht- oder Rentenversicherung) besteht?
> - Wie wird der Versicherungsschutz nachgewiesen?
> - Welche Kosten entstehen z. B. für die An- und Abreise/für den Transfer?
> - Gibt es weitere Kosten? Werden alle Kosten einzeln aufgeführt?
> - Wie ist die Übergabe bei einem Wechsel der Hilfe gewährleistet?
> - Gibt es einen Ansprechpartner vor Ort?
> - Kann man selbst eine Hilfe auswählen? Gibt es mehrere Optionen?
> - Wie ist die Vertragsgestaltung? Nachvollziehbar?
> - Wie ist die Kündigungsfrist?
> - Wird die Anmeldung am Arbeitsort übernommen?
> - Ist die Vermittlungstätigkeit transparent? Findet auch eine Rechtsaufklärung statt?
> - Welcher Service wird konkret geboten?
> - Gibt es Referenzen in der nahen Umgebung?

Ganz wichtig ist auch, dass die Betreuungskraft in das Versorgungsnetzwerk aktiv mit eingebunden wird und die Rahmenbedingungen für die Zeit des Aufenthaltes angemessen sind. Entscheidend bei der guten Versorgung ist nach meiner Erfahrung aber immer die Chemie zwischen dem Pflegebedürftigen und der Hilfe, egal woher diese kommt und welche Nationalität die Betreuungskraft besitzt.

> **Wichtig**
>
> Eine Rund-um-die-Uhr-Betreuung ist nach deutschem Recht nicht legal. Die tägliche Arbeitszeit darf an Werktagen im Durchschnitt nicht mehr als 8 Stunden und maximal 10 Stunden täglich betragen. Die wöchentliche Arbeitszeit beträgt max. 48 Stunden. Pause und mindestens ein freier Tag in der Woche sind ebenfalls zu gewährleisten (ich rate hier zur

> Nutzung von Tagespflege oder zusätzlichen Betreuungskräften). Außerdem besteht Anspruch auf mindestens 24 Tage Urlaub im Jahr bei einer 6 Tage-Woche.

Die Anstellung einer osteuropäischen Hilfskraft kostet in Vollzeit insgesamt zwischen 2.400 € und 3.600 € pro Monat. Oft werden durch die Vermittlungsagenturen Leistungen der Pflegeversicherung in die Berechnung der Kosten mit einbezogen, die in dieser Pflegesituation nicht legal genutzt werden können (Kurzzeitpflege/Verhinderungspflege).

> **Tipp im Internet**
>
> Die Verbraucherzentrale hält auf ihrer Website unter der Kategorie Gesundheit & Pflege, Pflege zu Hause, Informationsmaterial zur Anstellung ausländischer Betreuungskräfte bereit: www.verbraucherzentrale.de Broschüren: »Pflegefall – was tun?« oder auch »Pflege zu Hause organisieren«. Telefonisch unter: 0211–3809555
> Achtung: Es entstehen Kosten für das Porto.

Es gibt viele Aspekte zu bedenken. Daher ist Orientierungshilfe im Rahmen der Pflegeberatung (Was muss beachtet werden?) wohl die beste Unterstützung für die pflegenden Angehörigen und die Pflegebedürftigen selbst. Eine gute Grundlage bildet auch die folgende Checkliste:

> **Checkliste zur Auswahl einer (ausländischen) Haushaltshilfe**
>
> Welche Aufgaben sollen übernommen werden?
>
> - Haushaltstätigkeiten
> - Pflege (Behandlungspflege ist davon ausgenommen)
> - Pflegerische Alltagshilfen
> - Gartenarbeiten
> - Einkaufen
> - Betreuung
> - Gesellschafter/-in
> - Sonstiges
> - Muss die Haushilfe einen Führerschein besitzen und auch Auto fahren?
> - Muss die Hilfe mit Haustieren zurechtkommen?
> - Darf die Hilfe rauchen?
> - Spricht die Hilfe ausreichend Deutsch?
> - Besteht die Möglichkeit, mit der Hilfe vorher (telefonisch, persönlich oder z. B. per Video) Kontakt aufzunehmen und miteinander zu sprechen?
> - Welche Qualifikationen besitzt die Hilfe?

- In welchen familiären Umständen lebt die Hilfe in ihrem Heimatland?
- Welche Vorerfahrungen liegen vor?
- Für welche Dauer steht diese Hilfe zur Verfügung?
- Muss bei der Ernährung für die Haushaltshilfe etwas beachtet werden (z. B. Vegetarier/-in)?
- Was ist noch von Bedeutung für die gute Zusammenarbeit (z. B. Geschlecht, Nationalität …)?

Es gibt viele Haushaltshilfen aus anderen EU-Ländern, die für die Zeit der Versorgung/Arbeit in Deutschland die eigenen Kinder, den Ehemann oder sogar pflegebedürftige Angehörige in ihrer Heimat zurücklassen müssen. Leider wird diese Vorstellung in vielen Haushalten mit pflegenden Angehörigen wenig beachtet.

Das Heimweh ist oft sehr groß. Daher ist es auch wichtig, im Vorfeld zu klären, was die Hilfe unbedingt hier benötigt, um die Zeit zufrieden zu überstehen. Damit ist nicht nur ein Zugang zu Fernseher, Internet und Telefon gemeint. Auch ein eigenes abschließbares Zimmer, würdige Möblierung und Angebote zur Freizeitgestaltung müssten eigentlich selbstverständlich sein.

Ausländische Haushaltshilfen dürfen seit 01.01.2010 neben den hauswirtschaftlichen Tätigkeiten auch notwendige pflegerische Alltagshilfen verrichten. Hierzu zählt z. B. auch die Beschäftigung oder Begleitung von Menschen in verschiedenen Lebenssituationen. Als pflegerische Tätigkeiten dürfen zur Unterstützung fast alle Alltagshandlungen übernommen werden, die im Pflegetagebuch aufgelistet sind. Die Versorgung mit Inkontinenzmaterial, das Leeren des Urinbeutels und alle weiteren behandlungsbezogenen Verrichtungen (Verabreichen von Medikamenten, Anlegen von Verbänden) dürfen weiter *nicht* übernommen werden. Ratsam ist hier meist, auf einen ambulanten Pflegedienst zurückzugreifen.

Alles außer Behandlungspflege

Die ausländischen Haushaltshilfen sind während ihrer Tätigkeit im Haushalt gegen ein festzulegendes Arbeitsentgelt beschäftigt. Dabei dürfen sie nicht zu ungünstigeren Arbeitsbedingungen beschäftigt werden, als dies bei vergleichbaren deutschen Beschäftigten der Fall wäre. Ab dem 01.01.2024 liegt der gesetzlich vorgeschriebene Mindestlohn in Deutschland für Reinigungs- und Küchenhilfen, Betreuungskräfte, Alltagsbegleiter und Assistenzhilfen bei 12,41 € pro Stunde. Der Pflegemindestlohn steigt ab dem 01.01.2025 auf 15,50 € pro Stunde für ungelernte Hilfskräfte. Der Mindestlohn für qualifizierte Pflegehilfskräfte beträgt 16,50 € zum Redaktionsende und Pflegefachkräfte erhalten 19,50 € pro Stunde. Weitere Erhöhungen sollen folgen. Alle privaten Hilfen unterliegen in der Zeit des Aufenthaltes im Haushalt der Versicherungspflicht in der Kranken-, Pflege- und Arbeitslosenversicherung. Die erworbenen Rentenansprüche können in das Heimatland übertragen werden. Gegen das Risiko eines Unfalls hat der Arbeitgeber den Haushalt zu versichern.

Entgelt und Versicherungen

Welche unterstützenden Tätigkeiten die Haushaltshilfe im konkreten Arbeitsverhältnis zu leisten hat, ist im privatrechtlichen Arbeitsvertrag

Arbeitsvertrag und Betriebsnummer

zwischen der Haushaltshilfe und dem Arbeitgeber festzulegen. Empfohlen wird in jedem Fall eine Kündigungsklausel im Todesfall oder einer anderweitigen Unterbringung des Pflegebedürftigen.

Der Arbeitgeber erhält auf Antrag eine Betriebsnummer vom Betriebsnummern-Service (BNS). Unter Angabe dieser Nummer ist der Arbeitnehmer durch den Arbeitgeber bei einer Krankenkasse seiner Wahl zur Sozialversicherung anzumelden. Die Arbeit darf erst aufgenommen werden, wenn die »Arbeitserlaubnis-EU« erteilt wurde. Daher sollte eine Anmeldung zur Sozialversicherung erst erfolgen, wenn die Arbeitserlaubnis vorliegt.

5.6.4 Minijob-Arbeitgebermodell

Geringfügige Beschäftigung

Benötigt der Hilfsbedürftige keine Rundumversorgung, kann das Arbeitgebermodell der Minijob-Zentrale ein sinnvolles Angebot sein. Die Bundesknappschaft Bahn-See (KBS) ist Träger der sogenannten Minijob-Zentrale. Seit dem 01.04.2003 hat sie die zentrale Verwaltung für das gesamte Bundesgebiet übernommen. Die Beschäftigungsgrenze, wenn regelmäßig monatlich ein Arbeitsentgelt gezahlt wird, liegt ab dem 01.01.2025 bei 556,00 € pro Monat und insgesamt 6.672,00 € pro Jahr. Ab dem 01.01.2025 steigt der Mindestlohn auf 12,82 € je Zeitstunde. Dabei wird unterschieden, ob die Beschäftigung im gewerblichen Bereich oder im Privathaushalt erfolgt. Die folgenden Angaben beziehen sich nur auf die Beschäftigung in Privathaushalten.

Tab. 5.14: Beitragsrechte für geringfügig entlohnte Beschäftigte (Stand 2024)

Versicherungen für geringfügig Beschäftigte	Im Privathaushalt
Krankenversicherung	5,00 %
Pflegeversicherung	Keine Abgabe
Rentenversicherung insgesamt Anteil des Arbeitnehmers Anteil des Arbeitgebers	18,60 % 5,0 % 13,6 %
Umlage 1 (Ausfall bei Krankheit)	1,1 %
Umlage 2 (Ausfall bei Schwangerschaft)	0,24 %
Arbeitslosenversicherung	Keine Abgabe
Insolvenzgeldumlage	Keine Abgabe
Unfallversicherung	1,60 %
Einheitliche Pauschalsteuer	2,00 %

Pauschalbeträge aus Privathaushalten

Die *Minijobs in Privathaushalten* sind eine spezielle Form der geringfügigen Beschäftigung, die vom Gesetzgeber gesondert gefördert wird. Dabei geht es um haushaltsnahe Unterstützung wie Einkaufen, Aufräumen, Abwaschen, Kochen, Putzen, Staubsaugen, Bügeln oder Gartenarbeiten. So zahlen private Arbeitgeber (also ältere und hilfsbedürftige Menschen) geringere Pauschalbeträge. Berücksichtigt werden muss, dass auch ein gesetzlicher Anspruch auf Urlaub besteht. Der Arbeitnehmer zahlt also maximal 14,74 % und der Beitragsanteil des Arbeitnehmers beträgt 13,6 % des Lohnes als Abgaben.

Pflegende Angehörige gelten nicht als Minijobber, auch wenn sie das komplette Pflegegeld vom Pflegebedürftigen erhalten. Dies ist auch nicht der Fall, wenn die Pflege durch einen Nachbarn oder Freund geleistet wird, der dafür geringfügig entlohnt wird.

Die Abgaben werden im Haushaltscheckverfahren per Einzugsermächtigung vom Konto des privaten Arbeitgebers von der Minijob-Zentrale eingezogen. Daher müssen Privathaushalte *keine* Betriebsnummer bei der Bundesagentur für Arbeit beantragen. Auch die Anmeldung bei der gesetzlichen Unfallkasse und der Einzug der Beiträge werden bei Privathaushalten durch die Minijob-Zentrale übernommen. In allen leistungsrechtlichen Angelegenheiten bleibt weiterhin der Unfallversicherungsträger zuständig.

> **Tipp**
>
> Es muss ein Antrag/eine Meldung an die Knappschaft Bahn-See erfolgen. Die ist möglich unter der Tel.: 01801/200 504 oder 0355/2902–70799. Seite 1 des Antrags finden Sie im Anhang (▶ Anhang, Formular 9).
>
> Die gesetzlichen Regelungen werden ständig angepasst, sodass es Sinn macht, sich aktuell zu diesem Arbeitgebermodell beraten zu lassen, sofern es in Frage kommt.
> Infos im Internet gibt es unter: www.minijob-zentrale.de oder www.personalzentrum.de/tipps/minijobs_bundeskanppschaft.htm

5.6.5 Leistungen nach SGB XII (Sozialhilfe/Hilfe zur Pflege)

Wer wegen Krankheit oder Behinderung für die gewöhnlichen und regelmäßig wiederkehrenden Verrichtungen im Ablauf des täglichen Lebens auf fremde Hilfe angewiesen ist, hat Anspruch auf »Hilfen zur Pflege«. Diese wird aber nur geleistet, wenn der Pflegebedürftige die Pflegeleistungen weder selbst tragen kann noch von anderen (z. B. durch Einstufung nach SGB XI) erhält. Ebenso wie bei der »Eingliederung für behinderte Menschen« besteht auch bei der »Hilfe zur Pflege« die Möglichkeit, die Leistungen als Teil eines trägerübergreifenden »Persönlichen Budgets« zu beziehen.

Seit Einführung der Pflegeversicherung ist die Sozialhilfe auch für Pflegebedürftige zuständig, die die notwendigen Kriterien zur Einstufung in die Pflegeversicherung nicht erfüllen. Diese erhalten also nach einer Begutachtung nach SGB XI keinen Pflegegrad, haben aber einen Hilfebedarf, den sie finanziell nicht decken können. Ein Antrag auf Leistungen nach SGB XII ist ebenfalls sinnvoll, wenn das Einkommen nicht alle entstandenen Kosten

Voraussetzungen

der Pflegebedürftigkeit abdecken kann, beispielsweise wenn die Unterbringung in einer stationären Pflegeeinrichtung finanziell nicht abgedeckt werden kann. Leistungen der Pflegeversicherung gehen den entsprechenden Leistungen der Sozialhilfe vor. Das Eintreten der Pflegeversicherung mit den entsprechenden Leistungen (seit 1995) hat in vielen Fällen zum Wegfall der Sozialhilfeleistungen geführt.

Antragstellung

Zuständig für die Gewährung von Sozialhilfe ist das Sozialamt der Stadt/des Kreises, in der der Pflegebedürftige wohnt. In besonderen Fällen können andere Stellen zuständig sein. In jedem Fall sollte man sich an das örtliche Sozialamt wenden, das dann gegebenenfalls alles Weitere veranlasst. Die Sozialhilfe kann frühestens ab dem Tag der Antragstellung gewährt werden, niemals werden Kosten rückwirkend übernommen. Es genügt ein formloser Antrag/Anruf beim zuständigen Sachbearbeiter. Dann bleiben in der Regel vier Wochen, innerhalb derer der ausgefüllte Antrag mit allen notwendigen Belegen dem Bearbeiter im Sozialamt vorliegen muss. Folgende Unterlagen sind einzureichen:

- Kopie des Personalausweises
- Einkommensnachweise (z. B. Rentenbescheid, Lohnabrechnung usw.) in der Regel von den letzten sechs Monaten
- Kontoauszüge (in der Regel der letzten drei Monate)
- Vermögensnachweise (Sparbücher, Aktienfonds, Bausparverträge, Lebensversicherungen etc.)
- Sonstige Versicherungspolicen (z. B. Hausrat-/Haftpflichtversicherungen)
- Mietvertrag bzw. Unterlagen über Wohneigentum und die dafür laufenden Kosten
- Schwerbehindertenausweis
- Weitere Bescheide (z. B. bezüglich Pflegebedürftigkeit, ärztliches Attest für besondere Kost usw.)

Wenn ein schriftlicher Antrag (▶ Anhang, Formular 6: Antrag auf Sozialhilfe) gestellt wird, ist es sinnvoll, davon eine Kopie anzufertigen. Dies kann von Bedeutung sein, wenn gegen die Entscheidung des Sozialamtes Widerspruch eingelegt werden soll.

Verwaltungsakt und Widerspruch

Der Bescheid des Sozialamtes ist ein Verwaltungsakt, gegen den auf dem Verwaltungsweg (und vor dem Sozialgericht) Widerspruch eingelegt werden kann. Im Bescheid des Sozialamtes ist eine Frist benannt (in der Regel vier Wochen), an die sich im Widerspruchsfall unbedingt gehalten werden sollte. Widerspruch gegen die Entscheidung des Sozialamtes sollte nur erfolgen, wenn es wirklich gute Gründe gibt. Zu Unrecht bezogene Leistungen nach SGB XII (z. B. bei unvollständigen Angaben zum Vermögen) können durch das Sozialamt zurückgefordert werden.

> **Tipp**
>
> Unter der Telefonnummer 115 (Bundeseinheitliche Behördennummer) können sich seit dem 24.3.2009 alle Bürger direkt an ihr Sozialamt wenden. Eine tagesaktuelle Übersicht ist unter www.d115.de zu finden. Unter der Telefonnummer: 01805/778090 ist eine Publikation des Bundesministeriums für Arbeit und Soziales zum Thema Sozialhilfe kostenlos zu beziehen.

> **Privatversicherte mit Beihilfeanspruch**
>
> Vor dem Bezug von Sozialhilfe wird geprüft, ob der Dienstherr seiner Versorgungspflicht in ausreichendem Maße nachkommt. Dazu muss dem Sozialamt der ablehnende Bescheid der Beihilfestelle vorgelegt werden. Die Behörde muss einen rechtsmittelfähigen Bescheid ausstellen, gegen den dann notfalls Klage erhoben wird.

5.6.6 Leistungen nach SGB IX (Schwerbehindertenrecht)

Im Sozialgesetzbuch IX wird die Teilhabe behinderter und benachteiligter Menschen in Deutschland geregelt. Die Feststellung einer Behinderung wird nach § 69 SGB IX beantragt. Diese drückt sich in dem Grad der Behinderung aus, der auch im ausgestellten Ausweis zu finden ist. Ein Schwerbehindertenausweis bietet finanzielle Ausgleiche für die durch die Schwerbehinderung entstandenen Nachteile.

Jeder kann mithilfe des Formulars für sich einen Antrag auf Schwerbehinderung stellen. Unter Berücksichtigung der medizinisch-gutachterlichen Prüfung des ausgefüllten Antrags und der eingereichten Unterlagen (bei Bedarf können die benannten Ärzte/Krankenhäuser/Pflegekassen und sonstigen Stellen angeschrieben werden) erteilt dann der Sachbearbeiter den Feststellungsbescheid. Falls der Grad der Behinderung (GdB) über 50 beträgt, erhält der Antragsteller einen Schwerbehindertenausweis. Für die Beantragung eines Schwerbehindertenausweises sind folgende Unterlagen einzureichen:

Antragstellung

- Der ausgefüllte und unterschriebene Antrag
- Ärztliche Unterlagen
- Krankenhausentlassungsbriefe
- Entbindung der ärztlichen Schweigepflicht (im Antragsformular anzukreuzen und zu unterschreiben)

Die Bearbeitungszeit variiert sehr und liegt bei mindestens vier Wochen. Manchmal kann es bis zu einem halben Jahr dauern.

> **Tipp**
>
> Meist ist das Antragsformular bei dem jeweiligen Versorgungsamt über die Homepage als Download verfügbar. Jedes Bundesland hat seine individuellen Strukturen und Beratungsangebote. Die Kreise und Kommunen sind verpflichtet, hier die entsprechende Auskunft zu geben. Im Internet findet man zahlreiche Downloads. Um den Antrag zu erhalten, werden folgende Suchbegriffe sicher zum Ziel führen: Antrag auf Schwerbehinderung und das jeweilige Bundesland, z. B. »Antrag Schwerbehinderung Bayern«.

Folgende Merkzeichen können eingetragen sein (▶ Tab. 5.15):

Tab. 5.15: Merkzeichen und deren Bedeutung nach SGB IX (Schwerbehindertengesetz)

Merkzeichen/ Bedeutung	Erläuterungen	Nachteilsausgleich
G = erhebliche Beeinträchtigung der Bewegungsfreiheit im Straßenverkehr	Ein Mensch ist erheblich in seiner Bewegungsfähigkeit eingeschränkt, wenn er aus gesundheitlichen Gründen Wege oder Stecken nicht zurücklegen kann (ca. 2 km in etwa ½ h)	• Kraftfahrzeugsteuerbefreiung (wenn das Fahrzeug auf ihn angemeldet ist) • Unentgeltliche Beförderung im öffentlichen Nahverkehr • Mehrbedarfserhöhung bei der Sozialhilfe (Wohnraum)
aG = außergewöhnliche Gehbehinderung	Als außergewöhnliche Gehbehinderung gilt, wenn sich jemand dauernd nur mit fremder Hilfe oder nur mit großer Anstrengung fortbewegen kann	• Kraftfahrzeugsteuerbefreiung (wenn das Fahrzeug auf ihn angemeldet ist) • Unentgeltliche Beförderung im öffentlichen Nahverkehr • Mehrbedarfserhöhung bei der Sozialhilfe (Wohnraum) • Beantragung/Bewilligung eines speziellen Parkausweises • Seit 2021 behinderungsbedingte Fahrtkostenpauschale max. 4.500 €
B = Notwendigkeit der ständigen Begleitung	Ständige Begleitung ist notwendig, wenn die Nutzung der öffentlichen Verkehrsmittel nur mit fremder Hilfe gefahrlos gewährleistet werden kann.	• Die Begleitperson fährt auf innerdeutschen Bus- und Bahnstrecken kostenlos mit (ausgenommen Sonderzüge und Sonderwägen) • Bei Besuchen von öffentlichen Veranstaltungen zahlt entweder der Mensch mit Behinderung einen ermäßigten Eintritt oder die Begleitperson
RF = Befreiung von der Rundfunkgebührenpflicht	Blinde oder nicht nur vorübergehend wesentlich Sehbehinderte mit einem Grad ab wenigstens 60 (allein wegen	• Wegfall der Pflicht

Tab. 5.15: Merkzeichen und deren Bedeutung nach SGB IX (Schwerbehindertengesetz) – Fortsetzung

Merkzeichen/ Bedeutung	Erläuterungen	Nachteilsausgleich
	Sehbehinderung); Sehr stark Hörgeschädigte mit regelmäßig deutlichen Beeinträchtigungen; Unfähigkeit, aus gesundheitlichen Gründen an allgemeinen öffentlichen Veranstaltungen teilnehmen zu können	
H = Hilflosigkeit	Als hilflos gilt ein Mensch, wenn er für eine Reihe von regelmäßig wiederkehrenden Verrichtungen des täglichen Lebens im Ablauf eines Tages auf fremde Hilfe angewiesen ist.	• Inanspruchnahme des Behindertenpauschalbetrags bei der Steuererklärung, abhängig vom Grad der Behinderung (max. 7.400 €) • Auf Antrag werden die Aufwendungen (z. B. von Haushaltshilfen) bis max. 1.800 € pro Jahr berücksichtigt, abhängig vom Pflegegrad • Freifahrten im öffentlichen Nahverkehr • Seit 2021 behinderungsbedingte Fahrtkostenpauschale max. 900 € • Kraftfahrzeugsteuer- und Hundesteuerbefreiung
Bl = Blindheit/ hochgradige Sehbehinderung	Wenn der Mensch das Augenlicht vollständig verloren hat oder dessen Sehschärfe auf dem besseren Auge nicht mehr als 1/50 beträgt	• Inanspruchnahme des Behindertenpauschalbetrags bei der Steuererklärung (max. 7.400 €) • Auf Antrag werden die Aufwendungen (z. B. von Haushaltshilfen) bis max. 1.800 € pro Jahr berücksichtigt • Freifahrten im öffentlichen Nahverkehr • Kraftfahrzeugsteuer- und Hundesteuerbefreiung • Ermäßigung beim Postversand, GEZ-Befreiung, Telefongebührenermäßigung und Anspruch auf einen Behindertenausweis • Seit 2021 behinderungsbedingte Fahrtkostenpauschale max. 900 €
GL = gehörlos	Wenn der Mensch taub ist oder eine mit Sprachstörungen (schwer verständliche Lautsprache, geringer Wortschatz) ver-	• Befreiung von der Hundesteuer • Telefongebührenermäßigung

Merkzeichen/ Bedeutung	Erläuterungen	Nachteilsausgleich
	bundene Schwerhörigkeit besteht.	
TBl = taubblind	Wenn der Mensch wegen einer Störung der Hörfunktion einen GdB von mind. 70 *und* wegen einer Störung des Sehvermögens ein GdB von 100 anerkannt bekommt	• Personen mit dem Merkzeichen TBl (taubblind) werden sowohl beim Behindertenpauschbetrag als auch bei der behinderungsbedingten Fahrkostenpauschale berücksichtigt. • Alle Ermäßigungen, die auch für die Merkzeichen GL und Bl gelten, z. B. Befreiung von Rundfunkgebühren

Tab. 5.15: Merkzeichen und deren Bedeutung nach SGB IX (Schwerbehindertengesetz) – Fortsetzung

Tipp

Die letzte Anpassung für Ausgleichsleistungen erfolgte 2021 im Einkommensteuergesetz (§ 33 Abs. 3 bis 6 Einkommensteuergesetz). Der Pauschalbetrag vom Finanzamt wird auch dann gewährt, wenn die Voraussetzungen mindestens an einem Tag des Antragsjahres vorgelegen haben. Daher sollte bei Antragstellung auf dieses Datum geachtet werden und ggf. eine Begründung formuliert werden.

Kostenloser Ratgeber für schwerbehinderte Menschen, Informationen zu Antragsverfahren und Hilfen. Anfordern unter: info@mags.nrw.de oder im Internet unter www.mags.nrw.de

5.6.7 Informationen zum Betreuungsrecht

Das Betreuungsrecht wurde zum 01.01.2023 erneut gesetzlich angepasst und um das »Ehegattennotvertretungsrecht« ergänzt. In der folgenden Abbildung (▶ Abb. 5.4) werden alle Themen zum Betreuungsrecht vorgestellt, die im Rahmen der Pflegeberatung relevant sind.

Wichtig ist, dass der Pflegeberater dem Klienten vor dem Beginn der Beratung zu dem Thema Betreuungsrecht deutlich macht, dass er keine Rechtsberatung vornehmen darf. Er kann lediglich allgemeine Informationen zum Betreuungsrecht vermitteln und bei der Antragstellung (z. B. bezüglich einer gesetzlichen Betreuung) beratend unterstützen.

Vorsorgevollmacht

Die Vorsorgevollmacht ist ein Dokument, das einen Menschen berechtigt, für einen anderen Menschen Dinge offiziell zu erledigen (z. B. Anträge stellen), Erkundigungen einzuholen (z. B. über Diagnosen des Vollmacht-

5.6 Weitere Schwerpunkte in der Pflegeberatung

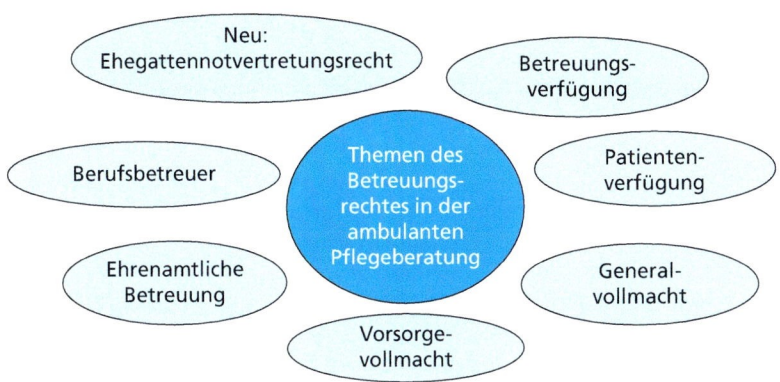

Abb. 5.4: Themen des Betreuungsrechts

gebers) und Entscheidungen zu treffen (z. B. Einwilligung in Therapien). Sie gilt sofort, wenn der Vollmachtempfänger sie in den Händen hält und nicht erst in dem möglichen Fall, dass der Vollmachtgeber nicht mehr selbst handlungsfähig ist.

In der Vollmacht kann der Vollmachtgeber genau festlegen, in welchen Bereichen der Vollmachtsempfänger tätig werden kann. Werden alle Bereiche freigegeben, kann der Bevollmächtigte:

Mögliche Bereiche einer Vollmacht

1. Aufgaben erledigen, z. B. Anträge unterschreiben, Widersprüche einlegen, einen Vertrag kündigen oder einen neuen unterzeichnen, den Vollmachtgeber vor Gericht, bei Behörden, Versicherungen etc. vertreten, Post entgegennehmen (auch persönlich zuzustellende) usw.
2. Erkundigungen einholen, z. B. den Arzt befragen oder im Krankenhaus die genauen Diagnosen und Behandlungsoptionen erfragen, Einsicht in die Dokumentation und Behandlungsberichte einfordern, bei Versicherungen die Leistungen und Werte (z. B. von Lebensversicherungen) erfragen
3. Entscheidungen treffen, z. B. den Einzug in ein Pflegeheim in die Wege leiten, die Wohnung kündigen, Therapien zustimmen oder ablehnen, begonnene Therapien abbrechen

Natürlich kann auch Missbrauch mit einer Vollmacht betrieben werden. Solange der Vollmachtgeber allerdings in der Lage ist, diesem (möglicherweise missbräuchlichen) Handeln zu widersprechen, kann der Vollmachtgeber alle Entscheidungen ablehnen oder (sofern bereits getroffen) wieder rückgängig machen. Zudem ist der Vollmachtgeber jederzeit berechtigt, die erteilte Vollmacht zu widerrufen, wenn das Vertrauensverhältnis zum Bevollmächtigten getrübt ist.

Der Sohn hat einen schweren Unfall

Der gerade 18 Jahre alt gewordene Sohn erleidet einen schweren Unfall. Im Krankenhaus sind die Ärzte nicht bereit, den Eltern Auskunft über seinen Zustand zu erteilen, weil sie keine Vollmacht von ihrem volljährigen Sohn haben. Die Entscheidungen über Behandlungen trifft im akuten Notfall nun der Arzt oder das Behandlungsteam und nicht die Eltern.

Durch die behandelnden Ärzte wird nun eine gesetzliche Betreuung angeregt, bei der die Mutter berücksichtigt wird. Die Mutter kann nun über alle von ihr getroffenen Entscheidungen gegenüber dem Amtsgericht zur Stellungnahme verpflichtet werden.

Generalvollmacht

Erteilt man eine Vollmacht in allen Punkten, spricht man häufig von einer *Generalvollmacht*. Das Original mit den Unterschriften braucht der Bevollmächtigte, um im Zweifelsfall diese Vollmacht vorweisen zu können. Wird keine Generalvollmacht erteilt, muss auf der Vollmacht immer genau beschrieben werden, für welche Bereiche die Vollmacht erteilt wurde.

Grundsätzlich ist eine Vorsorgevollmacht auch ohne notarielle Beglaubigung sofort gültig. Eine Ausnahme besteht jedoch dann, wenn Immobilien des Vollmachtgebers verwaltet oder verkauft werden müssen. Dafür wird zwingend eine notariell beglaubigte Vollmacht benötigt. Liegt diese nicht vor, muss eine gerichtlich bestellte Betreuung eingerichtet werden. Dafür kann dann aber u. U. auch der Vollmachtnehmer eingesetzt werden.

Streit und Missbrauch verhindern

Bei Streitigkeiten in der Familie bzw. bei großen Vermögen empfiehlt sich jedoch immer, einen Notar hinzuzuziehen. Manchmal kann es sinnvoll oder einfach gewünscht sein, mehrere Menschen zu bevollmächtigen.

Banken haben ihre eigenen Vollmachtsformulare und möchten in der Regel den Kontoinhaber und den zu bevollmächtigen Angehörigen in Person vor Ort haben, um ihre Unterschrift eigenhändig im Beisein des Bankangestellten abzugeben. Damit soll einem Missbrauch von Kontovollmachten vorgebeugt werden. Von den Banken werden in den meisten Fällen auch notariell beglaubigte Vorsorgevollmachten nicht anerkannt.

Grundsätzlich ist jeder Mensch in Deutschland so lange geschäftsfähig, bis das Gegenteil, also die Geschäftsunfähigkeit, erwiesen ist. Dies kann im letzten Schluss nur ein Gutachter feststellen. Hilfreich ist es jedoch, die Vorsorgevollmacht so früh wie möglich auszustellen, damit der Vollmachtgeber noch den Sinn und die Tragweite dieses Dokuments erfassen kann.

Falls Streitigkeiten um die Gültigkeit der Vorsorgevollmacht befürchtet werden, kann der behandelnde Arzt bei der Unterzeichnung der Vollmacht mit hinzugezogen werden. Dieser kann mit seiner Unterschrift wiederum bekunden, dass der Vollmachtgeber aus freiem Willen diese Vollmacht unterzeichnet hat und sich zum Zeitpunkt der Unterschrift über die Konsequenzen, die sich daraus ergeben, bewusst ist.

Gestaltungsmöglichkeiten bei Vollmachten

Schließlich kann es immer mal passieren, dass ein Bevollmächtigter keine Zeit hat oder gerade, wenn man ihn braucht, im Urlaub ist. Wenn mehrere Menschen bevollmächtigt werden, *muss jeder Vollmachtnehmer ein eigenes Formular* haben, da *jeder ein Original haben muss*, um es im Zweifelsfall vorweisen zu können. Für dieses Vorgehen gibt es mehrere Varianten:

- *Gleichrangig Bevollmächtigte:*
  Alle Bevollmächtigten können unabhängig voneinander handeln. Dabei müssen nicht alle die gleichen Rechte haben. Aber jeder Bevollmächtigte kann ohne Absprache mit den anderen seine ihm übertragenen Rechte wahrnehmen. Diese Variante empfiehlt sich, wenn alle sich einig sind, dann kann man sich im Ernstfall die Aufgaben teilen.
- *Reihenfolge der Bevollmächtigung:*
  Die Handlungsfähigkeit des Bevollmächtigten ist vorher in einer Reihenfolge festgelegt, z.B. der Ehe- oder Lebenspartner an 1. Stelle, danach die Kinder. Diese Variante empfiehlt sich, wenn es einen Menschen gibt, dem man besonders vertraut. Der Nachteil an dieser Variante ist, dass dann jeder weitere Bevollmächtigte erst nachweisen muss, dass der jeweils vorrangige nicht in der Lage ist oder die Entscheidung nicht treffen möchte. In den einzelnen Vollmachten muss die Reihenfolge verzeichnet sein.
- *Gemeinsame Bevollmächtigung:*
  Man kann auch alle zusammen bevollmächtigen. Dann müssen sich *alle immer auf eine Vorgehensweise einigen*. Nachteil ist, dass dann auch immer alle Unterschriften auf allen Anträgen etc. vorhanden sein müssen und Entscheidungen länger dauern.

Betreuungsverfügung

Falls es niemanden gibt, dem man aktuell eine Vorsorgevollmacht anvertrauen möchte, gibt es auch die Möglichkeit, eine *Betreuungsverfügung* (▶ Anhang, Formular 11) anzufertigen. Eine Betreuungsverfügung ist ein Dokument, mit dem man regeln kann, wer im Falle der akuten, persönlichen Geschäftsunfähigkeit die rechtliche Betreuung übernehmen soll. Diese Betreuungsverfügung wirkt allerdings nicht schon ab dem Tag der Ausstellung, sondern erst an dem Tag, an dem der Vollmachtgeber selbst nicht mehr in der Lage ist, die eigenen Angelegenheiten zu regeln.

Wenn keine Vollmacht erteilt werden soll

Eine Betreuungsverfügung ist auch dann sinnvoll, wenn es im familiären Umfeld jemanden gibt, der auf *gar keinen Fall* die gerichtliche Betreuung übernehmen soll. Dies kann in einer Betreuungsverfügung formuliert werden.

Ehegattennotvertretungsrecht

Seit dem 01.01.2023 ist im Zuge einer großen Reform des Betreuungsrechts das »Ehegattennotvertretungsrecht« neu eingeführt worden. Nun können sich Ehepartner in einer akuten Krankheitssituation befristet gegenseitig vertreten. »Akut« bedeutet in diesem Fall, dass ein Ehepartner aufgrund eines Unfalls oder einer akuten Erkrankung mit Bewusstseinsverlust nicht mehr selbstständig Entscheidungen treffen kann. An dieses Recht sind bestimmte Bedingungen gebunden. Das Notvertretungsrecht gilt nicht für Lebensgefährten.

Ehegatten können sich gegenseitig vertreten

Ist ein akuter Krankheitsfall aufgetreten, der Ehepartner kann seine Angelegenheiten nicht mehr selbst regeln und es liegt keine Vorsorgevollmacht oder eine Generalvollmacht vor, so können kurzfristig die Entscheidungen rund um den Bereich Gesundheitsfürsorge vom gesunden Ehepartner getroffen werden.

Die Vertretung durch den gesunden Ehegatten im Notfall *kann nicht erfolgen*, wenn:

- die Voraussetzungen dafür nicht vorliegen (z. B., wenn die Geschäftsfähigkeit des Kranken weiter gegeben ist)
- die Ehegatten nicht im gemeinsamen Haushalt leben bzw. getrennt leben. Eine Ausnahme ist, wenn einer der Ehegatten in einer Pflegeeinrichtung lebt.
- wenn der erkrankte Ehegatte die Vertretung ablehnt bzw. schon vorher schriftlich niedergelegt hat, dass diese Vertretung im Notfall abgelehnt wird (dies kann z. B. beim Zentralen Vorsorgeregister hinterlegt werden)
- der erkrankte Ehegatte bereits eine andere Person zur Wahrnehmung der Gesundheitsfürsorge bevollmächtigt hat
- bereits ein rechtlicher Betreuer für die erkrankte Person bestellt wurde, der auch die Gesundheitsfürsorge übernommen hat
- wenn die Dauer der Vertretung sechs Monate überschritten hat

Im Rahmen des Ehegattennotvertretungsrechtes werden die behandelnden Ärzte von der Schweigepflicht gegenüber dem gesunden Ehegatten entbunden. Damit verbunden ist auch die Einsicht in Krankenunterlagen oder die Weitergabe an Dritte durch den vertretenden Ehepartner.

Die behandelnden Ärzte prüfen, ob die Voraussetzungen für die Notvertretung gegeben sind und bestätigen dies dem gesunden Ehegatten schriftlich. In dieser Bestätigung muss der gesundheitliche Zustand des zu Vertretenden beschrieben sein bzw. warum diese Notvertretung unbedingt erfolgen muss. Außerdem muss der Beginn dieser Vertretung genau ersichtlich sein. Die behandelnden Ärzte müssen auch bestätigen, dass die Ausschlussgründe für diese Notvertretung nicht gegeben sind. Dafür muss der gesunde Ehegatte im Gegenzug bestätigen, dass bisher von dieser Notvertretung noch kein Gebrauch gemacht wurde und auch die Ausschlussgründe (z. B. getrennt leben, andere Bevollmächtigte für die Gesundheitsfürsorge usw.) nicht vorliegen.

> **Tipp**
>
> Ein Musterformular, um das besondere Recht zu beantragen, findet man aktuell unter: https://www.bundesaerztekammer.de/service/muster-formulare

Gesetzliche Betreuung

Das Betreuungsrecht findet sich im BGB (Bürgerliches Gesetzbuch). Zu den Voraussetzungen für die Einrichtung einer richterlich anzuordnenden (gesetzlichen) Betreuung steht im Gesetz unter § 1896[5]:

Gesetzliche Betreuung einrichten

> Kann ein Volljähriger aufgrund einer psychischen Krankheit oder einer körperlichen, geistigen oder seelischen Behinderung seine Angelegenheiten ganz oder teilweise nicht besorgen, so bestellt das Betreuungsgericht auf seinen Antrag oder von Amts wegen für ihn einen Betreuer. Den Antrag kann auch ein Geschäftsunfähiger stellen. Soweit der Volljährige aufgrund einer körperlichen Behinderung seine Angelegenheiten nicht besorgen kann, darf der Betreuer nur auf Antrag des Volljährigen bestellt werden, es sei denn, dass dieser seinen Willen nicht kundtun kann.
> (1a) Gegen den freien Willen des Volljährigen darf ein Betreuer nicht bestellt werden.
> Ein Betreuer darf nur für die Aufgabenkreise bestellt werden, in denen die Betreuung erforderlich ist. ...

Folgende Aufgabenkreise können im Rahmen der gesetzlichen Betreuung übernommen werden:

Aufgabenkreis	Tätigkeiten
Vermögenssorge	Kontoführung, Schuldenregulierung, Geltendmachung von Einkommensansprüchen, Verwaltung von Vermögen, ggf. Steuererklärung
Gesundheitssorge	Organisation von Arztbesuchen und Organisation der Begleitung zu Arztterminen, Beauftragen einer Pflegestation, Organisation der Pflege, Gespräche mit Ärzten, Therapeuten usw., ggf. Zustimmung zu Operationen
Vertretung gegenüber Ämtern und Behörden	Antragstellung, Schriftwechsel, Einlegen von Widersprüchen usw.
Postangelegenheiten	Z. B. Erteilen eines Nachsendeantrags, Post entgegennehmen und öffnen
Aufenthaltsbestimmungsrecht	Polizeiliche Um-, Ab- und Anmeldung, Beantragung von Personalausweis usw., Unterbringung in eine stationäre Einrichtung oder in eine andere Einrichtung (krankheits- und pflegebedingt)
Wohnungsangelegenheiten	Abschluss, Kündigung eines Mietverhältnisses, Entrümpelung der Wohnung, Wohnungsauflösung
Sonstige Bereiche	Vertretung in gerichtlichen Verfahren und Verwaltungsverfahren

Tab. 5.16: Mögliche Aufgabenkreise im Rahmen der gesetzlichen Betreuung

Die Bundesnotarkammer führt ein Zentrales Vorsorgeregister. Es dient der schnellen und zuverlässigen Information der Betreuungsgerichte über vor-

Zentrales Vorsorgeregister

---

5 http://www.gesetze-im-internet.de/bgb/__1896.html

handene Vorsorgeurkunden (Vorsorgevollmachten und Betreuungsverfügungen). Dadurch werden unnötige Betreuungen vermieden, die Wünsche der Menschen berücksichtigt und die Justizressourcen geschont.

Mit der Eintragung in das Zentrale Vorsorgeregister ist keine eigenständige Vollmachtserteilung bzw. Betreuungsverfügung verbunden. Dieses Register dient dazu, Betreuungsgerichte über das Vorhandensein von Verfügungen zu informieren. Das beschleunigt im Zweifelsfall die Auffindung eines Bevollmächtigten und vermeidet unnötige Betreuungsverfahren.

Dort kann eintragen werden, WER eine Vorsorgevollmacht oder eine Betreuungsverfügung erteilt hat, welche Personen bevollmächtigt sind und wie diejenigen zu erreichen sind. Der Eintrag kann online erfolgen und ist in kurzer Zeit erledigt. Alle Betreuungsgerichte in Deutschland können auf diese Datenbank zugreifen, wenn eine gesetzliche Betreuung eingerichtet werden muss.

Bei der Registrierung wird eine aufwandsbezogene Gebühr erhoben, die nur einmal anfällt und die dauerhafte Registrierung und Auskunft der zuständigen Gerichte abdeckt. Für Verfügungen über Grundbesitz ist zwingend eine notarielle Urkunde erforderlich.

Im Rahmen der Pflegeberatung darf keine Rechtsberatung stattfinden. Die Kenntnis des Betreuungsrechts ist aber durchaus von Bedeutung. Im Verlauf der Pflegeberatung kommen oft Fragen zum Betreuungsrecht auf. Zumindest die einzelnen Begriffe, das Antragsverfahren und die Formulare sollten dem Pflegeberater vertraut sein. In den Kreishäusern und Landratsämtern sind Betreuungsstellen eingerichtet, die mit dem zuständigen Gericht eng zusammenarbeiten. Außerdem kann man sich beispielsweise bei Betreuungsvereinen oder bei der Lebenshilfe wichtige Informationen besorgen. Auch gibt es Rechtsanwälte und Notare, die sich täglich mit diesem Thema befassen.

Patientenverfügung

In der Patientenverfügung schreibt der Betroffene seine Wünsche und Einstellungen zu Aspekten nieder, die ihm im Falle der Unfähigkeit, seinen Willen zum Ausdruck zu bringen, von Bedeutung sind. Dies kann lebensverlängernde Maßnahmen, Unterbringungswünsche oder seelsorgerische Aspekte betreffen. Der Vollmachtnehmer sollte über die Existenz einer Patientenverfügung durch den Vollmachtgeber informiert werden.

Da die Patientenverfügung eine sehr persönliche und individuelle Angelegenheit ist, gibt es dazu keine Formulare. Werden vorgefertigte Formulare (die z. B. im Internet angeboten werden) genutzt, können die behandelnden Ärzte diese Dokumente ablehnen bzw. missachten. Allgemeine Formulierungen wie: »Ich wünsche keine lebensverlängernden Maßnahmen« und andere Textbausteine aus dem Internet oder auch Ankreuzlisten sind ebenfalls nicht zu empfehlen.

Persönliche Auseinandersetzung wichtig

Die individuelle und intensive Auseinandersetzung mit der Frage, wie man seine letzten Tage und Wochen gestalten will, ist für viele Menschen meist eine große Herausforderung. Allerdings setzt die Formulierung einer Patientenverfügung die intensive Auseinandersetzung mit dem Thema voraus.

Die größte Schwierigkeit besteht darin, die Verfügung so abzufassen, dass daraus der Wille des Pflegebedürftigen/Sterbenden unzweifelhaft hervorgeht. Je individueller und persönlicher die Patientenverfügung formuliert wurde, desto eher wird sich ein Arzt daran gebunden fühlen. Zum Beispiel sollte die Verfügung konkret beschreiben, welche medizinische Behandlung der Verfügende bei Organausfall, schwerer Hirnschädigung, Wachkoma, Demenz oder schweren neurologischen Schäden erhalten möchte.

Für die nahen Angehörigen ist diese Verfügung gerade in der letzten Lebensphase des Pflegebedürftigen eine große Entlastung, wenn diese deutlich verfasst ist. Da niemand vorhersagen kann, in welcher konkreten Situation die Patientenverfügung zum Tragen kommt, sollten verschiedene Verfügungsbereiche beschrieben werden.

Angehörige entlasten

Menschen, die bereits erkrankt sind, sollten auf die Erkrankung und deren Verlauf eingehen. Es ist auch wichtig, die eigene Lebensvorstellung festzuhalten. Hierzu genügt nicht nur der Hinweis auf eine Religionszugehörigkeit. Aussagekräftiger sind die Bezüge zu persönlichen Erlebnissen, z. B. Erfahrungen, die bei der Begleitung eines sterbenden Angehörigen gemacht wurden, die man jedoch für sich so nicht wünscht. Die Wünsche sollten immer mit eigenen Worten formuliert werden. Dabei ist es unwichtig, ob eine Patientenverfügung mit dem Computer oder mit der Hand geschrieben wurde, solange alles lesbar ist und mit der Unterschrift des Verfügenden sowie mit Ort und Datum versehen wurde.

Auch zu den Patientenverfügungen findet sich unter § 1901a BGB eine gesetzliche Regelung:

> Hat ein einwilligungsfähiger Volljähriger für den Fall seiner Einwilligungsunfähigkeit schriftlich festgelegt, ob er in bestimmte, zum Zeitpunkt der Feststellung noch nicht unmittelbar bevorstehende Untersuchungen seines Gesundheitszustandes, Heilbehandlungen oder ärztliche Eingriffe eingewilligt oder sie untersagt (Patientenverfügung), prüft der Betreuer, ob diese Festlegungen auf die aktuelle Lebens- und Behandlungssituation zutreffen. Ist dies der Fall, hat der Betreuer dem Willen des Betreuten Ausdruck und Geltung zu verschaffen. Eine Patientenverfügung kann jederzeit formlos widerrufen werden.
>
> Liegt keine Patientenverfügung vor oder treffen die Festlegungen einer Patientenverfügung nicht auf die aktuelle Lebens- und Behandlungssituation zu, hat der Betreuer die Behandlungswünsche oder den mutmaßlichen Willen des Betreuten festzustellen und auf dieser Grundalge zu entscheiden, ob er in eine ärztliche Maßnahme nach Absatz 1 einwilligt oder sie untersagt. [...]

In § 1904 Abs. 1, Satz 2 BGB heißt es:

> Keine Genehmigungspflicht durch den Betreuer besteht in Eilfällen, wenn der Aufschub der Maßnahme mit gesundheitlichen Gefahren verbunden wäre.

Verschiedene Vorschläge für Vorsorgevollmachten können auf der Homepage des Bundesjustizministeriums heruntergeladen werden.

> **Tipp**
>
> Broschüre des Bundesministeriums für Justiz mit ausführlichen Informationen zur Vorsorgevollmacht, tel. anzufordern unter: 01805/778090 oder per Fax: 030/18105808000
> Die Muster sind unter www.bmj.bund.de/publikationen als Download zu finden.

5.6.8 Unterschiede zwischen GKV und PKV

Grundsätzlich gibt es zwischen der Beratung der gesetzlich Versicherten (SPV) und den privat Versicherten (PPV) im Bereich der Pflegeversicherung wenig Unterschiede. Die Grundlagen der Beratung finden sich in unterschiedlichen Vorschriften wieder:

- Für gesetzlich Versicherte gelten die Regelungen des Sozialgesetzbuches XI (SGB XI)
- Für die privat Versicherten gelten die Regelungen der Musterbedingungen Private Pflegeversicherung (PPV)
- Für die gesetzlich Versicherten gelten im Rahmen der Krankenversicherungen die Regelungen im Sozialgesetzbuch V
- Für die Privatversicherten gelten die jeweils individuell abgeschlossenen Verträge (ein möglicher Beihilfeanspruch ist ebenfalls zu beachten)

Insbesondere bei Anträgen und Widerspruchsverfahren sind die jeweiligen Formulierungen zu beachten (▶ Tab. 5.17). Die folgende Tabelle gibt einen Überblick über die Unterschiede zwischen der privaten und gesetzlichen Kranken- und Pflegeversicherung (▶ Tab. 5.18; vgl. Diegmann-Hornig et al. 2009, S. 70–72).

Tab. 5.17: Gegenüberstellung von Begrifflichkeiten der SPV und PPV

Bekannt unter:	PPV	SGB XI
Pflegebedürftigkeitsbegriff	Versicherungsfall nach § 1 Abs. 2	§ 14
Verfahren zur Feststellung der Pflegebedürftigkeit	Versicherungsfall beginnt mit der ärztlichen Feststellung der Pflegebedürftigkeit § 1 Abs. 6	§ 18
Pflegesachleistungen	Ersatz von Aufwendungen § 4 Abs. 1	§ 36
Pflegeberatung	§ 4 Abs. 18	§ 7a
Kombinationsleistungen	Kombination von Pflegegeld und Aufwendungsersatz § 4 Abs. 5	§ 38

Tab. 5.18: Gegenüberstellung von GKV und PKV

Unterscheidungsmerkmal	Private Krankenversicherung	Gesetzliche Krankenversicherung

Träger	• Wirtschaftsunternehmen:
	  – Aktiengesellschaft
	  – Versicherungsvereine auf Gegenseitigkeit
	  – Eine öffentlich-rechtliche Körperschaft bzw. Anstalt für Genehmigung durch das Bundesaufsichtsamt für Versicherungswesen (BAV)
		• Körperschaften des öffentlichen Rechts, AOK und weitere Ersatzkassen

Gemeinschaftlich vertreten durch	• Verband der privaten Krankenversicherung e.V. (PKV)	• Medizinscher Dienst Bund (MD)

Grundprinzipien der Sicherung	• Äquivalenzprinzip:
	  – Individualversicherung
	  – Jeder Versicherte deckt im Rahmen der Gefahrengemeinschaft weitgehend sein spezielles Risiko selbst ab.
	  – Die Prämie wird so kalkuliert, dass die Nettoprämien dem Barwert der Versicherungsleistungen entsprechen.
	• Kostenerstattungsprinzip:
	  – Die Kosten werden je nach individuellem Vertrag von der Versicherung erstattet (der Versicherte erhält die Rechnung vom Leistungserbringer).
		• Solidaritätsprinzip:
		  – Pflichtversicherung, Absicherung im Krankheits-/Pflegefall
		  – Jeder zahlt ein, das Geld wird für den Krankheits-/Pflegefall definiert und fallbezogen aufgewendet und kommt der »Allgemeinheit« zugute.
		  – Auch Versicherte mit einem niedrigen Einkommen bekommen bei Leistungseintritt die gleichen Leistungen wie Versicherte mit einem hohen Beitrag.
		• Sachleistungsprinzip:
		  – Kosten werden direkt von der Krankenkasse übernommen, der Versicherte erhält keine Rechnung.

Zustandekommen der Versicherungen	• Privatrechtlicher Vertrag zwischen Versicherer und Versicherungsnehmer • Versicherer kann den Versicherungsvertrag ablehnen (Gesundheitscheck)	• Versicherungspflicht tritt in Kraft per Gesetz, einzige Ausnahme ist die freiwillige Mitgliedschaft • Kontrahierungszwang für Pflichtversicherte
Versicherungsnehmer	• Personen, die nicht in der Gesetzlichen Krankenversicherung (GKV) versichert sind • GKV-Versicherte mit einer privaten Zusatzversicherung bei einem privaten Anbieter	• Arbeiter und Angestellte bis zur Versicherungspflichtgrenze, Sozialhilfeempfänger, freiwillig versicherte Mitglieder, Schüler, Familienangehörige von Versicherten, Auszubildende, Rentner

Tab. 5.18: Gegenüberstellung von GKV und PKV – Fortsetzung

Unterscheidungsmerkmal	Private Krankenversicherung	Gesetzliche Krankenversicherung
Beiträge	• Bemessungsgrenze ist das Versicherungsrisiko • Individuell, richtet sich nach dem gewählten Tarif, dem Eintrittsalter und dem Geschlecht • Individuelle Beitragszahlung pro Familienmitglied • Beitragsrückerstattung möglich	• Bemessungsgrenze ist die wirtschaftliche Belastbarkeit des Versicherten, derzeit gesetzlich prozentual festgelegt (einkommensabhängig) • Beitragsfreie Mitversicherung von Familienmitgliedern • In der Regel keine Beitragsrückerstattung
Leistungen	• Behandlung durch Ärzte, Zahnärzte, Krankenhäuser, Pflegeeinrichtungen und sonstige Leistungserbringer als Privatpatient • Erstattung entsprechend dem vertraglich vereinbarten Tarif • Bestimmte Leistungen müssen speziell vereinbart sein • Krankenhaustagegeldversicherungen • Krankentagegeldversicherungen • Krankheitskostenzusatzversicherungen	• Behandlung bei allen zugelassenen Vertragsärzten und -zahnärzten, Krankenhäuser, Pflegeeinrichtungen sowie sonstigen Leistungserbringern • Kur- und Reha-Behandlung • Krankengeld
Beendigung des Versicherungsschutzes	• Vertragslaufzeit • Ordentliche Kündigung (drei Monate zum Ende der Versicherungsperiode)	• Bei Beendigung der Versicherungspflicht, jedoch Weiterversicherung möglich
Besonderheiten	• Das Krankenversicherungsgesetz (SGB V) findet keine Anwendung • Die Leistungen der privaten Pflegeversicherung entsprechen zu 99 % denen des Pflegeversicherungsgesetztes (SGB XI) • Versicherte im Basistarif erhalten in der Regel die gleichen Leistungen wie die Versicherten der AOK (aktuelle Rechtsprechung) • Grundlage für Begrifflichkeiten sind die Musterbedingungen (MB) der privaten Pflegeversicherung (PPV) • z. B.: Pflegeberatung nach § 4 Abs. 18 MB/PPV • oder	• Das Krankenversicherungsgesetz (SGB V) findet Anwendung und auch das Pflegeversicherungsgesetz (SGB XI) • Grundlage für die Begrifflichkeiten sind die Sozialgesetzbücher (SGB) • z. B.: Pflegeberatung nach § 7a SGB XI • oder • Pflegetagebuch

Tab. 5.18: Gegenüberstellung von GKV und PKV – Fortsetzung

Unterscheidungsmerkmal	Private Krankenversicherung	Gesetzliche Krankenversicherung
	• Pflegeprotokoll	
Verfahren zur Feststellung der Pflegebedürftigkeit (§ 18 SGB XI)	• Medicproof (für das gesamte Bundesgebiet, Hauptsitz in Köln)	• Medizinischer Dienst (MD), in jedem Bundesland vertreten
Pflegeberatung	• Durch Mitarbeiter von COMPASS Private Pflegeberatung GmbH, die bundesweit einheitlich eine individuelle Pflegeberatung in der häuslichen Umgebung anbieten • alternativ die bundesweit einheitliche telefonische Pflegeberatung (Tel.: 0800/ 1010 88 00)	• Durch entsprechend geschulte Mitarbeiter in den Pflegestützpunkten • Mitfinanzierung der Pflegestützpunkte in den einzelnen Bundesländern
Besonderheiten am Beispiel der Hilfsmittel für Pflegebedürftige	• Meist sind die Verträge bei Privatversicherten schon viele Jahre alt und wurden nicht angepasst. Daher sind einige der heute gebräuchlichen Hilfsmittel im Vertrag nicht enthalten bzw. wurden aus Kostengründen nicht mitversichert. Daher ist es ratsam, eine entsprechende Anfrage an die jeweilige Versicherung zu stellen.	• Es gibt laut SGB XI einen Hilfsmittelkatalog, der in weiten Teilen von den privaten Versicherungen übernommen wird.

Die Unterschiede zwischen beiden Versicherungssystemen führen manchmal zu Unzufriedenheit. Oft ist Unwissenheit der Grund. Nach meiner Erfahrung ist es wichtig, die Unterschiede zu kennen. Beide Systeme haben Vor- und Nachteile, je nach Krankheits- und Pflegesituation. Dies stellt sich immer erst im Laufe des Lebens heraus und ist sehr individuell.

Die Begutachtung zur Einstufung in die Pflegeversicherung findet bei gesetzlich Versicherten durch den Medizinischen Dienst (MD) statt. Der MD ist in jedem Bundesland vertreten. Dem MD übergeordnet ist der Medizinische Dienst Bund e.V. (MD). Die Begutachtung aller privat Versicherten findet durch Medicproof statt. Medicproof wird ähnlich wie die Pflegeberatung der Privaten (COMPASS Private Pflegeberatung) zentral für ganz Deutschland gesteuert. Beide Unternehmen sind Töchter des Verbandes der privaten Krankenversicherung e.V. (PKV).

Abb. 5.5:
Akteure in der Pflegeversicherung in Deutschland (Stand 2024)

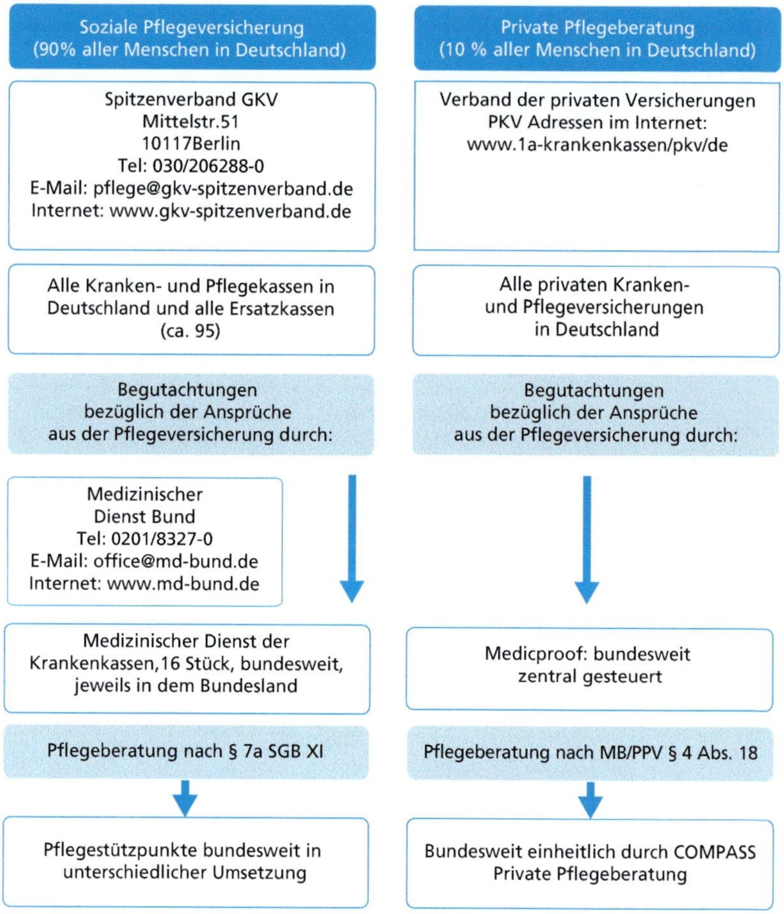

```
┌─────────────────────────────────────┐   ┌─────────────────────────────────────┐
│   Soziale Pflegeversicherung        │   │    Private Pflegeberatung           │
│ (90% aller Menschen in Deutschland) │   │ (10 % aller Menschen in Deutschland)│
└─────────────────────────────────────┘   └─────────────────────────────────────┘
```

Spitzenverband GKV
Mittelstr.51
10117 Berlin
Tel: 030/206288-0
E-Mail: pflege@gkv-spitzenverband.de
Internet: www.gkv-spitzenverband.de

Verband der privaten Versicherungen
PKV Adressen im Internet:
www.1a-krankenkassen/pkv/de

Alle Kranken- und Pflegekassen in Deutschland und alle Ersatzkassen (ca. 95)

Alle privaten Kranken- und Pflegeversicherungen in Deutschland

Begutachtungen bezüglich der Ansprüche aus der Pflegeversicherung durch:

Begutachtungen bezüglich der Ansprüche aus der Pflegeversicherung durch:

Medizinischer Dienst Bund
Tel: 0201/8327-0
E-Mail: office@md-bund.de
Internet: www.md-bund.de

Medizinischer Dienst der Krankenkassen, 16 Stück, bundesweit, jeweils in dem Bundesland

Medicproof: bundesweit zentral gesteuert

Pflegeberatung nach § 7a SGB XI

Pflegeberatung nach MB/PPV § 4 Abs. 18

Pflegestützpunkte bundesweit in unterschiedlicher Umsetzung

Bundesweit einheitlich durch COMPASS Private Pflegeberatung

Tab. 5.19: Übersicht über die Medizinischen Dienste – nach Bundesland

Name/Bundesland des MD/Adresse	Telefonnummer/Faxnummer/E-Mail
MD Baden-Württemberg Ahornweg 2 77933 Lahr/Schwarzwald	Tel.: 07821/938–0 Fax: 07821/938–200 E-Mail: info@md-bw.de www.md-bw.de
MD Bayern Haidenauplatz 1 81667 München	Kontakt und Rückrufservice über die Website: www.md-bayern.de Tel: 089–159060 5555
MD Berlin-Brandenburg e.V. Lise-Meitner-Straße 1 10589 Berlin	Tel.: 030/202023–1000 Kontakt über die Website: www.md-bb.org
MD Bremen Falkenstr. 9 28195 Bremen	Tel.: 0421/1628–0 Fax: 0421/1628–115 E-Mail: info@md-bremen.de www.md-bremen.com

5.6 Weitere Schwerpunkte in der Pflegeberatung

Tab. 5.19: Übersicht über die Medizinischen Dienste – nach Bundesland – Fortsetzung

Name/Bundesland des MD/Adresse	Telefonnummer/Faxnummer/E-Mail
MD Hessen Zimmermühlenweg 23 61440 Oberursel	Kontakt über E-Mail oder die Website: E-Mail: info@md-hessen.de www.md-hessen.de Tel: 06171 634–00
MD Mecklenburg-Vorpommern Lessingstr. 31 19059 Schwerin	Tel.: 0385/48936–00 Fax: 0385/7440–199 E-Mail: info@md-mv.de www.md-mv.de
MD Niedersachsen Hildesheimer Str. 202 30519 Hannover	Tel.: 0511/878500 Fax: 0511/8785199 E-Mail: kontakt@md-niedersachsen.de www.md-niedersachsen.de
MD Nordrhein Cäcilienkloster 6 50676 Köln	Tel.: 0221/16065–200 Fax: 0221/16065–169 Kontakt über die Website: www.md-nordrhein.de
MD Saarland Dudweiler Landstr. 5 66123 Saarbrücken	Tel.: 0681/93667–800 Fax: 0681/93667–844 Mail: info@md-saarland.de www.md-saarland.de
MD Sachsen-Anhalt e.V. Allee-Center, Breiter Weg 19c 39104 Magdeburg	Tel.: 0391/5661–0 Fax: 0391/5661–53100 E-Mail: info.pflege@md-san.de www.md-san.de
MD Westfalen-Lippe Roddestr. 12 48153 Münster	Tel.: 0251/5354–0 Fax: 0251/5354–299 E-Mail: info@md-wl.de www.md-wl.de
MD Nord Hammerbrookstr. 5 20097 Hamburg	Tel.: 040/25169–0 E-Mail: info@md-nord.de www.md-nord.de
MD Rheinland-Pfalz Albiger Str. 19d 55232 Alzey	Tel.: 06731/486–0 Fax: 06731/486–270 Mail: post@md-rlp.de www.md-rlp.de
MD Freistaat Sachsen e.V. Am Schießhaus 1 01067 Dresden	Tel.: 0351/80005–5000 E-Mail: pflegebegutachtung@md-sachsen.de www.md-sachsen.de
MD Thüringen e.V. Richard-Wagner-Str. 2a 99423 Weimar	Tel.: 03643/553–0 Fax: 03643/553–120 E-Mail: kontakt@md-th.de www.md-th.de

Tipps für Privatversicherte

Interessant könnten auch die Informationen im Internet auf den Seiten von Medicproof sein. Dort lässt sich z. B. das Pflegeprotokoll herunterladen.
Liste aller privaten Kranken- und Pflegekassen (inklusive Kontaktdaten) bundesweit: https://www.krankenkassenzentrale.de/liste/private-kranken versicherungen#

5.6.9 Das Persönliche Budget

Das »Trägerübergreifende Persönliche Budget« gilt unabhängig von Alter, Schwere und Umfang der Behinderung. Dadurch können Leistungsempfänger von Rehabilitationsträgern ein Budget anstelle von Dienst- oder Sachleistungen beantragen. Daraus bezahlen sie die Aufwendungen, die zur Deckung ihres persönlichen Hilfebedarfs notwendig sind. So wird es auch Menschen mit Behinderung ermöglicht, den »Einkauf« der Leistungen eigenverantwortlich, selbstbestimmt und selbstständig zu übernehmen. Sie werden damit zu Käufer, Kunde und/oder Arbeitgeber. Als Experten in eigener Sache entscheiden sie selbst (oder ihr gesetzlicher Vertreter), welche Hilfen, Dienste oder Personen sie zu welchem Zeitpunkt unterstützen sollen. Im Gesetz ist unter § 29 SGB IX (Gesetz zur Teilhabe/Schwerbehinderung) zum Persönlichen Budget/zur Budgetassistenz Folgendes festgelegt:

§

(1) Auf Antrag können Leistungen zur Teilhabe auch durch ein Persönliches Budget ausgeführt werden, um den Leistungsberechtigten in eigener Verantwortung ein möglichst selbstbestimmtes Leben zu ermöglichen. Bei der Ausführung des Persönlichen Budgets sind nach Maßgabe des individuell festgelegten Bedarfs die Rehabilitationsträger, die Pflegekassen und die Integrationsämter beteiligt. Das Persönliche Budget wird von den beteiligten Leistungsträgern trägerübergreifend als Komplexleistung erbracht. Das persönliche Budget kann auch nicht trägerübergreifend von einem einzelnen Leistungsträger erbracht werden. Budgetfähig sind auch die neben den Leistungen nach Satz 1 erforderlichen Leistungen der Krankenkassen und der Pflegekassen, Leistungen der Träger der Unfallversicherung bei Pflegebedürftigkeit, Leistungen der Träger der Sozialen Entschädigung bei Krankenhausbehandlung, bei Pflegebedürftigkeit und zur Weiterführung des Haushalts sowie Hilfe zur Pflege der Sozialhilfe, die sich auf alltägliche und regelmäßig wiederkehrende Bedarfe beziehen und als Geldleistungen oder durch Gutscheine erbracht werden können. An die Entscheidung ist der Antragsteller für die Dauer von sechs Monaten gebunden.
(2) Persönliche Budgets werden in der Regel als Geldleistung ausgeführt, bei laufenden Leistungen monatlich. In begründeten Fällen sind Gutscheine auszugeben. Mit der Auszahlung oder der Ausgabe von Gutscheinen an die Leistungsberechtigten gilt deren Anspruch gegen die beteiligten Leistungsträger insoweit als erfüllt. Als Bedarfsermittlungsverfahren wird in der Regel im Abstand von zwei Jahren wiederholt. In begründeten Fällen kann davon abgewichen werden. Persönliche Budgets werden auf der Grundlage der nach Kapitel 4 getroffenen Feststellungen so bemessen, dass der individuell festgestellte Bedarf gedeckt wird und die erforderliche Beratung und Unterstützung erfolgen kann. Dabei soll die Höhe des Persönlichen Budgets die Kosten aller bisher individuell festgestellten Leistungen

nicht überschreiten, die ohne das Persönliche Budget zu erbringen sind. § 35a des Elften Buches bleibt unberührt.
(3) Werden Leistungen zur Teilhabe in der Leistungsform des Persönlichen Budgets beantragt, ist der nach § 14 leistende Rehabilitationsträger für die Durchführung des Verfahrens zuständig. [...]
(4) Der Leistungsträger nach Absatz 3 und die Leistungsberechtigten schließen zur Umsetzung des Persönlichen Budgets eine Zielvereinbarung ab. Sie enthält mindestens Regelungen über

1. die Ausrichtung der individuellen Förder- und Leistungsziele,
2. die Erforderlichkeit eines Nachweises zur Deckung des festgestellten individuellen Bedarfs,
3. die Qualitätssicherung sowie
4. die Höhe der Teil- und des Gesamtbudgets.

[...]

Im Zusammenhang mit Pflegebedürftigkeit ist das Persönliche Budget nur von Bedeutung, wenn es um eine trägerübergreifende Versorgung geht, wenn also Case Management erforderlich wird. Daher werden viele Aspekte zu diesem Thema in Kapitel 3.4 näher erläutert (▶ Kap. 3.4).

Für ein Persönliches Budget muss der Pflegebedürftige (oder dessen Bevollmächtigter/Betreuer) einen entsprechenden Antrag beim Kostenträger stellen. Ab dem 01.01.2008 besteht ein Rechtsanspruch auf Leistungen in Form des Persönlichen Budgets. Diese Leistungen können medizinische Rehabilitation, Leistungen zur Teilhabe am Arbeitsleben und Leistungen zur Teilhabe an der Gemeinschaft umfassen. Auch Einmalzahlungen sind möglich. *Antragstellung*

Das Persönliche Budget ermöglicht es Menschen mit einem Anspruch auf Teilhabeleistungen (Menschen mit Behinderung oder chronischer Erkrankung), anstatt einer traditionellen Sachleistung oder Dienstleistung, Geld oder in Ausnahmefällen Gutscheine zu erhalten. Inhaltliche Vorgaben und Regelungen über das Verwaltungsverfahren sind in § 17 SGB IX festgelegt. Die Höhe des Persönlichen Budgets orientiert sich am individuellen Bedarf und *soll* die Höhe der bisherigen Sachleistungen nicht überschreiten. Durch die Leistungsform des Persönlichen Budgets soll das Wunsch- und Wahlrecht des Menschen mit Behinderung gestärkt werden. Grundlage des Persönlichen Budgets ist eine Zielvereinbarung zwischen dem leistungsberechtigten Menschen (Budgetnehmer) und dem oder den Leistungsträger(n). Sind mehrere Leistungsträger beteiligt, spricht man von einer »trägerübergreifenden Komplexleistung«. Folgende Leistungsträger (oder auch Kostenträger) können an der Bewilligung des Persönlichen Budgets beteiligt sein: *Wunsch- und Wahlrecht*

- Krankenkasse
- Pflegekasse
- Rentenversicherungsträger
- Unfallversicherungsträger
- Träger der Alterssicherung der Landwirte
- Träger der Kriegsopferfürsorge/-versorgung

- Jugendhilfeträger
- Sozialhilfeträger
- Integrationsamt
- Bundesagentur für Arbeit

Bevor die Antragstellung erläutert wird, werden zunächst die Vor- und Nachteile aus den unterschiedlichen Perspektiven betrachtet Der Landesverband für Menschen mit Körper- und Mehrfachbehinderung NRW e.V. hat eine hilfreiche Gegenüberstellung veröffentlicht, die übersichtlich und klar informiert (▶ Tab. 5.20).

Tab. 5.20: Gegenüberstellung möglicher Vor- und Nachteile des Persönlichen Budgets aus unterschiedlichen Perspektiven (Nutzer, Anbieter, Kostenträger) (Landesverband für Menschen mit Körper- oder Mehrfachbehinderung NRW e.V.)

Perspektive	Vorteile	Nachteile
Betroffene	• Ermöglicht ein selbstständiges Leben in eigener Verantwortung • Sinnvolle Leistungsergänzung für mehr Teilhabe am Leben in der Gesellschaft • Besser angepasste und bislang schwierig umzusetzende individuelle Hilfsangebote können entwickelt und umgesetzt werden • Nachfragemacht wird gestärkt, wenn genügend Budgetnehmer vorhanden sind • Stärkung des Wunsch- und Wahlrechts sowie Verbesserung der Wahlmöglichkeiten • Stärkung der Eigenverantwortlichkeit und Selbstbestimmung • Stärkere Personenorientierung • Größere Zufriedenheit • Verbesserung des Mitspracherechts bei der Hilfebedarfsfeststellung • Finanzierung des Hilfebedarfs aus einer Hand • Mitbestimmung bei der Qualität der Leistungen	• Fehlende Angebote und Strukturen entsprechend den individuellen Bedürfnissen, Wünschen und damit fehlende Wahlmöglichkeiten • Weiterbestehende Abhängigkeit zwischen Nutzer und Anbieter • Durch Pauschalierung und finanzielle Deckelung wird das Bedarfsprinzip unterlaufen • Sinkende Qualitätsstandards • Sinkende Fachlichkeit • Fehlende Qualitätskontrolle und Konkurrenz • Ausgrenzung von Menschen mit fehlender Geschäftsfähigkeit und Durchsetzungsvermögen • Überforderung des Budgetnehmers
Anbieter von Dienstleistungen/Kostenträger	• Neuer Anreiz zur Differenzierung des Leistungsspektrums • Weitere Möglichkeit zur Belebung des Wettbewerbs • Förderung des Auf- und Ausbaus entsprechender Angebote • Auflösung des Sozialen Dreiecks (Nutzer, Kostenträger, Leistungserbringer)	• Missbräuchliche Verwendung des Persönlichen Budgets • Hilfeplanung nicht mehr nur durch freie Träger möglich • Verlust der Kundenbindung • Größere Konkurrenz der Träger und Anbieter in einzelnen Regionen

5.6 Weitere Schwerpunkte in der Pflegeberatung

Perspektive	Vorteile	Nachteile
	• Neue Möglichkeit zur Finanzierung ungewöhnlicher Leistungsarrangements • Passgenauere Hilfen für die Kunden • Steigerung der Flexibilität der Leistungserbringung • Einfluss der Wünsche des Budgetnehmers	• Förderung von Schwarzarbeit • Hoher Koordinations- und damit Kostenaufwand • Gesteigerter Personalbedarf (Fallmanager)

Tab. 5.20: Gegenüberstellung möglicher Vor- und Nachteile des Persönlichen Budgets aus unterschiedlichen Perspektiven (Nutzer, Anbieter, Kostenträger) (Landesverband für Menschen mit Körper- oder Mehrfachbehinderung NRW e. V.) – Fortsetzung

Bei Neuanträgen wird der Bedarf in Hilfeplan- oder Budgetkonferenzen genau wie bei Leistungen ermittelt, die nicht als Persönliches Budget beantragt werden. Für die trägerübergreifende Koordinierung der Leistungserbringung ist grundsätzlich der Kostenträger verantwortlich, bei dem der Antrag gestellt wurde.

Sobald der jeweilige Bedarf von dem oder den jeweiligen Leistungsträgern ermittelt wurde, schließen der Budgetnehmer und der beauftragte Kostenträger eine sogenannte Zielvereinbarung. Diese regelt die individuellen Förder- und Leistungsziele und enthält Regelungen über den Nachweis der Deckung des individuellen festgestellten Bedarfs. Die Zielvereinbarung muss individuell und konkret sein, also *SMART*:

Zielvereinbarungen

- *S*pezifisch
- *M*essbar
- *A*nspruchsvoll
- *R*ealistisch
- *T*erminiert

Weiteres dazu finden Sie in Kapitel 3.4 (▶ Kap. 3.4).

Die Umsetzung des Persönlichen Budgets als individuelle Hilfeplanung erfolgt in fünf Schritten (Bundesverband Psychiatrie Erfahrener e. V. (2010). Der Pflegebedürftige oder sein Vertreter beantragen beim Kostenträger oder Leistungserbringer das Persönliche Budget. Für Menschen, die nicht regelmäßig mit dem Stellen von Anträgen zu tun haben, kann der Antrag auf das Persönliche Budget als eine schwer zu überwindende Hürde wahrgenommen werden. Der Antrag kann formlos gestellt werden.

1. Schritt

Musteranschreiben 7

> **Antrag auf Persönliches Budget im Rahmen der Eingliederungshilfe**
>
> Vor- und Zuname des Klienten
> Adresse des Klienten

> Name und Adresse der Pflegekasse
>
> Ort, Datum
>
> Betreff: Antrag auf Persönliches Budget (z. B. im Rahmen der Eingliederungshilfe)
>
> Für: (Name des Klienten)
> Versichertennummer:
>
> Sehr geehrte Damen und Herren,
>
> hiermit beantrage ich (z. B. nach SGB IX, Teil I, Kapitel 1, §§ 1–3), dass die von Ihnen gewährte Hilfe im Rahmen der Eingliederungshilfe in Form von Fachleistungsstunden ab Beginn des neuen individuellen Hilfeplanzeitraumes als Persönliches Budget gewährt werden. Bei Rückfragen oder benötigten Unterlagen wenden Sie sich bitte an mich unter meiner Tel.-Nr. (___)
>
> Mit freundlichen Grüßen
>
> _____
> (Unterschrift des Antragstellers oder Bevollmächtigten)

2. Schritt Darauf folgt die Aufstellung des individuellen Hilfeplans. Dazu wird ein Termin zwischen dem Antragsteller (und seinem gesetzlichen Vertreter) und dem Fallmanager des Kostenträgers oder Leistungsanbieters vereinbart, der den Antrag bearbeitet. Hier werden in einem gemeinsamen Gespräch letzte Fragen erörtert und anschließend wird im Normalfall eine entsprechende, vom Fallmanager vorbereitete Zielvereinbarung zwischen den beiden Vertragsparteien abgeschlossen. Diese »Zielvereinbarung für ein Persönliches Budget zwischen dem beauftragten Leistungsträger: XY und Herrn/Frau …« enthält alle relevanten Angaben, wie:

- Beginn des Persönlichen Budgets
- Ziele des Persönlichen Budgets und Leistungen
- Höhe des Persönlichen Budgets
- Mittelverwendung
- Beratung und Unterstützung bei der Verwendung des Persönlichen Budgets
- Nachweis der Bedarfsdeckung
- Maßnahmen der Qualitätssicherung
- Vorzeitige Beendigung
- Bankverbindung

Ein Beispiel-Exemplar finden Sie im Anhang. In dem Beispiel findet sich auch eine Erklärung zum Umgang mit personenbezogenen Daten (▶ Anhang, Formular 1).

Circa drei Wochen nach Eingang des Antrags sollte eine Hilfeplankonferenz stattfinden, bei der die Besprechung des Antrags erfolgt. Im Vorfeld läuft das Hilfeplanverfahren. Es dient der Ermittlung des individuellen Hilfebedarfs und der erforderlichen Unterstützungsleistungen, insbesondere für den Lebensbereich Wohnen. Kernstück ist ein Leitfaden gestütztes Gespräch zwischen dem Leistungsberechtigten (bzw. der jeweiligen gesetzlichen Vertretung) und dem Fallmanager. Die Ergebnisse werden in den Hilfeplanbögen dokumentiert und sind die Basis für die Berechnung der erforderlichen Fachleistungsstunden. Das Verfahren gibt keine Wohnform vor. Ziel ist ausschließlich die Ermittlung des individuellen Hilfebedarfs. Grundsätzlich gilt die Aussage »Ambulant vor stationär« wobei die ambulante Versorgung nicht kostenintensiver sein soll als eine stationäre. Vor diesem Hintergrund wird die Relevanz des Hilfeplans in Bezug auf das Persönliche Budget deutlich. Da im Rahmen des Verfahrens keine Wohnform vorgegeben ist, können unter Berücksichtigung des individuellen Hilfebedarfs durch das Persönliche Budget neue Wohn- und Betreuungskonzepte realisiert werden. Es werden konkrete Maßnahmen geplant.

3. Schritt

Grundsätzlich werden im Hilfeplanverfahren drei Möglichkeiten der Hilfen unterschieden:

- A = Hilfen aus dem sozialen Umfeld (z. B. Familie, Freunde, Nachbarn)
- B = Allgemeine medizinische oder soziale Hilfen (z. B. Hausarzt, Haushaltshilfe)
- C = Spezielle Leistungen durch Fachdienste

In der Hilfeplankonferenz wird die Entscheidung zur Bewilligung getroffen. Über die Bewilligung oder Ablehnung wird ein Bescheid erteilt. Grundlage für die Entscheidung ist die fachliche Stellungnahme der jeweiligen Hilfeplankonferenz vor Ort.

Das vereinbarte Persönliche Budget wird vom Kostenträger regelmäßig auf das Konto des Antragstellers überwiesen. Der Antragsteller verwaltet sein Budget selbstständig oder wird durch den von ihm beauftragten Fachdienst unterstützt. Das Persönliche Budget kann nun individuell für Betreuungsleistungen oder andere Bedürfnisse verwendet werden. Es kann bereits vor der Bewilligung mit der Leistungserbringung begonnen werden, wenn eine Bedarfsanmeldung gemacht wurde. Jedoch erfolgt eine Leistungserbringung ohne Zusage immer auf Risiko des Anbieters.

4. Schritt

Nach dem festgelegten Zeitraum (z. B. ein Jahr) erfolgt eine Überprüfung und ggf. Anpassung des Persönlichen Budgets.

5. Schritt

> **Tipp**
>
> Das Bundesministerium für Arbeit und Soziales hat ein Bürgertelefon für Menschen mit Behinderung eingerichtet: Tel.: 01805/676715
> Außerdem gibt es ein Beratungstelefon zum Persönlichen Budget (Interessenvertretung Selbstbestimmt Leben e. V.) unter Tel.: 01805/474712.
> Darüber hinaus fördert die Bundesregierung das Kompetenzzentrum des PARITÄTISCHEN (erreichbar unter Tel.: 030/24533–170).
> Vom Bundesministerium für Arbeit und Soziales kann eine kostenlose Broschüre (auch in einfacher Sprache) angefordert werden.
>
>
>
> Hilfreich sind auch folgende Links:
>
> - Bundesministerium für Arbeit und Soziales
>   www.bmas.de
> - »einfach teilhaben« vom Bundesministerium für Arbeit und Soziales:
>   www.einfach-teilhaben.de
> - Forum selbstbestimmter Assistenz behinderter Menschen, ForseA e. V.
>   www.forsea.de
> - Interessenvertretung Selbstbestimmt Leben in Deutschland e. V.:
>   www.isl-ev.de
> - Bundesarbeitsgemeinschaft für Rehabilitation e. V.:
>   www.bar-frankfurt.de
>   Bundesarbeitsgemeinschaft Persönliches Budget e. V.
>   www.bag-pb.de
> - Landschaftsverband Rheinland
>   http://www.lvr.de
>
> Auf den Internetseiten lassen sich zahlreiche hilfreiche Flyer finden, je nach Bundesland auch Antragsformulare, Informationsmaterial und Ansprechpartner.

5.6.10 Urlaub trotz Pflegebedarf

Ein Urlaub vom Alltag kann helfen, wieder neue Energie zu schöpfen und besser mit den alltäglichen Herausforderungen der privaten Pflegesituation umgehen zu können. Grundsätzlich gibt es verschiedene Möglichkeiten für eine Reise, z. B.:

- Pflegebedürftiger und Angehöriger fahren zusammen in den Urlaub
- Pflegebedürftiger und Angehörige machen getrennt Urlaub
- Gemeinsamer Urlaub in der Gruppe
- Individualreise für den Pflegebedürftigen (mit Reisebegleitung)
- Organisierte Individualreise für Angehörigen und Pflegebedürftigen

5.6 Weitere Schwerpunkte in der Pflegeberatung

Gerade für berufstätige Pflegende ist eine Auszeit sehr wichtig, um wieder neue Kraft und Lebensfreude zu tanken. Durch den Eintritt einer Pflegebedürftigkeit müssen oft Wünsche zurückgestellt oder aufgegeben werden. Das Reisen ist ein Luxus, auf den die Menschen dann oft verzichten müssen.

Neue Kraft tanken

Inzwischen gibt es viele gute Angebote, damit auch Menschen mit Einschränkung und deren Angehörige eine kleine Auszeit vom Alltag nehmen können. Betroffene berichten sehr oft, wie unglaublich viel Energie bereits durch die Vorfreude freigesetzt wird. Bei einer Reise mit Handicap sind viele Aspekte zu berücksichtigen.

Inzwischen gibt es aber unzählige Adressen und Anbieter im Internet, die bei der Vorbereitung und Durchführung helfen. Sogar im Reisebüro gibt es spezielle Angebote. Manchmal ist auch eine Rehabilitation (früher Kur) für den pflegenden Angehörigen, mit einer angeschlossenen Kurzzeitpflege für den Pflegebedürftigen, eine gute Alternative zum gemeinsamen Urlaub.

Zahlreiche Möglichkeiten

Eine (gemeinsame) Auszeit und schöne Erlebnisse in netter Gesellschaft können auch in einer Pflegesituation Entlastung schaffen. Ein Urlaub sollte jedoch nicht zu Belastungen führen, die nicht ausgeglichen werden können. Die finanziellen oder körperlichen Voraussetzungen für einen entspannten Urlaub müssen gegeben sein.

Zum barrierefreien Reisen gibt es in jedem Bundesland umfassende Informationen in deutscher und englischer Sprache (bei allen Tourismusbüros unter den in der Tabelle aufgeführten Adressen im Internet):

Tab. 5.21: Barrierefreies Reisen in allen Bundesländern (Palesch 2019)

Bundesland	Website
Baden-Württemberg	www.tourismus-bw.de/barrierefrei
Bayern	www.bayern.by/tourismus-fuer-alle
Berlin	www.visitberlin.de
Brandenburg	www.barrierefrei-brandenburg.de
Bremen	www.bremen-tourismus.de/barrierefrei
Hamburg	www.barrierefrei-hh.de
Niedersachsen	www.niedersachsen-barrierefrei.de
Nordrhein-Westfalen	www.barrierefreies-nrw.de
Rheinland-Pfalz	www.barrierefrei.gastlandschaften.de
Saarland	www.barrierefreies-saarland.de
Sachsen	www.sachsen-barrierefrei.de
Sachsen-Anhalt	www.sachsen-anhalt-tourismus.de/reiseservice/tourismus-fuer-alle.de
Schleswig-Holstein	www.sh-tourismus.de
Thüringen	www.thueringen-entdecken.de/urlaub-hotel-reisen/barrierefreies-reisen-119372.html

Folgende Unterlagen sollten auf einer Reise für den Pflegebedürftigen mitgeführt werden:

- Schwerbehindertenausweis
- Krankenkassenkarte
- Personalausweis
- Kontaktdaten/Adresse von der Unterkunft oder dem Reiseanbieter
- Aktuellen Medikamentenplan
- Spezielle Ausweise (z. B. als Diabetiker)
- Vorsorgevollmacht/Patientenverfügung
- Wichtige Kontaktpersonen zu Hause
- Kontaktdaten der Kranken- und Pflegeversicherung des Hilfsbedürftigen

> **Tipp**
>
> Es gibt inzwischen auch zahlreiche Hotels in allen Regionen Deutschlands, die sich auf die Beherbergung und Versorgung von Menschen mit Handicap spezialisiert haben. Hier sind einige Internetanbieter, bei denen man sich informieren kann:
>
> - www.urlaub-und-pflege.de (Urlaub in Deutschland, auch für alleinreisende Pflegebedürftige, Gesprächs- und Freizeitangebote extra für die mitreisenden Angehörigen)
> - www.awo-seniorentouristik.de
> - www.demenz-service-nrw.de
> - https://www.sgreisen.de/
> - https://reisemaulwurf.de/

5.6.11 Selbsthilfegruppen

Zahlreiche und individuelle Angebote

Es gibt zahlreiche Selbsthilfegruppen in Deutschland. Sie sind sehr unterschiedlich organisiert. Je nach Schwerpunkt sind die Themen, die Treffen, die Effektivität und der Zusammenhalt recht unterschiedlich. Dies hängt nach meiner Erfahrung beispielsweise von den Personen ab, die solch eine Selbsthilfegruppe leiten. Das persönliche Engagement, die individuelle Persönlichkeit, die mit dieser Position verbundenen Intentionen zeigen sich in der jeweiligen Gruppe meist deutlich. Die Gestaltung der Treffen, die Zusammensetzung der Gruppe, die Art der Unterstützung (z. B. nach SGBV über die Krankenkassen, durch die Pharmaindustrie oder durch engagierte Fachärzte in der Region) ist sehr individuell.

Selbsthilfegruppen erfüllen eine wichtige Funktion und sind auch für den Pflegeberater interessant. Neben der Bekanntmachung des Angebots der Pflegeberatung stellt der Kontakt zu Selbsthilfegruppen manchmal eine große Ressource dar.

Spezielle Unterstützung

Besonders in speziellen und individuellen Fragen können Betroffene anderen Betroffenen oft sehr gute Tipps geben. Das in vielen Selbsthilfegruppen vorhandene spezielle Fachwissen kann kein Pflegeberater vorhalten.

Es gibt allerdings regional sehr unterschiedliche Strukturen. Um nähere Informationen zu erhalten, können die Krankenkassen der Region angefragt werden.

> **Tipp**
>
> Nationale Kontakt- und Informationsstelle zur Anregung und Unterstützung von Selbsthilfegruppen (NAKOS):
>
> Albrecht-Achilles-Str. 65
> 10709 Berlin
> Tel.: 030/8914019
> Fax: 030/8934014
> www.nakos.de
>
> Selbsthilfe-Kontaktstelle in Nordrhein-Westfalen: www.selbsthilfenetz.de

5.6.12 Besondere Zielgruppen beraten

In der Pflegeberatung werden auch zunehmend Ratsuchende aus anderen Kulturen und Glaubensrichtungen unterstützt, die über das Deutsche Krankenversicherungssystem versichert sind und so auch einen Anspruch auf diese Leistungen haben. Damit sind nicht nur Flüchtlinge gemeint, sondern auch Personen, die schon viele Jahre in Deutschland leben und sich hier längst »integriert« haben. Diese Menschen haben oft völlig andere Erwartungen an die Pflegeberatung, an die Versorgung und an den Umgang mit Kranken und mit Sterbenden. Oft ist schon die Sprachbarriere nicht unerheblich. In vielen Regionen gibt es bereits Pflegedienste, die sich auf spezielle Zielgruppen spezialisiert haben. Auch ein Dolmetscher ist in der Regel schnell beschafft, denn die Betroffen kennen die Problematik.

Transkulturelle Pflegeberatung

> **Tipp**
>
> Elke Urbans Buch »Transkulturelle Pflege am Lebensende – Umgang mit Sterbenden und Verstorbenen unterschiedlicher Religionen und Kulturen« verschafft einen sehr guten Überblick über die häufigsten Religionen und gibt viele wertvolle Tipps rund um die Versorgung.

Eine ganz besondere Situation ist die Pflege durch minderjährige Kinder, insbesondere, wenn Alleinerziehende von ihren Kindern (manchmal das einzige Kind) gepflegt werden. Das können Kinder von Eltern mit körperlicher Behinderung sein, aber auch mit psychischen Erkrankungen, onkologischen Erkrankungen oder Suchterkrankungen. Oft findet diese Pflege im Verborgenen statt und stellt eine ganz besondere Form der Abhängigkeit

Wenn Kinder ihre Eltern pflegen

dar, die in der Regel zur sehr starken Belastung für die Kinder führt. Diesen Kindern fehlt es oft, einfach Kind sein zu können. Die Not entwickelt sich oft im Verborgenen. In der Regel kommen dazu noch finanzielle Engpässe und die Scham der Kinder, sich vor Gleichaltrigen zu outen. Spezielle Hilfsangebote sind bisher sehr rar. Viele der betroffenen Eltern haben keinen Pflegegrad oder wollen auch keine Begutachtung. Meist geschieht dies aus Scham. Die betroffenen Familien müssen meist mühsam und in kleinen Etappen Hilfe suchen. Hier wäre z. B. die Aufklärung in den Schulen ein sehr guter Schritt zu mehr Unterstützung für diese ganz besondere Zielgruppe.

> **Tipp im Internet**
>
> Auf ausgewählten Seiten im Internet wird über dieses besondere Thema informiert:
>
> - Bundesverband behinderter-Eltern e. V.: www.behinderte-eltern.de
> - Flüsterpost e. V.: www.kinder-krebskranker-eltern.de
> - Deutscher Kinderschutzbund Segeberg gGmbH: www.kinderschutzbund-se.de

5.6.13 Unterstützung in der letzten Lebensphase

Die letzte Phase im Leben eines Menschen ist sowohl für ihn selbst als auch für die ihm nahestehenden Menschen meist emotional stark belastend, intensiv und nachhaltig von Bedeutung. Die Begleitung dieser Menschen und deren Familien ist eine besondere Herausforderung für den Pflegeberater. Neben der emotionalen Begleitung erfordert die Versorgung sterbender Menschen oft ein komplexes Hilfesystem, z. B.:

- Angehörige, Freunde, Nachbarn
- Hausarzt
- Hilfsmittel
- Arzneimittel/Verbandsmaterial
- (Spezielle) Ernährung
- Schmerzbehandlung (z. B. Palliativstation oder engmaschige Versorgung durch einen Palliativpflegedienst)
- Körperpflege
- Hauswirtschaftliche Versorgung
- Sozialarbeit (z. B. Finanzierung), Kontakt mit dem Sozialamt, der Krankenkasse, Pflegekasse, dem Versorgungsamt
- Case Management
- Ambulanter Hospizdienst (z. B. ehrenamtliche Betreuung)
- Seelsorge
- Therapeutische Dienste
- Stationäres Hospiz

In Deutschland gibt es glücklicherweise in vielen Regionen verschiedene Unterstützungsangebote rund um die Versorgung am Ende des Lebens:

- Ambulante Hospizdienste
- Palliativnetzwerke
- Palliativstationen
- Stationäre Hospize
- Trauercafés

Im Folgenden wird nun auf die einzelnen Begriffe näher eingegangen.

Die ambulante Hospizarbeit kümmert sich auch um die Begleitung von schwerstkranken, sterbenden Kindern und Jugendlichen. Alle Altersklassen, von jungen bis alten Menschen und deren Familien werden in der schweren Lebensphase begleitet. Die Begleitung findet in erster Linie in der häuslichen Umgebung des Betroffenen statt. Möglich ist auch die Begleitung in Krankenhäusern oder Altenwohnheimen.

Ambulante Hospizdienste

In der Regel liegt die Organisation in den Händen eines hauptamtlichen Koordinators, der auch die Gewinnung, Schulung und Begleitung von Ehrenamtlichen übernimmt. Die Entlastung durch den ambulanten Hospizdienst ist für die Betroffenen kostenlos. Der Einsatz der Ehrenamtlichen ist eine freiwillige Leistung und ist meist eine hohe emotionale Herausforderung für die Menschen. Durch die Qualifikation innerhalb der Schulung und die Begleitung durch die Koordinationskraft sowie durch den regelmäßigen Austausch in den ambulanten Hospizgruppen sind die Helfer diesen Anforderungen meist gut gewachsen. Die Familie gewinnt durch die Ehrenamtlichen oft eine wichtige Vertrauensperson hinzu.

Mögliche Aufgaben ambulanter Hospizdienste sind:

- Psychosoziale Beratung und Begleitung
- Information und Vermittlung palliativer Hilfen (z. B. Schmerztherapie)
- Information und Vermittlung weiterer Hilfen (z. B. Antragstellung zur Kostenübernahme)
- Seelsorglich-spirituelle Begleitung
- 24-Stunden-Erreichbarkeit bei laufender Begleitung
- Trauerbegleitung
- Intensive Vorbereitung, Begleitung und Weiterbildung ehrenamtlicher und hauptamtlicher Kräfte
- Bildungs- und Öffentlichkeitsarbeit

Neben den emotionalen Herausforderungen in der letzten Lebensphase ist das Bekämpfen von Beschwerden, insbesondere von Schmerzen, ein sehr wichtiger Aspekt. Palliativpflege beschreibt das pflegerische Fachwissen, die Maßnahmen und Aufgaben innerhalb der Versorgungssituation eines unheilbar Erkrankten. Schwerpunktaufgaben sind die Vorbeugung und Linderung von Leiden durch frühzeitiges Erkennen, die Einschätzung und

Palliativnetzwerke/ Palliativstationen

Behandlung von Schmerzen sowie von körperlichen, psychosozialen und spirituellen Bedürfnissen in der letzten Lebensphase. In immer mehr Regionen finden sich engagierte Fachärzte, Dienstleister und Verantwortliche zusammen, um gemeinsam ein Palliativnetzwerk aufzubauen. Der Pflegeberater wird dann zum integralen Bestandteil eines interdisziplinären Teams: Er wird tätig neben Pflegekräften, Ärzten, Seelsorgern, verschiedenen Therapeuten und freiwilligen Helfern.

Manchmal wird in dieser Phase eine sehr engmaschige Therapie notwendig, sodass die Aufnahme in eine Palliativstation sinnvoll sein kann. Palliativstationen sind einem Krankenhaus angegliedert. So stehen den Patienten einer solchen Palliativstation zum einen alle Möglichkeiten eines Krankenhauses zur Verfügung, zum anderen ist ihre räumliche Gestaltung meist wohnlicher und die Gesamtatmosphäre ruhiger als auf einer üblichen Krankenhausstation. Zudem gilt der Grundsatz, diagnostische oder therapeutische Maßnahmen nur dann anzuwenden, wenn sie einerseits dem Willen des Betroffenen entsprechen und andererseits mit hoher Wahrscheinlichkeit eine positive Auswirkung auf seine Lebensqualität haben. Palliativstationen unterliegen dem Finanzierungssystem der Krankenhäuser, so dass ihre Patienten den krankenhausüblichen Eigenbeitrag aufbringen müssen.

Palliativ-Konsiliardienst

Eine Sonderform der Palliativstation ist der sogenannte Palliativ-Konsiliardienst, den es bereits in zahlreichen Krankenhäusern und Kliniken in Deutschland gibt. Dabei handelt es sich nicht um eine Station im klassischen Sinne. Vielmehr geht es dem stationsübergreifenden Palliativ-Konsiliardienst darum, den Bedarf des Patienten an Palliativmedizin zu ermitteln und entsprechend darauf einzugehen. So besteht der Palliativ-Konsiliardienst interdisziplinär aus den Berufsgruppen Medizin, Pflege, Sozialarbeit, Seelsorge und Physiotherapie.

Stationäres Hospiz

Für Schwerstkranke und Sterbende in der Häuslichkeit stehen stationäre Hospize zur Verfügung. Hospize sind Einrichtungen, in denen neben der notwendigen, nicht auf Heilung, sondern auf Beschwerdelinderung ausgerichteten medizinischen Betreuung noch weitere Unterstützung angeboten wird: Dies betrifft die Schmerztherapie, die pflegerische Versorgung, die psychosoziale Begleitung der Sterbenden und ihrer Angehörigen.

Ein stationäres Hospiz ist eine Pflegeeinrichtung für Schwerstkranke und Sterbende, deren verbleibende Lebenszeit absehbar ist (ca. drei bis sechs Monate) und die aus verschiedenen Gründen nicht in ihrer häuslichen Umgebung versorgt werden können. Stationäre Hospize wollen die letzte Wohnung für Schwerstkranke und Sterbende sein. Sie sind nicht wie Palliativstationen an ein Krankenhaus angeschlossen; es handelt sich um eine Spezialform einer Pflegeeinrichtung. Die gesetzlichen Regelungen für die stationären Hospize sind in den einzelnen Bundesländern teilweise noch recht unterschiedlich; der Deutsche Hospiz- und PalliativVerband e.V. (DHPV) ist stetig um Verbesserungen bemüht. Bisher fallen stationäre Hospize rechtlich unter das Heimgesetz.

> **Tipp**
>
> Linkliste der Deutschen Gesellschaft für Palliativmedizin auf viele deutsche Palliativstationen:
> http://www.dgpalliativmedizin.de/link.html
> Auflistung aller deutschen Hospiz- und Palliativeinrichtungen: http://www.wegweiser-hospiz-palliativmedizin.de
> Trauer nach Suizid: www.agus-selbsthilfe.de

Trauercafé

Nach dem Verlust eines geliebten Menschen ist es für Trauernde nicht einfach, wieder in »den Alltag« zurückzufinden. Hinzu kommt auch, dass die Menschen aus der persönlichen Umgebung oft erwarten, dass die trauernde Person möglichst schnell wieder »funktioniert«. Dies fällt den Hinterbliebenen jedoch oft nicht leicht. Trauernde fühlen sich häufig mit ihren Gefühlen isoliert. Trauer kann Angst machen, Vereinsamung auslösen und sogar Krankheiten verursachen.

Trauernde sollen und dürfen sich die Zeit nehmen, ihre Trauer zu überwinden. Dabei kann der Austausch mit anderen Betroffenen hilfreich sein. Zunehmend werden in ganz Deutschland unter verschiedener Trägerschaft sogenannte Trauercafés organisiert. Bei einem Trauercafé handelt es sich in der Regel um ein vergleichsweise offenes, unverbindliches Angebot, dessen Ziel es ist, außerhalb der eigenen vier Wände in Kontakt mit anderen Menschen zu kommen, die in einer ähnlichen Situation sind. Gemeinsame Gespräche, gemeinsames Weinen, gemeinsames Lachen und neue Kontakte können im Trauercafé stattfinden. Manches Trauercafé wird von ausgebildeten Trauerbegleitern betreut.

> **Tipp im Internet**
>
> Unter www.trauercafe.de befindet sich ein Verzeichnis der Trauercafés in Deutschland.
>
> **Buchtipp**
>
> Hilfreiche Literatur in Form von gut lesbaren Romanen:
>
> - Schmitt E.-E. (2005). Oskar und die Dame in Rosa. 15. Aufl., Frankfurt a. M.: S. Fischer.
> - Albom M. (2017). Dienstags bei Morrie. München: Goldmann.
> - Albom M. (2005). Die fünf Menschen, die Dir im Himmel begegnen. München: Goldmann.
> - Terhorst E. (2017). Trauern wenn Mutter oder Vater stirbt. Freiburg: Herder.
> - Schulte B. (2017). Die Seelenfeder. Köln: Helmut Lingen.
> - Offermann F. (2016). Wenn Kollegen trauern. München: Kösel.

> **Tipp**
>
> Krebsgesellschaft NRW e.V.
> 40221 Düsseldorf
> Volmerstr. 20
> Telefon.: 0211/15760990
> www.krebsgesellschaft-nrw.de
>
> Deutsche Gesellschaft für Palliativmedizin
> Aachener Straße 5
> 10713 Berlin
> Telefon: 030/3010100–0
> www.dgpalliativmedizin.de
>
> Deutsche Schmerzgesellschaft e.V.
> Alt-Moabit 101b
> 10559 Berlin
> Telefon: 030/39409689–0
> www.dgss.org

5.7 Ämter, Anlaufstellen und ihre Aufgaben

Tab. 5.22: Ämter, Anlaufstellen und ihre Aufgaben

Name	Aufgaben
Amtsgericht/Betreuungsstelle	• Beantragung und Einsetzen einer gesetzlichen Betreuung • Ausstellen der Urkunde des Betreuers • Änderungen der Betreuungsurkunde (z.B. bei der Notwendigkeit von Fixierungen)
Beihilfestelle	• Kostenerstattung von pflegebedingten Kosten nach Antrag/Einreichen der Rechnungskopie/für Beamte usw.
Compass Private Pflegeberatung	• Kostenlose Tel.-Beratung aller Ratsuchenden • Bundesweite zugängliche Pflegeberatung für alle Privatversicherte (§ 7a und § 37,3 SGB XI) • Beratung von Beamten zum Beihilferecht
Demenzbeauftragte	• Ansprechpartner für Menschen mit Demenz bei Anliegen während der Versorgung im Krankenhaus/in der Klinik
Hauptfürsorgestelle/Kriegsopferfürsorge/Integrationsamt	• Berufliche Hilfen, Erziehungshilfen, Hilfen zum Lebensunterhalt, Hilfen in besonderen Lebenslagen, Erholungshilfen, Kuren, Wohnungshilfen, Hilfe zur Pflege, Altenhilfe
Hausarzt/Facharzt	• Verschreiben von Hilfsmitteln per Rezept, Verschreiben von Heilmitteln

5.7 Ämter, Anlaufstellen und ihre Aufgaben

Tab. 5.22: Ämter, Anlaufstellen und ihre Aufgaben – Fortsetzung

Name	Aufgaben
Heimaufsicht	• Kontrolle der Einhaltung der gesetzlichen Vorschriften • Bearbeitung von Beschwerden von Pflegebedürftigen in stationärer Versorgung oder deren Angehörigen (oder anderen Personen)
Integrationsfachdienst	• Beratung und Unterstützung von arbeitsuchenden Menschen mit (schwerer) Behinderung, Schülern und Beschäftigten mit Behinderung in Werkstätten für Menschen mit Behinderungen • Beratung von Arbeitgebern
Krankenkasse	• Kostenübernahme von Behandlungspflege • Zuzahlungsbefreiung • Informationen zu regionalen Selbsthilfegruppen, die bezuschusst werden
MD	• Begutachtung nach § 14 SGB XI • Hilfsmittelbegutachtungen • Begutachtung nach § 45 a+b SGB XI • Beratung von Pflegebedürftigen und pflegenden Angehörigen • Gutachten zu wohnumfeldverbessernden Maßnahmen • Prüfungen und Bewertung von stationären Einrichtungen und ambulanten Diensten entsprechend den Richtlinien des SGB XI (Transparenzkriterien)
Medicproof/PKV	• Begutachtung zur Pflegebedürftigkeit und eingeschränkten Alltagskompetenz für alle Privatversicherte • Hilfsmittelbegutachtungen • Beratung von Pflegebedürftigen und von pflegenden Angehörigen • Gutachten zu wohnumfeldverbessernden Maßnahmen • Qualitätsprüfungen und Bewertung von stationären Pflegeeinrichtungen (Bezeichnung = Careproof)
Patientenberatungsstelle	• Aufklärung über Rechte der Patienten, Beratung und Hilfe bei Beschwerden über Mängel im Gesundheitswesen, Beratung und Hilfe bei Behandlungsfehlern
Patientenfürsprecher/Patientenschützer	• Vermittlung von Patientenanliegen gegenüber dem Krankenhaus/Klinikleitung
Pflegekasse	• Antrag auf und Bewilligung von Leistungen der Pflegeversicherung
Pflegestützpunkte	• Information, Aufklärung und Beratung rund um das Thema Pflegebedürftigkeit, Adressen und Ansprechpartner von Leistungsanbietern in der jeweiligen Region, Hilfe beim Ausfüllen von Formularen (z.B. Antrag auf Pflegeeinstufung)
Rentenkasse/Rentenversicherung	• Altersrente, Witwenrente, Leistungen zur Rehabilitation
Sozialamt	• Hilfe zur Pflege, ggf. Übernahme von Leistungen bei Pflegegrad »0«, Kosten für ein Personenrufsystem oder

Tab. 5.22:
Ämter, Anlaufstellen und ihre Aufgaben – Fortsetzung

Name	Aufgaben
	spezielle Ernährung, Kosten für die vollstationäre Versorgung
Sozialamt Stadt/Gemeinde/Wohnungsamt	• Wohngeld/Pflegewohngeld • Ausstellen von Wohnbescheinigungen • Beantragung von individuellen Hilfen (z.B. Übernahme von Fahrtkosten bei kurzfristigem Einzug ins Altenwohnheim für mittellose Pflegebedürftige)
Verbraucherzentrale	• Informationen zu allen Belangen rund um den Verbraucherschutz/Pflegebedürftigkeit
Versorgungsamt	• Ausstellen des Schwerbehindertenausweises • Kriegsopferentschädigung • Opferentschädigung • Soldatenversorgung • Versorgung von Zivildienstleistenden • Ggf. Auszahlung von Elterngeld (in einzelnen Bundesländern)

Zusammenfassung

Während einer Beratung ist die Anzahl der Themen auf das für den Klienten geeignete Maß zu begrenzen. Im Einzelfall müssen Prioritäten gesetzt werden. Nicht nur der Bundesverband Europäischer Betreuungs- und Pflegekräfte (BEBP) fordert ein vertrauensvolles und faires Miteinander von Betreuungs- und Pflegekräften sowie pflegenden Angehörigen in der häuslichen Umgebung.

Die thematischen Schwerpunkte und »Unterpunkte« der Pflegeberatung sind sehr umfangreich. Keine Berufsgruppe kann diese nach der Ausbildung abdecken. Hier kann ein gut ausgebautes Netzwerk des Pflegeberaters schnell, zielgerichtet und kompetent individuelle Fragen beantworten. Der Stellenwert der Netzwerkarbeit im Rahmen von Pflegeberatung wird meist unterschätzt. Das Netzwerk erfüllt mehrere Bedingungen, die für eine umfassende, schnelle, kostengünstige und kompetente Pflegeberatung von Bedeutung sind. Dem Berater sollten alle an der Versorgung Beteiligten persönlich bekannt sein. Nur wer die Partner vor Ort kennt, kann schnell, zuverlässig und kompetent die Belange aller Beteiligten berücksichtigen. Es gibt viele unterschiedliche Netzwerke, mit denen der Pflegeberater in Kontakt kommt. Die Vernetzung gewinnt eine immer größere Bedeutung, wobei gute Netzwerke auch gepflegt werden müssen. Soziale Netzwerke im Internet ergänzen diese Möglichkeiten. Tabelle 5.23 enthält alle Netzwerkarten, die einem Pflegeberater zur Verfügung stehen (▶ Tab. 5.23).

Art des Netzwerkes	Beispiele
Persönliches berufliches Netzwerk	Austausch mit anderen Berufsgruppen, die in einem beruflichen Zusammenhang mit der Pflegeberatung stehen (auch Konkurrenten) und bestehende Kontakte aus beendeten Arbeitsverhältnissen; landesweiter Austausch mit anderen Fachkräften (z.B. durch Kongresse)
Klientenbezogenes berufliches Netzwerk	Austausch mit aktuellen Netzwerkpartnern bezüglich der Versorgung von Hilfsbedürftigen
Offizielles firmeninternes Netzwerk	Austausch zu firmenspezifischen/offiziellen Themen
Inoffizielles firmeninternes Netzwerk	Austausch zu firmeninternen Themen
Privates Netzwerk	Austausch mit Personen, die im privaten Umfeld Informationen/Meinungen vorhalten

Tab. 5.23:
Berufliche und persönliche Netzwerke des Pflegeberaters

6 Fazit und Ausblick

Wie das gesamte Gesundheitssystem in Deutschland ist auch die Ambulante Pflegeberatung im Wandel. Pflegeberatung kann nun auch per Video, per Chatbot und mit Unterstützung von digitalen Assistenten angeboten werden. Viele Ratsuchende nutzen inzwischen die digitalen Möglichkeiten, um schnell und ortsunabhängig Informationen zu Leistungen der Pflegeversicherung zu erhalten. Ein »Leuchtturm« ist hier sicherlich Hendrik Dohmeyer, der seit Jahren mit der Seite www.pflege-dschungel.de viele Ratsuchende unterstützt und aus der persönlichen Betroffenheit heraus Hilfreiches auf den Weg gebracht hat.

In den letzten Jahren kämpfen immer mehr Pflegebedürftige, deren An- und Zugehörige, gemeinsam mit zahlreichen Pflegeberatern gegen eine (drohende) Unterversorgung, z. B. wegen lückenhafter Versorgungsstrukturen. Krankenhäuser oder zumindest Abteilungen werden zusammengelegt oder geschlossen. Insolvente ambulante Pflegedienste und stationäre Pflegeeinrichtungen verschärfen die Versorgungssituation.

Immer mehr Berufstätige kommen in eine Mehrfachbelastung. Neben der Berufstätigkeit müssen minderjährige Kinder versorgt *und* die Eltern (oder auch kranke Geschwister oder andere Angehörige) unterstützt werden.

Minderjährige werden immer öfter Teil des privaten Hilfenetzes und übernehmen Aufgaben, die sie manchmal schlicht überfordern.

Die Anzahl der Patchworkfamilien und Singlehaushalte steigt, sodass die bewährten Hilfenetze ebenfalls Veränderungen unterworfen sind. Zusätzlich nehmen psychische Erkrankungen überproportional zu und stellen damit weitere Herausforderungen an die Familien, Hilfen und Versorgungsnetze.

Das Entlassmanagement wird in zahlreichen Krankenhäusern und Kliniken nicht zuletzt aus wirtschaftlichen Gründen stiefmütterlich behandelt, belastende Versorgungsbrüche scheinen unvermeidbar.

Durch Überalterung der Gesellschaft und die Zunahme von chronisch kranken Menschen auf der einen Seite und das Ansteigen von ambulanten Operationen, sinkenden Bettenzahlen mit verkürzten Liegezeiten in den Krankenhäusern sowie dem Fachkräftemangel auf der anderen Seite, ist ein weiteres Umdenken notwendig.

Zusätzlich erleben wir in der Pflegeberatung immer wieder auch Menschen, die Leistungen der Pflegeversicherung beziehen, ohne dass tatsächlich ein Anspruch vorhanden ist. Die Geldleistungen der Pflegeversicherung werden als Finanzspritze zum Haushaltsgeld (z. B. durch unrechtmäßige Auszahlung der Verhinderungspflege) oder für die Reinigungskraft (Entlastungsleistungen) genutzt, oft auch mit (ungewollter) Unterstützung durch Pflegeberatung.

Wie kann die Zukunft aussehen?

Die Versorgung in der Häuslichkeit wird weiter an Bedeutung gewinnen.

Wenn der Haushalt und *nicht* mehr das Krankenhaus oder Pflegeheim der Ort von Krankheit und Pflege ist, wird die ambulante Pflegeberatung noch wichtiger als bisher.

Die meisten Menschen *möchten und müssen* langfristig zu Hause versorgt werden. Die quartiersnahe Versorgung, ein gutes Netz an formellen und informellen Hilfen werden notwendig sein.

Pflegeberater und Pflegeberaterinnen sollten mehr in die *regionale und überregionale Vernetzung* investieren und diese bewusster nutzen. So kann voneinander partizipiert und Kreativität in der Pflegeberatung gefördert werden, um z.B. nicht aufgrund lückenhafter Versorgungsstrukturen zu kapitulieren.

Minderjährige Pflegepersonen sollten in der Pflegeberatung mehr Berücksichtigung finden. *Systemische Pflegeberatung* kann hier z.B. gezielt unterstützen und das Hilfenetz stärken.

Betriebliche Pflegeberatung sollte weiter ausgebaut werden. Die bisherigen Angebote durch Beratungsunternehmen und einzelne Pflegeberater sollten unterstützt werden. Auch die Schulungen betrieblicher Pflegelotsen/Pflegeguides sollten weiter bekannt gemacht und ausgebaut werden.

Die unterschiedlichen *Professionen im Gesundheitsbereich* sollten fachlich stärker *zusammenarbeiten*, allerdings müssten dafür viele Vorurteile, betriebswirtschaftliche Interessen, hierarchisches Denken und Machtansprüche über Bord geworfen werden.

Quartiersnahe Versorgung, Kooperationen von Dienstleistern und der Ausbau ambulanter Angebote sollten durch Städte und Kommunen weiter vorangetrieben werden.

Pflegeberatung kann aus gesellschaftlicher, betriebswirtschaftlicher, berufspolitischer und aus der Perspektive der Betroffenen viel mehr leisten und ein Baustein zur Kostendämpfung im Gesundheitswesen in Deutschland sein. Wenn die aktuellen Entwicklungen sich jedoch fortsetzen, wird diese Chance verpasst.

Insbesondere die Pflege, die Medizin, die Sanitätshäuser und die Apotheken sollten enger zusammenarbeiten, um die Versorgung der Hilfsbedürftigen in der Häuslichkeit zu bessern. Hier könnte die Pflegeberatung eine hilfreiche Unterstützung sein, die alle Akteure auch in der Pflegeberatung im Blick hat, bzw. Brücken bauen kann.

Außerdem ist die Sensibilisierung von Betroffenen und deren Angehörigen zu möglichen lückenhaften Versorgungsstrukturen sehr hilfreich, um Konflikten und Missverständnissen frühzeitig entgegenzuwirken.

Ein wichtiger Auftrag von Ambulanter Pflegeberatung wird es weiterhin sein, die pflegenden und sorgenden An- und Zugehörigen als wichtigste

Säule im Versorgungssetting zu unterstützen, Überforderung zu erkennen, zu thematisieren und Lösungen anzuregen.

Pflegeberatung sollte eine neutrale Beratungsleistung anbieten, die ohne anmaßende Bewertung oder gar Spaltung, den Pflege- und Hilfsbedürftigen eine sinnvolle Unterstützung ist.

Literatur

Abt-Zegelin A. & Schieron, M. (2023). Informieren, Beraten, Schulen und Moderieren als Pflegeaufgabe. In: Poser M. & Fecke M. (Hrsg.) Lehrbuch Stationsleitung, 2. Aufl. Bern: Hogrefe, S. 79–106.

Abt-Zegelin A., Segmüller T., Bohnet-Joschko S. (2017). Quartiersnahe Unterstützung pflegender Angehöriger. Hannover: Schlütersche.

Abt-Zegelin A. (2009). Außergewöhnliche Kommunikation. Gespräche sind Pflegehandlungen. In: Die Schwester/Der Pfleger, Heft 4, 322–324.

Abt-Zegelin A. (2007). Patienteninformationszentrum als pflegerisches Handlungsfeld. Aufbau und Gestaltung. Hannover: Schlütersche.

Abt-Zegelin A. (2004). Beratung und Begleitung. Das Schweigen in der Pflege. Psychosoziale Begleitung im Disease-Management-Programm »Brustkrebs«. In: Die Schwester/Der Pfleger, Heft 9, 706–710.

Abt-Zegelin A. (2003). Wer kommuniziert pflegt. In: Pflege aktuell. Heft 12, 642–644.

Ammann A. (2007). Rückengerechtes Arbeiten in der Pflege. 2. Aufl. Hannover: Schlütersche.

Andre Peters A., Jungnickel M., Ruppert U. (2007). Arbeitshilfe Persönliches Budget. Grundlagen, Strategien und Praxistipps für erfolgreiche Sozialunternehmen. Bochum: Contec.

Antonovsky A. (1993). Gesundheitsforschung versus Krankheitsforschung. In: Franke A. & Broda M. (Hrsg.) Psychosomatische Gesundheit. Tübingen: dgvt, S. 3–14.

Arbeitsgruppe Geriatrisches Assessment (AGAST) (1997). Geriatrisches Basisassessment: Handlungsanleitungen für die Praxis. 2. Aufl. München: MMV Medizinverlag.

Bader Ch. (2016). Case Management: Wie wird Pflegeberatung zum Case Management? 2016(3). S. 121–126 Heidelberg: Medhochzwei.

Bader Ch., Frommelt, M, Heislbetz, C (2022) CM-Weiterbildung DGCC vs. Weiterbildung zur Pflegeberater:in https://www.dgcc.de/cm-weiterbildung-vs-weiterbildung-zur-pflegeberaterin/ (Zugriff am 10.06.2024)

Bamberger G.G. (2022). Lösungsorientierte Beratung. 6. Aufl. Weinheim: Beltz.

Barmer Institut für Gesundheitsforschung (2020). Barmer Pflegereport 2020: Belastungen der Pflegekräfte und ihre Folgen. Schriftenreihe zur Gesundheitsanalyse – Band 26, Berlin.

Barthelmeß M. (1999). Systemische Beratung: Eine Einführung für psychosoziale Berufe. Weinheim: Beltz.

Benner P. (2017). Stufen der Pflegekompetenz. From Novice to Expert. 3., unveränderte Aufl. (herausgegeben von Diana Staudacher) Bern: Hogrefe.

Berg I.K. (1999). Familien – Zusammenhalt(en). Ein kurztherapeutisches und lösungsorientiertes Arbeitsbuch. 6. Aufl. Dortmund: Verlag modernes Lernen.

Berg I.K. & de Jong P. (2003). Lösungen (er-)finden. Das Werkstattbuch der lösungsorientierten Kurztherapie. 5. Aufl. Dortmund: Verlag modernes Lernen.

Berg I.K. & Miller S.D. (1993). Kurzzeittherapie bei Alkoholproblemen. Ein lösungsorientierter Ansatz. Heidelberg: Auer.

Berg I.K. & Reuss N.H. (1999). Lösungen – Schritt für Schritt. Handbuch zur Behandlung von Drogenmissbrauch. Dortmund: Verlag modernes Lernen.

Berry M. (2007). Zu Hause pflegen. Ein Ratgeber. Heidelberg: mgv.

Bertelsmann Stiftung u. a. (2002). Case Management – die Eingliederungshilfe für Klienten mit komplexem Hilfebedarf. In: Bertelsmann Stiftung u. a. (Hrsg.) Handbuch Beratung und Integration. Gütersloh, S. 157–180.

Bertelsmann Stiftung http://pflegeheim.weisse-liste.de/ (Zugriff am 12. 01. 2011) https://www.weisse-liste-pflege.de/ (Zugriff am 10. 06. 2024)

Besche A. & Vieweg K. (2022). Die Pflegeversicherung. 9., aktualisierte Aufl. Köln: Reguvis Fachmedien.

Blätter der Wohlfahrtspflege (2004). Deutsche Zeitschrift für Sozialarbeit. 151(2). (Themenheft Case Management).

Blom M. & Duijnstee M. (1999). Wie soll ich das nur aushalten? Mit dem Pflegekompass die Belastungen pflegender Angehöriger einschätzen. Bern: Hans Huber.

Böhler M. (2009). Persönliches Budget in Werkstätten für behinderte Menschen – Die Notwendigkeit von Change Management. Hamburg: Diplomica.

Borchert Y. (2023). Anzahl und Statistik der Pflegestützpunkte in Deutschland. Pflegemarkt.com https://www.pflegemarkt.com/fachartikel/anzahl-und-statistik-pflegestuetzpunkte/ (Zugriff am 01. 07. 2024)

Brader D., Faßmann H., Lewerenz J., Steger R., Wübbeke C. (2005). »Case Management zur Erhaltung von Beschäftigungsverhältnissen behinderter Menschen (CMB)«. Abschlußbericht der wissenschaftlichen Begleitung einer Modellinitiative der Bundesarbeitsgemeinschaft für Rehabilitation. Materialien aus dem Institut für empirische Soziologie, 1/2005. Nürnberg: Institut für empirische Soziologie an der Friedrich-Alexander-Universität Erlangen-Nürnberg (http://www.bmgs.bund.de/download/broschueren/F336.pdf, Zugriff am 11. 01. 2011)

Brader D., Faßmann H., Lewerenz J., Steger R., Wübbeke C. (2004). Qualitätsstandards für ein »Case Management zur Erhaltung von Beschäftigungsverhältnissen behinderter Menschen (CMB)«. Materialien aus dem Institut für empirische Soziologie, 3/2004. Nürnberg: Institut für empirische Soziologie an der Friedrich-Alexander-Universität Erlangen-Nürnberg (http://www.ifes.uni-erlangen.de/pub/pdf/m_3_2004.pdf, Zugriff am 11. 01. 2011)

Brader D., Faßmann H., Wübbeke C. (2003). Case Management zur Erhaltung von Arbeits- und Ausbildungsverhältnissen behinderter Menschen (CMB) – Zweiter Sachstandsbericht einer Modellinitiative der Bundesarbeitsgemeinschaft für Rehabilitation. Forschungsbericht, Nürnberg, 2003: Institut für empirische Soziologie an der Friedrich-Alexander-Universität Erlangen-Nürnberg.

Büscher A. & Krebs, M. (2022). Qualität in der Pflege. Stuttgart: Utb.

Büscher A. (2010). Häusliche Pflegeberatung für die Geldleistungsbezieher in der Pflegeversicherung. Zeitschrift Gerontologie und Geriatrie, Elektronischer Sonderdruck. Berlin: Springer.

Buijssen H. (1997). Die Beratung von pflegenden Angehörigen. Weinheim: Beltz.

Bullinger H. & Nowak J. (1998). Soziale Netzwerkarbeit. Eine Einführung. Freiburg/Br.: Lambertus.

Bundesministerium für Arbeit und Soziales (2008). Ratgeber Pflege – Alles, was Sie zur Pflege wissen müssen. 2. Aufl. Berlin.

Bundesministerium für Arbeit und Soziales (2008). Übersicht über das Sozialrecht. Bonn.

Bundesministerium für Arbeit und Soziales (2024). Mindestlohn in der Altenpflege steigt. https://www.bundesregierung.de/breg-de/themen/arbeit-und-soziales/mindestlohn-altenpflege-steigt-2216632 (Zugriff am 14. 04. 2024)

Bundesministerium für Familie, Senioren, Frauen und Jugend (Stand 2015). Bessere Vereinbarkeit von Familie, Pflege und Beruf (neue gesetzliche Regelungen seit dem 01. 01. 2015). 2. Aufl. Berlin.

Bundesministerium für Familie, Senioren, Frauen und Jugend (Stand 2010). Auf der Suche nach der passenden Wohn- und Betreuungsform (ein Wegweiser für ältere Menschen). 2. Aufl. Berlin.

Bundesministerium für Familie, Senioren, Frauen und Jugend (2010). www.mehrgenerationenhaeuser.de (Zugriff am 10. 12. 2010)

Bundesministerium für Familie, Senioren, Frauen und Jugend (2004). Ihre Heimrechte als Heimbewohnerinnen und Heimbewohner. Berlin.

Bundesministerium für Gesundheit (2018). https://www.bundesgesundheitsministerium.de/service/begriffe-von-a-z/e/entlassungsmanagement.html (Zugriff am 10.06.2024)

Bundesministerium der Justiz (2009). Betreuungsrecht – mit ausführlichen Informationen zur Vorsorgevollmachten. Berlin.

Bundesministerium der Justiz (2024). Sollen hier auch die Einzelnormen der Gesetze, die ich im Buch verwendet habe, aufgeführt werden? Z. B. https://www.gesetze-im-internet.de/sgb_11/__7c.html (Zugriff am 10.06.2024)

Bundesverband Europäischer Betreuung- und Pflegekräfte (2010). Bündnis für Pflege und Betreuung soll Häusliche Pflege verbessern. In: CAREkonkret, Heft 38, 9.

Bundesverband Psychiatrie Erfahrener e. V. (2010). http://www.bpe-online.de/infopool/trialog/pb/wagner-budget-2005.pdf (Zugriff am 12.11.2010)

Bundesverband unabhängiger Pflegesachverständiger und PflegeberaterInnen e. V. (2010). Weiterbildung. www.bvpp.org/ez/index.php/bvpp/bvpp/qualifizierung/weiterbildung (Zugriff am 13.06.2010)

Bund-Länder Demographie Portal (2024). Altersspezifische Pflegequoten. https://www.demografie-portal.de/DE/Fakten/pflegequote-alter.html (Zugriff am 02.04.2024)

Case Management: Zeitschrift Heft 1 Jg., 1/2005, Hüthig-Verlag.

Compass Private Pflegeberatung (2010). http://www.compass-pflegeberatung.de/presse/Versichertenbefragung/Grafikband (Zugriff 12.12.2010)

Cully S. (1991). Beratung als Prozess – Lehrbuch kommunikativer Fertigkeiten. Weinheim: Beltz.

de Shazer S. (2004). Das Spiel mit Unterschieden. Wie therapeutische Lösungen lösen. Heidelberg: Auer.

de Shazer S. (2002). Der Dreh. Überraschende Wendungen und Lösungen in der Kurzzeittherapie. 7. Aufl. Heidelberg: Auer.

Deutsche Gesellschaft für Care und Case Management e. V. (DGCC) (2010a). http://www.dgcc.de/dgcc/wb_std.html (Zugriff am 17.09.2010)

Deutsche Gesellschaft für Care und Case Management e. V. (DGCC) (2010b). http://www.dgcc.de/wasistcm.html (Zugriff 12.11.2010)

Deutsche Gesellschaft für Care und Case Management e. V. (DGCC) (Hrsg.) (2008). Rahmenempfehlungen zum Handlungskonzept Case Management. Heidelberg: Economica.

Deutsche Gesellschaft für Care und Case Management e. V. (DGCC) (Hrsg.) (2015). Case Management Leitlinien – Rahmenempfehlungen, Standards und ethische Grundlagen. Heidelberg: Medhochzwei.

Deutsche Gesellschaft für Pflegewissenschaft e. V. (Hrsg.) (2012). Kollegiale Beratung in der Pflege – Ein praktischer Leitfaden zur Einführung und Implementierung. Duisburg: Sektion BIS.

Deutsche Rentenversicherung (Hrsg.) (2024). Pflege von Angehörigen lohnt sich auch für die Rente. https://www.deutsche-rentenversicherung.de/DRV/DE/Rente/Familie-und-Kinder/Angehoerige-pflegen/angehoerige-pflegen_node.html (Zugriff am 05.04.2024)

Deutscher Verein für öffentliche und private Fürsorge (2008). Empfehlungen des Deutschen Vereins zu Qualitätsstandards für das Fallmanagement. In: NDV, 84(5), 340–342.

Die Rechte behinderter Kinder (2006). http://www.behinderte-kinder.de/pflegegeldantrag/pflegegeldantrag.htm (Zugriff am 12.12.2010)

Diedrichs C, Klotmann K., Schwartz F.W. (2008). Zur historischen Entwicklung der deutschen Gesundheitsversorgung und ihrer Reformansätze. Bundesgesundheitsblatt, 51, S. 547–551.

Diegmann-Hornig K., Jurgschat-Geer H., Beine M., Neufeld G. (2009). Pflegebegutachtung – Lehrbuch für Sachverständige und Gutachter in der Pflege. Bern: Hans Huber, S. 70–72.

DRK Bildungszentrum Schlump (2006). www.bildungszentrum.drk.de/bildungszen trum/pflegeberufe/altenpflege/pflegeberatung.php (Zugriff am 12.06.2010)

DV – Deutscher Verein für öffentliche und private Fürsorge (Hrsg.) (2004). Qualitätsstandards für das Fallmanagement. Empfehlungen des Deutschen Vereins. http://www.deutscher-verein.de/stellungnahmen/200403%20%28Maerz%202004%29/20040301/view (Zugriff 11.03.2011)

Eckert J. (Hrsg.) (1997). Praxis der Gesprächspsychotherapie. Störungsbezogene Falldarstellungen. Stuttgart: Kohlhammer.

Ehlers C. & Broer W. (Hrsg.) (2013). Case Management in der Sozialen Arbeit. Leverkusen: Barbara Budrich.

Ehlers C. & Kollak I. (2011). Care und Case Management in der Pflege. Berlin: Cornelsen.

Ellebracht H., Lenz G., Osterhold G. (2003). Systemische Organisations- und Unternehmensberatung. Praxishandbuch für Berater und Führungskräfte. Wiesbaden: Gabler.

Elzer M. & Sciborski C. (2007). Kommunikative Kompetenzen in der Pflege. Bern: Hans Huber.

Emmerich D., Hotze E., Moers M. (2006). Beratung in der ambulanten Pflege – Problemfelder und Lösungsansätze. Seelze: Kallmeyer.

Engel F., Nestmann F., Sickendiek U. (2002). Beratung. Eine Einführung in sozialpädagogische und psychosoziale Beratungsansätze. 2., überarb. u. erw. Aufl. Weinheim: Juventa.

Engel F., Nestmann F. & Sickendiek U. (2006). Theoretische Konzepte der Beratung. In: Schaeffer D. & Schmidt-Kaehler S. (Hrsg.) Lehrbuch Patientenberatung. Bern: Hans Huber, S. 93–126.

Engel F. & Sickendick U. (2005). Beratung – ein eigenständiges Handlungsfeld mit neuen Herausforderungen. In: Pflege & Gesellschaft. Heft 4, 163–171.

Engel H. & Engels D. (2002). Entwicklung eines Instrumentariums zur integrierten Hilfeplanung (IHP) für Menschen mit Behinderungen und für Menschen in besonderen sozialen Schwierigkeiten sowie zur Bildung von Gruppen mit vergleichbarem Hilfebedarf und zur Kalkulation von Maßnahmepauschalen. Abschlussbericht. Köln: Institut für Sozialforschung und Gesellschaftspolitik e.V. (ISG).

Ewers M. & Schaeffer D. (Hrsg.) (2000). Case Management in Theorie und Praxis. Bern: Hans Huber.

Faulstich J. (2006). Aufstellungen im Kontext systemische Organisationsberatung. Heidelberg: Carl-Auer.

FG-CM-DGS – Fachgruppe Case Management der Deutschen Gesellschaft für Sozialarbeit (Hrsg.) (2005). Leitprinzipien Case Management im Sozial- und Gesundheitswesen. Positionspapier. https://www.dgcc.de/case-management-leitlinien/ (Zugriff am 10.06.2024).

Fiedler A. (2010). Pflegende Angehörige werden als Pflegeassistenten vermittelt. In: CAREkonkret, Heft 39, 10.

Finke J. (2004). Gesprächspsychotherapie. Grundlagen und spezifische Anwendungen. 3. Aufl. Stuttgart: Thieme.

Fitzgerald Miller J. (2000). Coping fördern – Machtlosigkeit überwinden – Hilfen zur Bewältigung chronischen Krankseins. Bern: Hans Huber.

Frietsch R. & Löcherbach P. (1995). Soziale Unterstützung als Handlungsansatz in der Sozialen Arbeit. In: Ningel R. & Funke W. (Hrsg.) Soziale Netze in der Praxis. Göttingen: Verlag für Angewandte Psychologie (Hogrefe), S. 40–53.

Fröse S. (2024). Was Sie über Pflegeberatung wissen sollte. 5., aktualisierte Aufl. Hannover: Schlütersche.

Georg W. & Georg U. (2003). Angehörigenintegration in der Pflege. München: Rheinhardt.

Gerwin B. & Lorenz-Krause R. (Hrsg.) (2005). Pflege- und Krankheitsverläufe aktiv steuern und bewältigen – Unter Berücksichtigung des Corbin-Strauß-Pflegemodells. Münster: Lit.

Gittler-Hebestreit N. (2006). Pflegeberatung im Entlassungsmanagement. Hannover: Schlütersche.
GKV-Spitzenverband (2024). Richtlinien des GKV-Spitzenverbandes zur einheitlichen Durchführung der Pflegeberatung nach § 7a SGB XI vom 7. Mai 2018 (Pflegeberatungs-Richtlinien) geändert durch Beschluss vom 09.01.2024. https://www.gkv-spitzenverband.de/media/dokumente/pflegeversicherung/beratung_und_betreuung/pflegeberatung/2024-01-09_Pflegeberatungs-Richtlinien.pdf (Zugriff am 11.07.2024)
Greuel M. & Mennemann H. (2006). Soziale Arbeit in der Integrativen Versorgung. München: Reinhardt.
Groothuis R. (2000). Soziale und kommunikative Fertigkeiten – Praxishandbuch für Pflege- und Gesundheitsberufe. Bern: Hans Huber.
Herberger G. (2005). Ganzheitlich beraten in der Pflege. 2. Aufl. Hannover: Schlütersche.
Herriger N. (2001). Empowerment in der Sozialen Arbeit. Eine Einführung. Kohlhammer: Stuttgart.
Herriger N. (1991). Empowerment. Annäherungen an ein neues Fortschrittsprogramm der sozialen Arbeit. In: Sozialmagazin. Heft 7, 26–34.
Hummel-Gaatz S. & Doll A. (2007). Unterstützung, Beratung und Anleitung in gesundheits- und pflegerelevanten Fragen fachkundig gewährleisten. München: Elsevier.
IGES (2023a). Evaluation der Pflegeberatung: Digitalisierung stärken. https://www.iges.com/kunden/gesundheit/forschungsergebnisse/2023/evaluation-der-pflegeberatung/index_ger.html (Zugriff am 04.04.2024)
IGES (2023b). Evaluation der Pflegeberatung und der Pflegeberatungsstrukturen gemäß der gesetzlichen Beratungspflicht nach § 7a Abs. 9 SGB XI. https://www.gkv-spitzenverband.de/media/dokumente/pflegeversicherung/beratung_und_betreuung/pflegeberatung/20230622_IGES_Abschlussbericht_Evaluation_Pflegeberatung.pdf (Zugriff am 04.04.2024)
Jacobs K., Kuhlmey A., Greß S., Klauber J., Schwinger A. (Hrsg.) (2021). Pflege-Report 2021 – Sicherstellung der Pflege: Bedarfslagen und Angebotsstrukturen. Berlin: Springer.
Junk M., Messing A., Glossmann J.-P. (2015). Angewandtes Case Management: Ein Praxisleitfaden für das Krankenhaus. Stuttgart: Kohlhammer.
Kleve H., Haye B., Hampe-Grosser A., Müller M. (2003). Systemisches Case Management. Falleinschätzung und Hilfeplanung in der Sozialen Arbeit mit Einzelnen und Familien – methodische Anregungen. Aachen: Kersting-IBS.
Klie T. & Spermann A. (Hrsg.) (2004). Persönliche Budgets – Aufbruch oder Irrweg? Ein Werkbuch zu Budgets in der Pflege und für Menschen mit Behinderungen. Hannover: Vincentz Network.
Kling-Kirchner C., Mennemann H., Monzer M. & Podeswik A. (2004). Leitprinzipien. Case Management im Sozial- und Gesundheitswesen. www.case-manager.de/download/leitprinzipiencm.pdf (Zugriff am 12.11.2010)
Klomp B. (2010). Hilfeplanung im Rahmen des Persönlichen Budgets für Schwermehrfachbehinderte. http://www.lv-nrw-km.de/wohnen/files/Fallstricke_des_Hilfeplans_Vers_2.pdf (Zugriff am 12.11.2010)
Klug W. (2005). Case Management und Motivationsprobleme bei Klienten. In: Sozialmagazin, 30(1), 42–50.
Klug W. (2003). Mit Konzept planen – effektiv helfen. Ökosoziales Case Management in der Gefährdetenhilfe. Freiburg/Br.: Lambertus.
Koch-Straube U. (2008). Beratung in der Pflege. 2. Aufl. Bern: Hans Huber.
Koch-Straube U. (2004). Entwicklung eines Beratungskonzeptes für die Pflege. In: Pflegemagazin. Heft 4, 4–9.
Koch-Straube U. (2001). Beratung in der Pflege. Bern: Hans Huber.
Koehler A. (2007). Sozialgesetzbuch Elftes Buch. Soziale Pflegeversicherung. http://www.sozialgesetzbuch.de/gesetze/11/index.php?norm_ID=1103700 (Zugriff am 24.05.2010)

Kollak I. & Schmidt S. (2016). Instrumente des Care und Case Management Prozesses. Berlin, Heidelberg: Springer.

König E. & Volmer G. (1993). Systemische Organisationsberatung. Weinheim: Beltz.

Königswieser R. & Exner A. (2006). Systemische Intervention – Architekturen und Designs für Veränderungsmanager. 9. Aufl. Stuttgart: Klett-Cotta.

Königswieser R. & Hillebrnad M. (2005). Einführung in die systemische Organisationsberatung. Heidelberg: Carl-Auer.

Kreis Soest, Arbeitsgruppe Ambulante Pflege (2009). Qualitätsstandard Beratungseinsatz nach § 37.3 SGB XI (http://www.kreis-soest.de/pflegeatlas/aktuelles/Qualitaetsstandard_ueberarbeitet.pdf; zum §37.3 vom 05.05. 2010)

Kuckeland H., Scherpe M., Schneider K. (2008). Beratung in der Pflege – zukunftsorientierte Aufgaben für Pflegefachkräfte. In: Unterricht Pflege, Heft 3, 8.

Kühne S. & Hinterberger G. (Hrsg.) (2009). Handbuch Online-Beratung. Göttingen: Vandenhoeck und Ruprecht.

Kuhlmann A. (2005). Case Management für demenzkranke Menschen – Eine Betrachtung der gegenwärtigen praktischen Umsetzung. München: LIT.

Landschaftsverband Rheinland (2010). http://www.lvr.de/soziales/service/veranstaltungen/veranstaltungsreihe/gesadie mtdokumentihp3.pdf (Zugriff 12.12.2010)

Landschaftsverband Rheinland (2003). Individuelles Hilfeplanverfahren des Landschaftsverbands Rheinland. Köln.

Langmaack, B. & Braune-Krinkau M. (2000). Wie die Gruppe laufen lernt. Anregungen zum Planen und Leiten von Gruppen. Ein praktisches Lehrbuch. 7. Aufl. Weinheim: Beltz.

Laußer A.M. (2023). Pflegekompetenz. Im Socialnet (Lexikon): https://www.socialnet.de/lexikon/Pflegekompetenz (Zugriff am 13.04.2024)

Bundesvereinigung Lebenshilfe e. V. (2024). Steuerliche Entlastungen für Menschen mit Behinderung. https://www.lebenshilfe.de/informieren/familie/steuerliche-entlastungen-fuer-menschen-mit-behinderung (Zugriff am 14.04.2024)

Löcherbach P. & Wendt, W.R. (2020). Care und Case Management – Transformelle Versorgungsstrukturen und Netzwerke. Stuttgart: Kohlkammer.

Löcherbach P. (2005). Qualifizierung im Bereich Case Management – Bedarfe und Angebote. In: Löcherbach P., Klug W., Remmel-Faßbender R., Wendt W.R. (Hrsg.) Case Management: Fall- und Systemsteuerung in Theorie und Praxis. 3., überarb. Aufl. München: Reinhardt, S. 218–246.

Löcherbach P. (2004). Assessment im Case Management und sozialpädagogische Diagnostik. In: Schrapper C. (Hrsg.). Sozialpädagogische Diagnostik und Fallverstehen in der Jugendhilfe. Anforderungen, Konzepte, Perspektiven. Weinheim: Juventa, S. 69–84.

Löcherbach P. (2004). Qualitätsverbesserung durch Vernetzung in der Psychotherapie – Möglichkeiten durch Schnittstellenmanagement. In: Degenhardt J. (Hrsg.) Aktuelle Psychiatrie – Methodische und strukturelle Grenzen und Möglichkeiten. Bad Honnef: Hippocampus, S. 53–74.

Löcherbach P. (2003). Einsatz der Methode Case Management in Deutschland: Übersicht zur Praxis im Sozial- und Gesundheitswesen. In: Porz F., Erhardt, H., beta Institut für sozialmedizinische Forschung und Entwicklung (Hrsg.) Neue Wege in der Nachsorge und Palliativversorgung. Augsburg: BetaInstitutsverlag, S. 20–33.

Löcherbach P. (1998). Altes und Neues zum Case Management – Soziale Unterstützungsarbeit zwischen persönlicher Hilfe und Dienstleistungsservice. In: Mrochen S., Berchtold E., Hesse, A. (Hrsg.) Standortbestimmung sozialpädagogischer und sozialarbeiterische Methoden. Weinheim: Beltz, S. 104–123.

Löcherbach P. (1995). Soziale Unterstützung bei Menschen mit HIV und Aids. In: Ningel R. & Funke W. (Hrsg.) Soziale Netze in der Praxis. Göttingen: Hogrefe, S. 208–229.

Löcherbach P., Klug W., Remmel-Faßbender R., Wendt W.R. (Hrsg.) (2005). Case Management – Fall- und Systemsteuerung in Theorie und Praxis. 3., überarb. Aufl. München: Reinhardt.

Löcherbach P. & Ningel R. (2001). Case Management im Team. In: Sozialmagazin, 26(2), 12–21.

Löcherbach P., Roppelt C., Girndt A. (2004). Das Ziel: Komplette Systemsteuerung. Case Management in der Frankenwaldklinik Kronach. In: Krankenhaus Umschau. Heft 7, 586–590.

Loffing C. (2003). Coaching in der Pflege Bern: Hans Huber.

London F. (2003). Informieren, Schulen, Beraten. Bern: Hans Huber.

MASFG – Ministerium für Arbeit, Soziales, Familie und Gesundheit in Rheinland-Pfalz (Hrsg.) (2004). Handbuch zur Individuellen Hilfeplanung in Rheinland-Pfalz. Mainz: MASFG.

MASQT – Ministerium für Arbeit und Soziales, Qualifikation und Technologie des Landes Nordrhein-Westfalen (Hrsg.) (2000). Modellprojekt »Sozialbüros«. Endbericht. Düsseldorf.

Medicproof (2009a). Pflegeprotokoll Medicproof. http://www.medicproof.de/shared/data/pdf/an_textvorschlaege/pflegeprotokoll-20081.pdf (Zugriff am 11.09.2010)

Medizinischer Dienst Bund (2023). Richtlinien des Medizinischen Bundes zur Feststellung der Pflegebedürftigkeit nach dem XI. Buch des Sozialgesetzbuches. Essen.

Medizinischer Dienst des Spitzenverbandes Bund der Krankenkassen e. V. (2016a). Die Selbstständigkeit als Maß der Pflegebedürftigkeit. Das neue Begutachtungsinstrument der sozialen Pflegeversicherung. Essen.

Medizinsicher Dienst der Spitzenverbände der Krankenkassen (2016b). Richtlinien der Spitzenverbände der Pflegekassen zur Begutachtung von Pflegebedürftigkeit nach dem XI. Buch des Sozialgesetzbuches. Essen.

Medizinischer Dienst des Spitzenverbandes Bund der Krankenkassen e. V. (2010). Evaluation der Transparenzvereinbarungen. Abschlussbericht. Quantitative und qualitative Auswertung der Transparenzergebnisse der Medizinischen Dienste für die stationäre und ambulante Pflege. http://www.mds-ev.org/media/pdf/100216_Abschlussbericht_Transparenz_FINAL.pdf (Zugriff 12.12.2010)

Medizinischer Dienst des Spitzenverbandes Bund der Krankenkassen e. V. (2009). www.mds-ev.de (Zugriff am 10.10.2010)

Mennemann H. & Klein M. (2023). Case Management in der Betrieblichen Sozialen Arbeit. Weinheim Basel: Beltz Juventa.

Mennemann H. (2009). Bundeskongress DGSV, Vorstellung des »Ahlener Modells«, 29.10.2009 in Münster.

Mennemann H. (2006). Case Management auf Systemebene – Aufbau von Netzwerken. In: Zeitschrift Case Management. Heft 1, 12.

Mennemann H., Ribbert-Elias J., Woltering U. (2001). Innovation durch Zusammenarbeit. Das Ahlener System. In: Institut für Sozialforschung und Sozialwirtschaft e. V. (Hrsg.) Zehn Jahre BMG-Modellprogramm. Dokumentation der Fachtagung des ISO-Instituts 7. bis 9. Mai 2001 im Internationalen Jugendforum Bonn. Saarbrücken: ISO-Institut, S. 243–267.

Ministerium für Wirtschaft und Arbeit des Landes Nordrhein-Westfalen (Hrsg.) (2004). initiativ in nrw. Case Management. Theorie und Praxis. (download: www.mags.nrw.de)

Monzer M. (2018a). Case Management-Grundlagen (Case Management in der Praxis). 2. überarbeitete Aufl. Heidelberg: Medhochzwei.

Monzer M. (2018b). Case Management Organisation. Heidelberg: Medhochzwei.

Monzer M. (2012a). Der Beitrag des Case Management zum zu Hause sterben. In: Wegleitner K., Heimerl K., Heller A. (Hrsg.) Zu Hause sterben – der Tod hält sich nicht an Dienstpläne. Ludwigsburg: hospiz verlag. S. 186–199.

Monzer M. (2012b). Unterstützung ethischer Entscheidungen am Lebensende. In: Wegleitner K., Heimerl K., Heller A. (Hrsg.) Zu Hause sterben – der Tod hält sich nicht an Dienstpläne. Ludwigsburg: hospiz verlag. S. 239–251.

Mücke K. (2003). Probleme sind Lösungen. Systemische Beratung und Psychotherapie – ein pragmatischer Ansatz. Lehr- und Lernbuch. 3. Aufl. Potsdam: ÖkoSysteme.

Müller J. (2005). Salutogenetische Beratung in der Praxis. Hamburg: Diplomica.

Müller M. (2005). Case Management. Grundlagen der Methode. Präsentation auf dem 28. BundesDrogenKongress des fdr in Augsburg, 18. April 2005 (http://fdr-online.info/media/BundesDrogenKongress/28.BundesDrogenKongress/s12-mueller.pdf; Zugriff am 11.12.2010)

MWA – Ministerium für Wirtschaft und Arbeit Nordrhein-Westfalen (Hrsg.) (2003). Initiativ in NRW. Job Center. Organisation und Methodik. Düsseldorf: MWA.

Nau H. (1999). Case Management zu stationären Hilfen bei Pflegebedürftigkeit/Case Management in der Beratung zu Rehabilitationen im Anschluß an den Krankenhausaufenthalt. In: Krankenhaussozialarbeit Forum. Heft 4, 36–42.

Nestler N., Prietz A., Uhlmann B. (2002). Das Erleben von Kranksein und Autonomieverlust im Kontext der Entlassung von Patienten aus dem Krankenhaus – die Perspektive der Pflegewissenschaft. In: Rektorat der Evangelischen Fachhochschule Rheinland-Westfalen-Lippe (Hrsg.) Denken & Handeln. Schriftenreihe der Evangelischen Fachhochschule Rheinland-Westfalen-Lippe, 75–99.

Neuffer M. (2005). Case Management. Soziale Arbeit mit Einzelnen und Familien. 2. Aufl. Weinheim: Juventa.

Neuffer M. (1998). Fallarbeit in einer Hand. Case Management in Sozialen Diensten. In: Sozialmagazin. Heft 7–8, S. 16–27.

Norwood S. (2002). Pflege-Consulting – Handbuch zur Organisations- und Gruppenberatung in der Pflege. Bern: Hans Huber.

Olbrich C. (2005). Idiolektik als Ansatz für die Beratung in der Pflege: Den anderen Menschen verstehen. In: Pflegezeitschrift. Heft 10, 643–645.

Oliva H., Görgen W., Schlanstedt G., Schu M., Sommer L. (2001). Case Management in der Drogen- und Suchtkrankenhilfe. Ergebnisse des Kooperationsmodells nachgehende Sozialarbeit – Modellbestandteil Case Management. Band 139 der Schriftenreihe des Bundesministeriums für Gesundheit. Baden-Baden: Nomos.

Oliva H. & Schu M. Hilfeplanung als Instrument zur Umsetzung personenzentrierter Hilfen für chronisch mehrfachbeeinträchtigte Abhängige. In: Thüringische Landesstelle gegen die Suchtgefahren (Hrsg.) »Welche Schublade hätten Sie denn gern?«, Weiterentwicklung personenzentrierter Hilfen für suchtkranke und psychisch kranke Menschen im Kontext fachlicher und rechtlicher Rahmenbedingungen. Reader zur Fachtagung vom 13.02. bis 15.02.2002, Erfurt, S. 56–74.

Palesch A. (2019). Pflegebedürftigkeit. Ein Leitfaden für pflegende Angehörige. Stuttgart: Kohlhammer.

Pflegekonferenz des Kreises Soest (2002/2020). Qualitätsstandard Beratungseinsatz nach § 37,3 SGB XI. www.pflege-management.de (Zugriff 06.04.2010)

Kreis Soest (2002/2009): Qualitätsstandard Beratungseinsatz nach § 37.3 SGB XI einschließlich Kommentierung. Geschäftsstelle der Pflegekonferenz Kreis Soest, Arbeitsgruppe »Ambulante Pflege«, https://docplayer.org/20441192-Qualitaetsstandard-beratungsein-satz-nach-37-3-sgb-xi.html (Zugriff am 11.06.2024).

Porz P. & Eberhardt H. (2003). Case Management in der Kinder- und Jugendmedizin. Stuttgart: Thieme.

Poser M. & Schlüter W. (2005). Mediation für Pflege- und Gesundheitsberufe – Kreativ Konflikte lösen. Bern: Hans Huber.

Poser M. & Schlüter W. (1998). Qualitätssicherung in der Altenpflege – praktische Hilfen für den Arbeitsalltag. Rastede: Verlag social media.

Raiff N.R. & Shore B.K. (1997). Fortschritte im Case Management. Freiburg/Br.: Lambertus.

Regionalbüros Alter, Pflege und Demenz (2021). Familien- und Helferkonferenzen. https://alter-pflege-demenz-nrw.de/wp-content/uploads/2021/03/Familien_und_Helferkonferenz_final.pdf (Zugriff am 13.04.2024)

Reibnitz C. von (2015). Case Management: praktisch und effizient. 2. Aufl. Berlin: Springer.

Reis C. (2003). Case Management. Theorie und Praxis. Düsseldorf: Ministerium für Wirtschaft und Arbeit des Landes Nordrhein-Westfalen.

Remmel-Faßbender R. (2005a). Case Management – eine Methode der Sozialen Arbeit: Erfahrungen und Perspektiven. In: Löcherbach P., Klug W., Remmel-Faßbender R., Wendt W.-R. (Hrsg.) Case Management: Fall- und Systemsteuerung in Theorie und Praxis. München: Reinhardt, S. 63–80.

Remmel-Faßbender R. (2005b). Case Management – Chancen für eine Neuorientierung im Sozial- und Gesundheitswesen!? In: Coban I. & Schüler G. (Hrsg.) »Epilepsie bei Sozialarbeit 8« (Beiträge und Materialien der 8. Fachtagung unter dem Thema »Arbeitsweisen der professionellen Sozialen Arbeit bei Epilepsien«. Berlin: Einfälle.

Remmel-Faßbender R. & Löcherbach P. (2005). Case Management – qualifiziertes Handlungskonzept einer ressourcenorientierten Fallsteuerung. In: Thole W., Cloos P., Ortmann F., Strutwolf V. (Hrsg.) Soziale Arbeit im öffentlichen Raum – Soziale Gerechtigkeit in der Gestaltung des Sozialen. Wiesbaden: VS Verlag für Sozialwissenschaften.

Remmel-Faßbender R. (2002). Case Management – Chancen im Fallmanagement nach SGB IX. In: Tagesdokumentation der Arbeitsgemeinschaft Deutscher Berufsförderungswerke. Sozialarbeiter – Reha Berater – Case Manager. Hamm/Westfalen (Eigendruck).

Riet N. van & Wouters H. (2002). Case Management: ein Lehr und Arbeitsbuch über die Organisation und Koordination von Leistungen im Sozial- und Gesundheitswesen. Luzern: Interact.

Rogers C.R. (2004). Therapeut und Klient. Grundlagen der Gesprächspsychotherapie. 18. Aufl. Frankfurt/M.: Fischer TB.

Rogers C.R. (2002). Die Klientenzentrierte Gesprächspsychotherapie. 15. Aufl. Frankfurt/M.: Fischer TB.

Rogers C.R. (1999). Die nicht-direktive Beratung. 9. Aufl. Frankfurt/M.: Fischer TB.

Rogers C.R. (1994). Therapeut und Klient. Grundlagen der Gesprächspsychotherapie. Frankfurt/M.: Fischer TB.

Rosenbrock R. (2000). Gesundheitspolitische Rahmenbedingungen. In: Rennen-Allhof B. & Schaeffer D. (Hrsg.) Handbuch Pflegewissenschaften. Weinheim: Juventa, S. 187–215.

Schaeffer D. & Schmidt-Kaehler S. (2006). Lehrbuch Patientenberatung. Bern: Hans Huber.

Schaeffer D. & Dewe B. (2012). Zur Interventionslogik von Beratung in Differenz zu Information, Aufklärung und Therapie. In: Schaeffer D. & Schmidt-Kaehler S. (Hrsg.) Lehrbuch der Patientenberatung. 2., vollst. überarb. u. erw. Aufl. Bern: Hans Huber. S. 59–86.

Schäfer C., Doneth I., Kamps, N. (2006). Hilfsmittel und Medizinprodukte, Band 2. Stuttgart: Wissenschaftliche Verlagsgesellschaft.

Schieron M. (2007). Der Beratungsbesuch in der häuslichen Pflege: Pflegekräfte zwischen Beratung und Kontrolle. Hamburg: BGWforum.

Schlippe A. von & Schweitzer J. (2003). Lehrbuch der systemischen Therapie und Beratung. 10. Aufl. Göttingen: Vandenhoeck & Ruprecht.

Schmidt-Kaehler S. (2004). Patienteninformation online. Bern: Hans Huber.

Schnellenbach A., Normann-Schweerer S., Giers M., Thielke U. (2023) Betreuungsrecht in der Praxis – das neue Recht ab 1.1.2023. Bielefeld: Gieseking.

Schulz v. Thun F. (2006a). Miteinander reden 1: Störungen und Klärungen. Allgemeine Psychologie der zwischenmenschlichen Kommunikation. 45. Aufl. Reinbek: Rowohlt-TB.

Schulz v. Thun F. (2006b). Miteinander reden 3: Inneres Team und situationsgerechte Kommunikation. 16. Aufl. Reinbek: Rowohlt-TB.

Schulz v. Thun F. (2005). Miteinander reden 2: Stile, Werte und Persönlichkeitsentwicklung. Differentielle Psychologie der zwischenmenschlichen Kommunikation. 28. Aufl. Reinbek: Rowohlt-TB.

Schulz v. Thun F. (2003a). Klärungshilfe 1. Handbuch für Therapeuten, Gesprächshelfer und Moderatoren zur Gestaltung schwieriger Gespräche. 14. Aufl. Reinbek: Rowohlt-TB.

Schulz v. Thun F. (2003b). Praxisberatung in Gruppen. Erlebnisaktivierende Methoden mit 20 Fallbeispielen zum Selbsttraining für Trainerinnen und Trainer, Supervisoren und Coaches. 5. Aufl. Weinheim: Beltz.

Schwartz F.W., Kickbusch I., Wismar M. (2003). Ziele und Strategien der Gesundheitspolitik. In: Schwartz F.W., Badura B, Busse R., Leidl R., Raspe H., Siegrist J., Walter U. (Hrsg.) Das Public Health Buch, Gesundheit und Gesundheitswesen. 2. Aufl. München: Urban & Fischer, S. 229–243.

Sieckendiek, U., Engel, F, Nestmann, F (1999).Beratung: eine Einführung in sozialpädagogische und psychosoziale Beratungsansätze, Weinheim: Juventa-Verlag (244 Seiten)

Sozialversicherung kompetent (2018). Pflegegeld, Beratungseinsatz. https://sozialversicherung-kompetent.de/pflegeversicherung/leistungsrecht-ab-2017/668-pflegegeld-beratungseinsatz.html (Zugriff am 28.08.2018)

Statistisches Bundesamt (2009b). http://www.destatis.de/jetspeed/portal/cms/Sites/destatis/Internet/DE/Presse/pm/2009/03/PD09__085__224,templateId=renderPrint.psml (Zugriff am 24.05.2010)

Statistisches Bundesamt (2022a). Gesundheit, Pflege. https://www.destatis.de/DE/Themen/Gesellschaft-Umwelt/Gesundheit/Pflege/_inhalt.html (Zugriff am 27.05.2024)

Statistisches Bundesamt (2022b). Pflegeheime und ambulante Pflegedienste. https://www.destatis.de/DE/Themen/Gesellschaft-Umwelt/Gesundheit/Pflege/Tabellen/pflegeeinrichtungen-deutschland.html (Zugriff am 22.04.2024)

Statistisches Bundesamt (2022c). Personal in Pflegeheimen und ambulanten Pflegediensten. https://www.destatis.de/DE/Themen/Gesellschaft-Umwelt/Gesundheit/Pflege/Tabellen/personal-pflegeeinrichtungen.html (Zugriff am 22.04.2024)

Statistisches Bundesamt (2022d). Pflegebedürftige nach Versorgungsart, Geschlecht und Pflegegrade. https://www.destatis.de/DE/Themen/Gesellschaft-Umwelt/Gesundheit/Pflege/Tabellen/pflegebeduerftige-pflegestufe.html (Zugriff am 02.04.2024)

Statistisches Bundesamt (2023a). Gesundheit, Pflege. https://www.destatis.de/DE/Presse/Pressemitteilungen/2023/05/PD23_N029_23.html (Zugriff am 27.05.2024)

Statistisches Bundesamt (2023b) https://www.destatis.de/DE/Themen/Querschnitt/Demografischer-Wandel/Aeltere-Menschen/bevoelkerung-ab-65-j.html (Zugriff am 20.06.2024)

Steimel R. (2003). Individuelle Angehörigenschulung. Eine effektive Alternative zu Pflegekursen. Hannover: Schlütersche.

Stiftung Warentest (2009). http://www.test.de/themen/bildung-soziales/test/Pflege-zu-Hause-Vermittlungsagenturen-im-Test-1772650-1774894/# (Zugriff am 12.12.2010)

Stiftung Warentest (2010a). http://www.test.de/themen/gesundheit-kosmetik/test/Pflegestuetzpunkte-Nur-jeder-dritte-beraet-gut-4 (Zugriff 12.12.2010) oder in der Zeitschrift 11/2010, S. 87

Stiftung Warentest (2010b). http://www.test.de/themen/gesundheit-kosmetik/test/Pflegedienste-Selten-gut-beraten-1786449-17830 (Zugriff am 12.10.2010)

Stratmeyer P. (2005). Orientierung und Ansätze der Pflegeberatung. In: Pflegemagazin, Heft 2, 42–57.

Supp M. (2008). Assessment im Case Management – Studienarbeit. Nordstedt: GRIN.

Tausch R. & Tausch A. (1990). Gesprächspsychotherapie. Hilfreiche Gruppen- und Einzelgespräche in Psychotherapie und alltäglichem Leben. 9., erg. Aufl. Göttingen: Hogrefe.

Thiersch H. (2005). Soziale Beratung. In: Nestmann F. (Hrsg.) Beratung. Bausteine für eine interdisziplinäre Wissenschaft und Praxis. Tübingen: Dgvt, S. 99–110.

Thomas B. & Wirnitzer B. (2001). Pflegeberatung im Krankenhaus München-Neuperlach: Patienten und Pflegende in einer neuen Rolle. In: Pflegezeitschrift, 54(7), 469–475.

Tomaschek N. (2007). Perspektiven systemischer Entwicklung und Beratung von Organisationen. Heidelberg: Carl-Auer.

Tomaschek N. (2006). Systemische Organisationsentwicklung und Beratung bei Veränderungsprozessen. Heidelberg: Carl-Auer.

Trendel M. (2008). Praxisratgeber Persönliches Budget. Regensburg: Walhalla.

Universum-Akademie Leipzig (2010). http://www.universum-akademie.de/01_2-leipzig_pflege/seminare/a18_pflegeberater-sgb-xi.htm (Zugriff am 18.07.2010)

Universität Bremen (2020). Hohe Arbeitsbelastung: Pflegereport 2020 vorgestellt. https://www.uni-bremen.de/universitaet/hochschulkommunikation-und-marketing/archiv/detailsicht/hohe-arbeitsbelastung-pflegereport-2020-vorgestellt (Zugriff am 02.04.2024)

Von Schlippe A. (2022). Das Karussell der Empörung. Konflikteskalation verstehen und begrenzen. Göttingen: Vandenhoeck & Ruprecht.

Von Schlippe A. & Schweitzer J. (2019). Gewusst wie, gewusst warum. Die Logik systemischer Interventionen. Göttingen: Vandenhoeck & Ruprecht.

Verband der privaten Krankenkassen e.V. (Hrsg.) Allgemeine Versicherungsbedingungen für die private Pflegepflichtversicherung – Bedingungsteil – (Musterbedingungen der Privaten Pflegeberatung 2009) Stand: 1. Juli 2008.

Verbraucherzentrale (2002). Pflegende Angehörige, Balance zwischen Fürsorge und Entlastung. Düsseldorf.

Verbraucherzentrale (2018). Soziale Absicherung für pflegende Angehörige. https://www.verbraucherzentrale.de/wissen/gesundheit-pflege/alles-fuer-pflegende-angehoerige/soziale-absicherung-fuer-pflegende-angehoerige-ist-jetzt-besser-13426 (Zugriff am 18.08.2018)

Wacker E., Wansing G., Schäfers M. (2005). Personenbezogene Unterstützung und Lebensqualität. Teilhabe mit einem persönlichen Budget. Wiesbaden: Deutscher Universitäts-Verlag.

Watzlawick P., Beavin J., Jackson D. (2000). Menschliche Kommunikation – Formen, Störungen, Paradoxien. 10., unveränderte Aufl. Bern: Hans Huber.

Weinberger S. (2004). Klientenzentrierte Gesprächsführung. 9., überarb. Aufl. Weinheim: Juventa.

Wellhöfer P.R. (2004). Schlüsselqualifikation Sozialkompetenz – Theorie und Trainingsbeispiele. Stuttgart: Lucius & Lucius Verlagsgesellschaft.

Wendt W.R. (1988). Case Management – Netzwerken im Einzelfall. In: Blätter der Wohlfahrtspflege, 135(11), 267–269.

Wendt W.R. (1992). Das Unterstützungsmanagement als Muster in der methodischen Neuorientierung von Sozialarbeit. In: Soziale Arbeit, Heft 2, 44–50.

Wendt W.R. (Hrsg.) (1993). Ambulante sozialpflegerische Dienste in Kooperation. Freiburg/Br.: Lambertus.

Wendt W.R. (1995a). Hilfe nach Plan – Fortschritte im Verfahren: Case Management – Unterstützungsmanagement als angemessene Methode Sozialer Arbeit in der Bürgergesellschaft und Marktwirtschaft. In: Blätter der Wohlfahrtspflege, 142(5), 101–105.

Wendt W.R. (Hrsg.) (1995b). Unterstützung fallweise: Case Management in der Sozialarbeit. Freiburg/Br.: Lambertus.

Wendt W.R. (2010). Case Management im Sozial- und Gesundheitswesen. 5. Aufl. Freiburg/Br.: Lambertus.

Wendt W.R. (2012). Beratung und Case Management. Konzepte und Kompetenzen. Heidelberg: Medhochzwei.

Wissert M. (2001). Unterstützungsmanagement als Rehabilitations- und Integrationskonzept bei der Versorgung älterer, behinderter Menschen. Aachen: Karin Fischer.

Wißmann P. (2003). Case Management: Konzept, Praxis und Qualifizierungsbedarf. In: Management im Gesundheitswesen (MiG). Halbjahresschrift für Angewandtes Management im Gesundheitswesen. Berlin: Evangelische Fachhochschule Berlin, Heft 9, 14–27.

Wolff J.K. & Pflug C. (2022). Pflegeberatungsstrukturen für pflegebedürftige Menschen mit speziellen Versorgungsbedarfen. In: Jacobs K., Kuhlmey A., Greß S.,

Klauber J., Schwinger A. (Hrsg.) Pflege-Report: Bd. 2022. Pflegereport 2022: Spezielle Versorgungslagen in der Langzeitpflege. Berlin: Springer, S. S. 233–246.

Wolff J.K., Pflug C., Rellecke J., Rieckhoff S., Dehl T., Nolting, H.-D. (2020). Weiterentwicklung der Pflegeberatung: Evaluation der Pflegeberatung und Pflegeberatungsstrukturen gemäß § 7a Absatz 9 SGB XI (Schriftenreihe Modellprogramm zur Weiterentwicklung der Pflegeversicherung Band 18). Berlin. https://www.gkv-spitzenverband.de/media/dokumente/service_1/publikationen/schriftenreihe/GKV-Schriftenreihe_Pflege_18_mit_Lesezeichen.pdf (**Zugriff 04.04.2024**)

Literaturtipps zum Thema Demenz

Krankheitsbild Demenz

Bowlby-Sifton C. (2011). Das Demenzbuch. Ein »Wegbegleiter« für Angehörige und Pflegende. 2. Aufl. Bern: Hans Huber.
Buijssen H. (2005). Demenz und Alzheimer verstehen – mit Betroffenen leben. 3. Aufl. Weinheim: Beltz.
Engelbrecht-Schnür J. & Nagel B. (2009). Wo bist Du? Hamburg: Hoffmann und Campe.
Klerk-Rubin V. de (2014). Mit dementen Menschen richtig umgehen. Validation für Angehörige. 4. Aufl. München: Rheinhardt.
Philipp-Metzen/Schilder (2018). Menschen mit Demenz. Ein interdisziplinäres Praxisbuch: Pflege, Betreuung, Anleitung von Angehörigen. Stuttgart: Kohlhammer.
Schaade G. & Kubny-Lüke B. (2009). Demenz-Alzheimer-Erkrankung. Ein Ratgeber für Angehörige und alle, die an Demenz erkrankte Menschen betreuen. Idstein: Schulz-Kirchner Verlag.
Schäfer U. (2004). Demenz- Gemeinsam den Alltag bewältigen. Ein Ratgeber für Angehörige und Pflegende. Göttingen: Hogrefe.
Stechl E., Steinhagen-Thiessen E. & Knüvener C. (2008). Demenz – mit dem Vergessen leben. Ein Ratgeber für Betroffene. Frankfurt/M.: Mabuse.
Straub S. (2021). Wie meine Großmutter ihr ICH verlor. Demenz – Hilfreiches und Wissenswertes für Angehörige. München: Kösel-
Wojnar J. & Thoelen C. (2007). Die Welt der Demenzkranken – Leben im Augenblick. Hannover: Vincentz Network.
Zeller U. (2021). Menschen mit Demenz begleiten ohne sich zu überfordern. Ein Ratgeber für Angehörige. Giessen: Brunnen Verlag.

Erfahrungsberichte

Bergmann G. (2019). Chronik eines Sonnenuntergangs: Als meine Frau an Alzheimer erkrankte. Basel: Zytglogge.
Braam S. (20016). Ich habe Alzheimer – Wie die Krankheit sich anfühlt. Weinheim: Beltz.
Bode S. (2015). Nachkriegskinder: die 1950er Jahrgänge und ihre Soldatenväter. Stuttgart: Klett-Cotta.
Bode S. (2014). Frieden schließen mit Demenz. Stuttgart: Klett-Cotta.
Bode S. (2009). Kriegsenkel: Die Erben der vergessenen Generation. Stuttgart: Klett-Cotta.
Bode S. (2004). Die vergessene Generation: Die Kriegskinder brechen ihr Schweigen. Stuttgart: Klett-Cotta.

Baer U. (2010). Wo geht es denn hier nach Königsberg? Wie Kriegstraumata im Alter nachwirken und was dagegen hilft. Neuenkirchen-Vluyn: Klett-Affenkönig Verlag.

Dahmen U. & Röser A. (2015). Demenz – Angehörige erzählen. Gespräche und Erzählungen von und mit Angehörigen. Karlsruhe: SingLiesel Verlag.

Degnaes B., Hahn von Dorsche C. & Pawelke von Patmos G. (2006). Ein Jahr wie tausend Tage. Düsseldorf: Patmos.

Holzer C. (2019). Herzenswunsch – Demenz, Wachstum & Hürden: Erfahrungsbericht eines pflegenden Angehörigen. Amazon Media EU /Kindle Edition.

Holzer C. (2019). Trotzdem gelacht! Was die Demenz nicht nehmen konnte: Erlebnisse zum Schmunzeln und Nachdenken – Erfahrungsbericht. Amazon Media EU/ Kindle Edition.

Lamm R. (2023) Demenz – Land des Vergessens. Ein literarischer Erfahrungsbericht. Frankfurt am Main: Mabuse.

Mitchell W. (2019). Der Mensch, der ich einst war. Mein Leben mit Alzheimer. Hamburg: Rowohlt Taschenbuch.

Offermann C. (2007). Warum ich meine demente Mutter belüge. München: Antje Kunstmann.

Sawatzki A. (2023). Brunnenstraße. München: Piper.

Weiler T. (2015). Das Ich in mir – oder wer ist Georg? Hamburg: tradition.

Wurster M. (2021). Papa stirbt, Mama auch. München: Carl Hanser.

Kinder und Demenz

Abeele V. van den (2006). Meine Oma hat Alzheimer. Gießen: Brunnenverlag.

Baltscheit M. (2010). Die Geschichte vom Fuchs, der den Verstand verlor. London: Bloomsbury.

Demenz-Verein im Köllertal e. V. (2024). Hoppy's Abenteuer – Verstehen was Demenz ist: Teil 1. Püttlingen (für Kinder von 3–9 Jahren).

Hula S. (2006). Oma kann sich nicht erinnern. Wien: Dachs Verlag.

Hofer Weber K. (2022). ANNA mag OMA und OMA mag ÄPFEL. Münster: Bohem Press (ab 3 Jahren geeignet).

John K. (2018). Opa Rainer weiß nicht mehr. München: Knesebeck.

Mueller D. (2006). Herbst im Kopf. Meine Oma Anni hat Alzheimer. München: Annette Betz.

Schlichmann S. (2022). Reißaus mit Krabbenbrötchen. München: Carl Hanser.

Therapie und Beschäftigung

Aktivierungscoach Autorenteam (2018). Senioren Männerrunde: Umschreibung Handwerk (Seniorenbeschäftigungsrätsel-Erinnerungsarbeit-Vorlesegeschichten): CreateSpace Independent Publishing platform.

Bell V., Troxel D., Cox T., Hamon R., Brock E. (2014). So bleiben Menschen mit Demenz aktiv. München: Reinhardt.

Elsevier GmbH (Hrsg.) (2007). Erinner' Dich! – 36 Paare suchen und finden. München: Elsevier.

Fiedler P. (2016). Spielen mit alten Menschen: Spiele wirkungsvoll in der Altenarbeit einsetzen. Hannover: Vincentz Network.

Fiedler P. (2011). Waldspaziergang. Hannover: Vincentz Network.

Fiedler P. & Hohlmann U. (2006). Vertellekes – Das neue. Hannover: Vincentz Network. (Spiel)

Mammerla M. (2018). De Alltag mit demenzerkrankten Menschen. Pflege in den verschiedenen Phasen der Erkrankung. Norderstedt: Book on Demand.

Ramspott K. & Mandelartz A. (2004). Das Sütterlin Lehr- und Übungsbuch. Münster.

Musizieren mit dementen Menschen. Ratgeber für Angehörige und Pflegende. Mit 15 Liedern auf CD. (2006). München: Rheinhardt.

Mallek N. (2018). Das große Beschäftigungs- und Ideenbuch für Männer mit Demenz. Karlsruhe: Verlag SingLiesel.

Neidinger G. (2014). 1234 Eckstein, die schönsten Lausbuben-Geschichten aus den früheren Tagen für Menschen mit Demenz. Karlsruhe: Verlag SingLiesel.

Schneider A. & Mallek N. (2019). Schlager-Geschichten für Senioren: Geschichten zum Vorlesen, mitsingen und Mitmachen (Praxis-Hefte). Karlsruhe: Verlag SingLiesel.

SingLiesel Redaktion (2015). Die schönsten Lieder für heitere Stunden: Singen-Erleben-Erinnern. Ein Mitsing- und Erlebnisbuch für Senioren. Karlsruhe: Verlag SingLiesel.

Tageszentrum Wetzlar: Lieder CDs und die dazugehörigen Liederbücher. Tel.: 06441–43742; www.tageszentrum-am-geiersberg.de

Wuttke A. (Hrsg.) (2024). FRIDA – Frühintervention für Menschen mit dementieller Entwicklung und deren Angehörige. Heidelberg: Medhochzwei.

Zentrum für Qualität in der Pflege (2017). Gewaltprävention in der Pflege – ZQP-Themenreport. Berlin: ZQP. Zugriff am 11.06.2024 unter: https://www.zqp.de/wp-content/uploads/Report_Gewalt_Praevention_Pflege_Alte_Menschen.pdf

Übersicht und Adressen aller privaten Kranken- und Pflegekassen

Aus wirtschaftlichen Gründen sind Zusammenschlüsse mehrerer privater Kranken- und Pflegekassen sowie von gesetzlichen und privaten Krankenkassen zu beobachten. Beispielsweise ist die DBV-Winterthur mit der AXA verbunden, die ERGO-Versicherung hat die DKV und die Victoria-Krankenversicherung aufgenommen.

> **Tipp im Internet**
>
> Aktuelle Informationen findet man unter: www.pkv.de oder https://www.krankenkassen.de/private-krankenversicherung/pkv-liste/

Folgende private Kranken- und Pflegeversicherungen sind im Verband der privaten Krankenversicherungen e. V. (PKV) vertreten:

Nr.	Name und Anschrift	Telefonnummer/Faxnummer/E-Mail/Internet
1	Allianz Private Krankenversicherung AG Königinstr. 28 80802 München	Tel: 089/3800–0 E-Mail: info@allianz.de Internet: www.gesundheitswelt.allianz.de
2	Alte Oldenburger Krankenversicherung a. G. Theodor-Heuss-Straße 96 49362 Vechta	Tel: 04441/905–0 Fax: 04441/905–470 E-Mail: info@alte-oldenburger.de Internet: www.alte-oldenburger.de
3	ARAG Krankenversicherung AG Hollerithstraße 11 81829 München	Tel.: 089/4124–02 Fax: 089/4124–9525 E-Mail: service@arag.de Internet: www.arag.de
4	AXA Krankenversicherung AG Colonia-Allee 10–20 51067 Köln	Tel.: 0800/3203205 Fax: 08003557035 E-Mail: info@axa.de Internet: www.axa.de
5	Barmenia Krankenversicherung a. G. Barmenia-Allee 1 42119 Wuppertal	Tel.: 0202/438–00 Fax:0202/438–2703 E-Mail: info@barmenia.de Internet: www.barmenia.de

Nr.	Name und Anschrift	Telefonnummer/Faxnummer/E-Mail/Internet
6	Die Bayerische BBL Thomas-Dehler-Str. 25 81537 München	Tel.: 089/6787-0 Fax: 089/6787-9150 E-Mail: info@die bayrische.de Internet: www.diebayrische.de
7	CONCORDIA Krankenversicherung AG Karl-Wiechert-Allee 55 30625 Hannover	Tel.: 0511/5701-0 Fax: 0511/5701-1400 E-Mail: versicherungen@concordia.de Internet: www.concordia.de
8	Continentale Krankenversicherung a. G. Ruhrallee 92 44139 Dortmund	Tel.: 0231/919-0 Fax: 0231/919-2913 E-Mail: info@continentale.de Internet: www.continentale.de
9	Debeka Krankenversicherungsverein a. G. Ferdinand-Sauerbruch-Straße 18 56073 Koblenz	Tel.: 0261-498-4646 Fax: 0261-498-5555 E-Mail: kundenservice@debeka.de Internet: www.debeka.de
10	DEVK Krankenversicherungs AG Riehler Straße 190 50729 Köln	Tel.: 0800/4757757 Fax: 0221/757-2200 E-Mail: info@devk.de Internet: www.devk.de
11	DFV Deutsche Familienversicherung Reuterweg 47 60323 Frankfurt am Main	Tel.: 069 958 69 322 E-Mail: service@deutsche-familienversicherung.de Internet: deutsche-familienversicherung.de
12	DKV Deutsche Krankenversicherung AG Aachener Straße 300 50594 Köln	Tel.: 0800/3746444 Fax: 0221/578-600 E-Mail: service@dkv.com Internet: www.dkv.com
13	vigo Krankenversicherung VVaG Konrad-Adenauer-Platz 12 40210 Düsseldorf	Tel.: 0211/355900-0 Fax: 0211/355900-20 E-Mail: service@vigo-krankenversicherung.de Internet: www.vigo-krankenversicherung.de
14	Envivas Krankenversicherung AG Gereonswall 68 50670 Köln	Tel.: 0800/4252525 E-Mail: info@envivas.de Internet: www.envivas.de
15	ERGO Direkt Lebensversicherung AG Karl-Martell-Straße 60 90344 Nürnberg	Tel.: 0800/9994410 Fax: 0800/7011111 E-Mail: beratung@ergodirekt.de www.ergodirekt.de
16	FAMK Freie Arzt- und Medizinkasse der Angehörigen der Berufsfeuerwehr und der Polizei VVaG Hansaallee 154	Tel.: 069/97466-0 Fax: 069/97466-130 E-Mail: info@famk.de Internet: www.famk.de

Nr.	Name und Anschrift	Telefonnummer/Faxnummer/E-Mail/Internet
	Postfach 11 07 52 60320 Frankfurt a. M.	
17	Generali Krankenversicherung Hansaring 40–50 50670 Köln	Tel.: 0221 1636–0 E-Mail: gesundheit@generali.de Internet: https://www.generali.de
18	Gothaer Versicherungsbank VVaG Arnoldiplatz 1 50969 Köln	Tel.: 0221/308–22222 Fax: 0221/308–21900 E-Mail: info@gothaer.de Internet: www.gothaer.de
19	HALLESCHE Krankenversicherung a. G. Reinsburgstraße 10 70178 Stuttgart	Tel.: 0711/6603–0 Fax: 0711/6603–333 E-Mail: service@hallesche.de Internet: www.hallesche.de
20	HanseMerkur Krankenversicherung a. G. Siegfried-Wedells-Platz 1 20354 Hamburg	Tel.: 040/4119–0 Fax: 040/4119–3257 E-Mail: info@hansemerkur.de Internet: www.hansemerkur.de
21	HUK-Coburg-Krankenversicherung AG Bahnhofsplatz 96444 Coburg	Tel.: 09561/96–0 Fax: 09561/96–3636 E-Mail: info@huk-coburg.de Internet: www.huk.de
22	INTER Krankenversicherung AG Erzbergerstr. 9–15 68165 Mannheim	Tel.: 0621/427–427 Fax: 0621/427–944 E-Mail: info@inter.de Internet: www.inter.de
23	Krankenversorgung der Bundes-bahnbeamten (KVB) Salvador-Allende-Straße 7 60487 Frankfurt a. M.	Tel.: 069/24703–0 Fax: 069/24703–0 E-Mail: info@kvb.bund.de Internet: www.kvb.bund.de
24	LIGA Krankenversicherung katholischer Priester VVaG Weißenburgstraße 17 93055 Regensburg	Tel.: 0941/ 708184–0 Fax: 0941/ 08184–79 E-Mail: service@ligakranken.de Internet: www.ligakranken.de
25	LKH Landeskrankenhilfe V. V. a. G. Uelzener Straße 120 21335 Lüneburg	Tel.: 04131/7250 Fax: 04131/403402 E-Mail: info@lkh.de Internet: www.lkh.de
26	LVM Landwirtschaftlicher Versicherungsverein Münster V. V. a. G. Kolde-Ring 21 48151 Münster	Tel.: 0251/702–0 Fax: 0251/702–1099 E-Mail: info@lvm.de Internet: www.lvm.de
27	Mannheimer Krankenversicherung AG Augustaanlage 66 68165 Mannheim	Tel.: 0621/457–8000 Fax: 0621/457–4243 E-Mail: service@mannheimer.de Internet: www.mannheimer.de

Nr.	Name und Anschrift	Telefonnummer/Faxnummer/E-Mail/Internet
28	Mecklenburgische Krankenversicherung AG Platz der Mecklenburgischen 1 30625 Hannover	Tel.: 0511/5351–0 Fax: 0511/5351–4445 E-Mail: service@mecklenburgische.de Internet: www.mecklenburgische.de
29	Münchener Verein Krankenversicherung a. G. Pettenkoferstraße 19 80336 München	Tel.: 089/5152–1000 Fax: 089/5152–1501 E-Mail: info@muenchener-verein.de Internet: www.muenchner-verein.de
30	Nürnberger Krankenversicherung AG Ostendstraße 100 90334 Nürnberg	Tel.: 0911/531–5 Fax: 0911/531–3206 E-Mail: info@nuernberger.de Internet: www.nuernberger.de
31	Ottonova Krankenversicherung Ottostraße 4 80333 München	Tel.: 089 26 2098 000 E-Mail: helpdesk@ottonova.de Internet: https://www.ottonova.de
32	Pax-Familienfürsorge Krankenversicherung AG im Raum der Kirchen Doktorweg 2–4 32756 Detmold	Tel.: 0800/2153456 Fax: 0800/2875182 E-Mail: info@vrk.de Internet: www.vrk.de
33	PBeaKK Postbeamtenkrankenkasse K.d.ö.R. Hauptverwaltung Nauheimer Straße 98 70372 Stuttgart	Tel.: 0711/346 529 96 Fax: 0711/346 529 98 E-Mail: service@pbeakk.de Internet: www.pbeakk.de
34	R + V Versicherung AG Raiffeisenplatz 1 65189 Wiesbaden	Tel.: 0611/533–0 Fax: 0611/533–4500 E-Mail: ruv@ruv.de Internet: www.ruv.de
35	SDK Süddeutsche Krankenversicherung a. G. Raiffeisenplatz 5 70709 Fellbach	Tel.: 0711/7372–777 Fax: 0711/7372–7788 E-Mail: sdk@sdk.de Internet: www.sdk.de
36	Signal Krankenversicherung Joseph-Scherer-Str. 3 44121 Dortmund	Tel.: 0231/135–7991 Fax: 0231/135–4638 E-Mail: info@signal-iduna.de Internet: www.signal-iduna.de
37	ST. MARTINUS Priesterverein der Diözese Rottenburg-Stuttgart Kranken- und Sterbeversicherung KSK-V. V. a. G. Hohenzollernstr. 23 70178 Stuttgart	Tel.: 0711/600738 Fax: 0711/60074412 E-Mail: info@stmartinusvvag.de Internet: www.stmartinusvvag.de
38	VGH Provinzial Krankenversicherung Hannover AG Schiffgraben 4 30159 Hannover	Tel.: 0511/362–0 0800 175 0844 Fax: 0511/362–29–60

Übersicht und Adressen aller privaten Kranken- und Pflegekassen

Nr.	Name und Anschrift	Telefonnummer/Faxnummer/E-Mail/Internet
		E-Mail: service@vhg.de Internet: www.vgh.de
39	UNION Krankenversicherung AG Peter-Zimmer-Str. 2 66123 Saarbrücken	Tel.: 0681/844–7000 Fax: 0681/844–2509 E-Mail: service@ukv.de Internet: www.ukv.de
40	uniVersa Krankenversicherung a. G. Sulzbacher Straße 1–7 90489 Nürnberg	Tel.: 0911/5307–0 Fax: 0911/5307–3700 E-Mail: service@uniVersa.de Internet: www.universa.de
41	Württembergische Krankenversicherung AG Gutenbergstraße 30 70176 Stuttgart	Tel.: 0711/662–0 Fax: 0711/662–829400 E-Mail: info@wuerttembergische.de Internet: www.wuerttembergische.de

Anhang

Die hier abgedruckten Formulare können Sie auch als digitale Versionen herunterladen. Nähere Informationen dazu finden Sie im Kapitel ▶ Digitale Zusatzmaterialien.

Formular 1

Individueller Antrag auf das Persönliche Budget (Deutsche Rentenversicherung G9550 PDF; V004–28.06.2018–4)

Das aktualisierte Formular finden Sie unter:
https://www.deutsche-rentenversicherung.de/SharedDocs/Formulare/DE/Traeger/Bund/_pdf/G9550.html (Abruf: 11.06.2024)

Anhang

Antrag auf Leistungen in Form eines Persönlichen Budgets
(Original beim Leistenden, Kopien an beteiligte Leistungsträger und an Antrag stellende Person)

1	Antrag aufnehmende Stelle und Person

Name der Antrag aufnehmenden Stelle

Name der Antrag aufnehmenden Person

Erste Beratung am: ☐ Folgeberatung am:

Falls notwendig, Unterstützung vorhanden?

☐ nein   ☐ ja, durch _____

Einbeziehung weiterer Personen (zum Beispiel gesetzlicher Betreuer, Bezugspersonen, behandelnder Arzt):

2	Angaben zur Person

Name   Vornamen (Rufname bitte unterstreichen)

Geburtsname   Frühere Namen

Geburtsdatum   Geschlecht ☐ männlich ☐ weiblich   Staatsangehörigkeit

Geburtsort (Kreis, Land)

Derzeitige Adresse (Straße, Hausnummer)

Postleitzahl   Wohnort

Telefonisch tagsüber zu erreichen, Telefax, E-Mail (Angabe freiwillig)

Name der Krankenkasse   Krankenversicherten-Nr.

Pflegegrad   Rentenversicherungs-Nr.

Anerkennung nach dem Bundesversorgungsgesetz (BVG)   Hilfebedarfsgruppe   Stammnummer
☐ nein ☐ ja

GdS / GdB   Gleichstellung ☐ nein ☐ ja

3	Bankverbindung

IBAN (International Bank Account Number)
D E ☐

Geldinstitut (Name, Ort)

Kontoinhaberin / Kontoinhaber

| 4 | **Beantragte Leistungen aus folgenden Leistungsbereichen** (möglichst mit Angaben zu Art, Umfang und Form der Ausführung): |

☐ Medizinische Rehabilitation

☐ Teilhabe am Arbeitsleben

☐ Soziale Teilhabe

☐ Teilhabe an Bildung

☐ Ergänzende Leistungen

☐ Leistungen zur Pflege

Anhang

noch Ziffer 4

☐ Weitere Leistungen

| **5** | **Mögliche beteiligte Leistungsträger mit Adresse und Ansprechpartner** |

☐ Krankenkasse
Straße, Hausnummer, Postleitzahl, Ort | Ansprechpartner

☐ Bundesagentur für Arbeit
Straße, Hausnummer, Postleitzahl, Ort | Ansprechpartner

☐ Unfallversicherung
Straße, Hausnummer, Postleitzahl, Ort | Ansprechpartner

☐ Rentenversicherung
Straße, Hausnummer, Postleitzahl, Ort | Ansprechpartner

☐ Kriegsopferversorgung
Straße, Hausnummer, Postleitzahl, Ort | Ansprechpartner

☐ Kriegsopferfürsorge
Straße, Hausnummer, Postleitzahl, Ort | Ansprechpartner

☐ Öffentliche Jugendhilfe
Straße, Hausnummer, Postleitzahl, Ort | Ansprechpartner

☐ Sozialhilfe / Eingliederungshilfe
Straße, Hausnummer, Postleitzahl, Ort | Ansprechpartner

☐ Pflegekasse
Straße, Hausnummer, Postleitzahl, Ort | Ansprechpartner

☐ Integrationsamt
Straße, Hausnummer, Postleitzahl, Ort | Ansprechpartner

| **6** | **Bereits vorliegende Bewilligungsbescheide beziehungsweise Ablehnungsbescheide mit Angaben zum Leistungsträger, zur betreffenden Leistung und zum Datum des Bescheides und Untersuchungsbefunde und Untersuchungsberichte (möglichst Kopien beifügen)** |

☐
☐
☐
☐
☐

Formular 1

7	Hinweise

Hinweise der Antrag stellenden Person zum Beispiel in Bezug auf ihr Wunschrecht und Wahlrecht, auf die Form der Leistungsbeschaffung, zu Leistungen in Geld oder durch Gutscheine, zu weiteren Leistungen als Sachleistung beziehungsweise einmaligen oder regelmäßigen Geldleistungen

8	Einverständniserklärung / Widerspruchsrecht

Ich willige ein, dass meine personenbezogenen Daten, die im Rahmen der Bewilligung und Vergabe eines Persönlichen Budgets nach § 29 SGB IX an mich erforderlicherweise erhoben werden, zu diesem Zweck an die beteiligten Leistungsträger übermittelt werden dürfen.

Ich nehme zur Kenntnis, dass die Daten, die im Zusammenhang mit einer Begutachtung wegen der Erbringung von Sozialleistungen bekannt geworden sind, für eigene gesetzliche soziale Aufgaben zum Beispiel einem anderen Gutachter oder an andere Sozialleistungsträger auch für deren gesetzliche Aufgaben übermittelt werden dürfen (§§ 69 Abs. 1 Nr. 1, 76 Abs. 2 SGB X); ich dem widersprechen kann; ein Widerspruch zur Versagung oder Entziehung der beantragten Leistung führen kann, nachdem ich auf diese Frage schriftlich hingewiesen worden bin und eine mir gesetzte angemessene Frist verstrichen ist (§ 66 SGB I).

Ort, Datum   Unterschrift der Antrag stellenden Person / des Gesetzlichen Vertreters

9	Unterschrift

Ort, Datum   Unterschrift der Antrag stellenden Person / des Gesetzlichen Vertreters

10	Bestätigung der Antragsaufnahme

Ort, Datum   Stempel, Unterschrift der Antrag aufnehmenden Person

11	Ergebnis / Wiedervorlage

☐ Antragsaufnahme am: _____   Weiterleitung des Antrages am: _____

☐ Verlauf der Beratung / Ergebnis:

☐ Antragssplitting § 15 Abs. 1 SGB IX an:

   wegen

☐ Stellungnahmen nach §15 Abs. 2 SGB IX einholen von:

☐ Voraussichtliche Form des trägerübergreifenden Bedarfsfeststellungsverfahrens:

   ☐ schriftliches Verfahren

   ☐ Teilhabeplankonferenz, weil _____

☐ Wiedervorlage / Weiteres Procedere

Formular 2

Antrag auf Einrichtung einer gesetzlichen Betreuung (Bundesministerium der Justiz und für Verbraucherschutz)

Das aktualisierte Formular finden Sie unter:
https://www.justiz.nrw/BS/formulare/betreuung/zwischentext_formulare/bs_26a.pdf (**Abruf 11. 06. 2024**)

Formular 2

_____ _____
Name, Vorname   Ort und Tag

_____
Straße, Hausnummer

_____
PLZ, Wohnort

An das
Amtsgericht _____

_____

_____

☐ Ich bin _____ der/des

Betroffenen.

Ich rege an, eine Betreuung für ☐ Frau ☐ Herrn

_____
geboren am   in

_____
wohnhaft

☐
_____
Telefon

_____
Krankenkasse mit Anschrift und Versicherungsnummer (falls vorhanden) / Pflegeversicherung

mit dem Aufgabenkreis
☐ Gesundheitsfürsorge   ☐ Bestimmung des Aufenthalts   ☐ Wohnungsangelegenheiten
☐ Rentenangelegenheiten ☐ Vermögensangelegenheiten   ☐ _____

☐ _____ einzurichten.

Die/Der Betroffene ist nicht in der Lage, insoweit für ihre/seine Angelegenheiten zu sorgen, weil

_____

_____

☐ Eile ist geboten, weil

_____

_____

_____

Anhang

☐ Ich überreiche ein ärztliches Attest.   ☐ Ich werde ein ärztliches Attest nachreichen.

☐ Hausarzt ist meines Wissens

Dr.

_____

Anschrift

_____

☐ Die/Der Betroffene befreit sie/ihn von der ärztlichen Schweigepflicht:
    ☐ nein   ☐ ja
           ☐ Eine Erklärung hierüber übergebe ich.   ☐ Eine Erklärung hierüber werde ich nachreichen.

☐ Die/Der Betroffene hat von dieser Anregung   ☐ Kenntnis.
                                                 ☐ keine Kenntnis.

☐ Die/Der Betroffene ist mit der Betreuerbestellung   ☐ nicht einverstanden.
                                                    ☐ einverstanden.

    ☐ Die Einwilligungserklärung   ☐ lege ich vor.
                                   ☐ werde ich nachreichen.

☐ Die/Der Betroffene hat sich zur Betreuerbestellung nicht geäußert.

☐ Die/Der Betroffene befindet sich zur Zeit nicht in ihrer/seiner üblichen Umgebung, sondern voraussichtlich bis

☐ _____
    in

_____
Telefon

☐ _____

_____

☐ Die/Der Betroffene ist mit einer Anhörung in ihrer/seiner üblichen Umgebung   ☐ einverstanden.
                                                                                                                ☐ nicht einverstanden.

☐ Zur Anhörung und zur Untersuchung kann die/der Betroffene zum Gericht bzw. Sachverständigen
    ☐ kommen.   ☐ nicht kommen.

☐ Bei der Anhörung der/des Betroffenen können sich für das Gericht folgende Schwierigkeiten ergeben:
    ☐ Schwerhörigkeit   ☐ Sehbehinderung
    ☐ _____

☐ Ein Anhörungs- und/oder Untersuchungstermin kann vermittelt werden durch   ☐ Frau   ☐ Herrn

_____
wohnhaft

_____
Telefon

_____
Beziehung zur/zum Betroffenen:

_____

Formular 2

--*Soweit mir bekannt ist, gehören folgende Personen zu den nächsten Angehörigen und Bekannten:

Frau/Herr, Anschrift, Telefon, Beziehung zur/zum Betroffenen

Als besondere Vertrauensperson kommt in Frage ☐ Frau ☐ Herr

wohnhaft

Telefon

Beziehung zur/zum Betroffenen:

Sofern die/der Betroffene in einer Einrichtung wohnt, beantworten Sie bitte folgende Fragen:

☐ Seit wann befindet sie/er sich in der Einrichtung?
☐ Wo hat sie/er zuletzt gewohnt?
☐ Wer hat den Heimvertrag unterschrieben?
☐ Wer zahlt die Heimkosten?
☐ Sind Sicherungsmaßnahmen (z. B. Bettgitter, Gurte, etc.) erforderlich (wenn ja, welche und warum; auch dazu legen Sie bitte ein Aktuelles Attest bei, aus dem sich eine Diagnose, der Grund der Maßnahme und deren voraussichtliche Dauer ergibt)?

☐ _____

☐ Die/Der Betroffene schlägt vor,   ☐ Ich rege an,
  ☐ Frau ☐ Herr

wohnhaft

Telefon

Beziehung zur/zum Betroffenen:

☐ zur Betreuerin ☐ zum Betreuer zu bestellen.
  ☐ Diese/r ist damit ☐ einverstanden.
                       ☐ nicht einverstanden.
  ☐ Die/Der Betroffene ist damit ☐ einverstanden.
                                   ☐ nicht einverstanden.

Anhang

☐ Bei der Auswahl der Betreuerin/des Betreuers sollte berücksichtigt werden, dass

_____

_____

☐ Um die/den Betroffene/n kümmert sich

_____

☐ Soweit mir bekannt ist, bestehen

    ☐ folgende Betreuungsverfügungen

        ☐ _____

        ☐ _____

    ☐ folgende Altersvorsorgevollmacht/en

        ☐ _____

        ☐ _____

    ☐ folgende sonstige Vollmachten

        ☐ _____

        ☐ _____

Für die Bearbeitung bei Gericht und die Festsetzung der Gerichtsgebühren sind

Angaben zum Vermögen erforderlich

☐ Vermögen unter 10.000,00 € (Schonbetrag nach SGB XII)

☐ Vermögen über 25.000,00 €

☐ regelmäßige monatliche Einkünfte (Rente, Pensionen, etc.) ca. _____ €

_____
Unterschrift

Informationen zur Verarbeitung personenbezogener Daten in Rechtssachen durch die Justiz in Nordrhein-Westfalen sind unter: www.justiz.nrw/datenschutz/rechtssachen zu finden.

Formular 3

Antrag/Anregung zur Einrichtung einer rechtlichen Betreuung gemäß § 1896 BGB (Kammergericht Berlin)

Das aktualisierte Formular finden Sie unter:
https://service.berlin.de/dienstleistung/326840/ (**Abruf: 17.07.2024**)

Antrag/Anregung einer rechtlichen Betreuung

An das
Amtsgericht
-Betreuungsabteilung-

Ort, Tag

Anregung / Antrag zur Einrichtung einer rechtlichen Betreuung

    Anregung zur Einrichtung einer rechtlichen Betreuung

    Antrag zur Einrichtung einer rechtlichen Betreuung (kann nur durch die betroffene Person selbst gestellt werden)

Angaben zur Person der anregenden / Antrag stellenden Person:

    Frau   Herr

Name, Vorname

Geburtsdatum:

Anschrift (Straße, PLZ, Ort).

Telefon:

Angaben zur Person, für die die rechtliche Betreuung eingerichtet werden soll:

Name, Vorname

Geburtsdatum

Anschrift

Telefon:

derzeitiger Aufenthaltsort (z.B. Krankenhaus):

Beziehung zur betroffenen Person (z.B. Nachbar, Nachbarin, Sohn, Tochter):

Namen und Anschriften aller bekannten Angehörigen mit Verwandtschaftsgrad und Vertrauenspersonen (z.B. Ehegatten, Kinder, Freunde):

Soll jemand von diesen Personen am Verfahren beteiligt werden?

Wurde einer dieser Personen eine Vollmacht erteilt? (Bitte vorhandene Vollmachten in Kopie einreichen.)

    Vorsorgevollmacht   Patientenverfügung   Kontovollmacht

Formular 3

Die Betreuung ist erforderlich für folgende Aufgabenkreise:

Antrag/Anregung einer rechtlichen Betreuung

- [ ] Aufenthaltsbestimmung
- [ ] Gesundheitssorge
- [ ] Vermögenssorge
- [ ] Wohnungsangelegenheiten
- [ ] Heimangelegenheiten
- [ ] Postangelegenheiten
- [ ] Vertretung vor Behörden Gerichten Krankenkassen Versicherungen strafrechtliche Angelegenheiten
- [ ] Erbschaftsangelegenheiten

Die betroffene Person ist hinsichtlich der vorgenannten Aufgabenkreise nicht in der Lage für sich selbst zu sorgen, weil sie unter folgender Krankheit oder Behinderung leidet: (Bitte vorhandenes Attest beifügen.)

Besteht bereits eine Pflegestufe/ Pflegegrad?

  Ja   Nein   Beantragt   Welche?

(Falls eine Pflegestufe besteht, bitte eine Kopie des letzten Gutachtens des medizinischen Dienstes der Krankenkasse zur Festsetzung der Pflegestufe beifügen. Falls das Gutachten nicht beigefügt werden kann, bitte die Krankenkasse angeben, falls bekannt.) Krankenkasse:

Falls der Hausarzt oder ein anderer behandelnder Arzt der betroffenen Person bekannt ist, bitte hier Name, Anschrift und Telefon-Nr. angeben:

Warum wird die Betreuung jetzt beantragt? Ist Eile geboten? Wenn ja, warum?
(Bitte ausführliche Sachdarstellung über die Handlungserfordernisse, die abgewickelt werden müssen. Es verkürzt die Bearbeitungszeit, wenn der Sachverhalt möglichst umfassend geschildert wird, ggf. weiteres Blatt als Anlage beifügen.)

Bei Heimaufenthalt wird um Beantwortung folgender Fragen gebeten:
- Seit wann befindet sich d. Betroffene im Heim?
- Wer hat den Heimvertrag unterschrieben?
- Wer zahlt die Heimkosten?
- Sind Sicherungsmaßnahmen (z.B. Bettgitter, Gurte) erforderlich; falls ja, welche und warum? (Bitte aktuelles Attest beifügen.)

Hat d. Betroffene von der Betreuungsanregung Kenntnis?

  Ja   Nein

Hat sich d. Betroffene zu einer Betreuerbestellung geäußert und evtl. eine Person ausgewählt, die die rechtliche Betreuung übernehmen soll?

2

Antrag/Anregung einer rechtlichen Betreuung
  Ja   nein

Angaben zur ausgewählten Person:

Name, Vorname:

Geburtsdatum:

Anschrift:

Telefon:

Hat die vorgeschlagene Person Kenntnis und ist sie damit einverstanden?
  Ja   nein

Ist eine Verständigung mit d. Betroffenen möglich?
  Ja   nein

Könnten sich bei einer Anhörung Schwierigkeiten ergeben?
- [ ] Schwerhörigkeit
- [ ] Sehbehinderung
- [ ] Sprachschwierigkeiten (Ist ggfs. ein Dolmetscher notwendig?)

Könnte d. Betroffene zur Anhörung bei Gericht und zur Untersuchung beim Sachverständigen erscheinen?
  Ja   nein

Für die Bearbeitung beim Gericht und die Berechnung der Gerichtskosten sind Angaben zum Vermögen erforderlich:

Rente/Einkommen:

Grundbesitz:

sonstiges Vermögen (z.B. Sparguthaben):

....

Unterschrift der Antrag stellenden oder anregenden Person

BS 609 Stand 03.15

Formular 4

Fragebogen zur Vorbereitung auf die Begutachtung durch Medicproof (Medicproof GmbH)

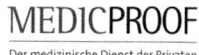

PFLEGEPROTOKOLL

Fragebogen zur Vorbereitung auf die Begutachtung

Zur Feststellung der Pflegebedürftigkeit wird Sie eine Gutachterin oder ein Gutachter* von MEDICPROOF besuchen. MEDICPROOF ist der medizinische Dienst der privaten Krankenversicherungen.

Bitte unterstützen Sie den Ablauf der Begutachtung durch eine gute Vorbereitung. Füllen Sie das Formular als Grundlage für die Fragen des Gutachters sorgfältig aus. So kann sich der Gutachter ein Bild vom Grad Ihrer Selbständigkeit machen. Die Angaben zu Ihren Pflegepersonen sind unter anderem für mögliche Zahlungen von Renten- und Arbeitslosenversicherungsbeiträgen wichtig.

Die Angaben in diesem Fragebogen sind nicht abschließend und erheben keinen Anspruch auf Vollständigkeit. Ihre Hinweise dienen aber als wichtige Basis für das Gespräch und werden vom Gutachter mit seinen eigenen Eindrücken und den geltenden Begutachtungsrichtlinien abgeglichen.

*Im Sinne einer sprachlichen Vereinfachung und für einen besseren Lesefluss wird im folgenden Text weitestgehend die maskuline Form verwendet.

1 Angaben zur pflegebedürftigen Person:

Name

Vorname

Geburtsdatum

Versicherung/Versicherungsnummer

2 **Welche körperlichen, seelischen und geistigen Beschwerden oder Beeinträchtigungen stehen im Vordergrund?** (Art und Beginn / besondere Ereignisse / Komplikationen)
Beschreiben Sie dies mit eigenen Worten.

_____
_____
_____
_____
_____

Formular 4

Bestehen Verhaltensauffälligkeiten oder demenzielle Symptome (z. B. Unruhezustände, Umtriebigkeit, aggressives/abwehrendes Verhalten, ausgeprägte Ängste/Panikattacken, Antriebslosigkeit bei depressiver Stimmungslage)? Wenn ja, welche und wie häufig? Seit wann?
Beschreiben Sie dies mit eigenen Worten.

_____
_____
_____
_____
_____
_____

Welche Hilfsmittel werden genutzt und welche werden Ihrer Einschätzung nach zusätzlich benötigt?
(z. B. Pflegebett, Rollstuhl, Toilettenrollstuhl, Badewannenlifter, Brille, Hörgerät etc.)
Beschreiben Sie dies mit eigenen Worten.

_____
_____
_____
_____
_____
_____

3 Wie schätzen Sie die Beeinträchtigungen Ihrer Selbständigkeit oder Fähigkeiten ein?
Pflegebedürftigkeit im Sinne des Gesetzes (SGB XI) orientiert sich daran, wie stark die Selbständigkeit oder die Fähigkeiten eines Menschen bei der Bewältigung des Alltags beeinträchtigt sind und er deshalb der Hilfe durch andere bedarf. Bitte geben Sie an, wie Sie Ihre Selbständigkeit und Ihre Fähigkeiten einschätzen.

Fortbewegen	☐ selbständig (ggf. mit Hilfsmittel)	☐ mit personeller Hilfe	☐ nicht möglich
Treppensteigen	☐ selbständig	☐ mit personeller Hilfe	☐ nicht möglich
Bettlägerigkeit	☐ nein	☐ manchmal	☐ ständig
Lagerungsbedarf	☐ nein	☐ ja	
Harninkontinenz	☐ nein	☐ manchmal	☐ ständig
		Versorgung mit:	
Stuhlinkontinenz	☐ nein	☐ manchmal	☐ ständig
		Versorgung mit:	

Anhang

	Selbständig (ohne fremde Hilfe)	teilweise selbständig (Unterstützung durch andere wird benötigt)	Unselbständig (keine eigene Beteiligung möglich)
Pflege des Oberkörpers	☐	☐	☐
Waschen des Intimbereichs	☐	☐	☐
Duschen und Baden	☐	☐	☐
An- und Auskleiden	☐	☐	☐
Nahrungsaufnahme	☐	☐	☐
Flüssigkeitsaufnahme	☐	☐	☐
Toilettengang	☐	☐	☐

	Fähigkeit vorhanden	Fähigkeit leicht- bis mittelgradig eingeschränkt	Fähigkeit nicht vorhanden
Orientierung	☐	☐	☐
Gedächtnis/Erinnerung	☐	☐	☐
Begreifen/Denken	☐	☐	☐
Teilnahme an Gesprächen	☐	☐	☐

	nie	häufig, aber nicht täglich (Eingreifen durch andere erforderlich)	täglich (Eingreifen durch andere erforderlich)
Verhaltensauffälligkeiten	☐	☐	☐
Antriebslosigkeit bei depressiver Stimmungslage	☐	☐	☐
Ausgeprägte Ängste/Panik	☐	☐	☐
Wahn/Halluzinationen	☐	☐	☐

	Selbständig (ohne fremde Hilfe)	teilweise selbständig (Unterstützung durch andere wird benötigt)	Unselbständig (keine eigene Beteiligung möglich)
Tagesgestaltung/ Aufbau oder Erhalt von Sozialkontakten/ Beschäftigung	☐	☐	☐

Fragebogen zur Vorbereitung auf die Begutachtung (Stand 12 | 2017) © MEDICPROOF GmbH 2017

Formular 4

Wann traten erstmalig Beeinträchtigungen auf? _____

Erfolgen auch während der Nacht Hilfeleistungen? ☐ ja ☐ nein
(z.B. Lagern, Toilettengänge, Wechsel der Inkontinenzartikel, Beruhigen, Medikamentengabe, Sauerstoffgabe)

Wenn ja, warum und wie oft?

_____

_____

_____

Besteht ein Unterstützungsbedarf bei der Haushaltsführung? ☐ ja ☐ nein
(z.B. Einkaufen, Kochen, Wohnungsreinigung, Wäschepflege, Nutzung von Dienstleistungen, Behördenangelegenheiten)

4 **Erfolgen medizinische Versorgungen oder Therapiemaßnahmen in der häuslichen Umgebung oder außerhalb des Hauses?** (z.B. Arztbesuche, Krankengymnastik, Wundversorgung)

Name des Arztes / Therapeuten	Maßnahme	durchschnittliche Häufigkeit	
		pro Woche	pro Monat

Bitte legen Sie einen Medikamentenplan bereit.
Ansonsten notieren Sie bitte, welche Medikamente angeordnet sind (z.B. Tabletten, Tropfen, Spray, Zäpfchen, Salben, Pflaster).

1.	2.
3.	4.
5.	6.
7.	8.

Werden Sie bei der Medikamenteneinnahme/-anwendung von jemandem unterstützt? ☐ ja ☐ nein

Anhang

Von wem wird die Pflege regelmäßig erbracht? (ggf. Rückseite nutzen)

Zur **Pflege** gehören z. B. die Körperpflege, die Hilfe bei den Toilettengängen und anderen Wegen, das An-/Auskleiden und die Hilfe bei der Nahrungsaufnahme, aber auch Betreuung, Beaufsichtigung und Beschäftigung, hauswirtschaftliche und administrative Verrichtungen sowie Medikamentengabe oder andere Behandlungspflege.

Pflegeeinrichtung	Adresse	Pflegetage pro Woche	Pflegestunden pro Woche

Private Pflegeperson / Angehörige	Adresse	Pflegetage pro Woche	Pflegestunden pro Woche
Geb.-Dat.:			

Private Pflegeperson / Angehörige	Adresse	Pflegetage pro Woche	Pflegestunden pro Woche
Geb.-Dat.:			

Private Pflegeperson / Angehörige	Adresse	Pflegetage pro Woche	Pflegestunden pro Woche
Geb.-Dat.:			

Bitte geben Sie an, wer den Bogen ausgefüllt hat:

_____ _____
Name   Vorname

_____ _____
Ort, Datum   Unterschrift

Formular 5

Nachweis über einen Beratungsbesuch nach § 37 Abs. 3 SGB XI (GKV-Spitzenverband)

Das aktualisierte Formular finden Sie unter:

https://www.gkv-spitzenverband.de/media/dokumente/pflegeversicherung/richtlinien__vereinbarungen__formulare/formulare/nachweis/20241122_Nachweis_Beratungseinsatz_Formular_37_Abs3_SGBX.pdf (Abruf: 16.12.2024)

Nachweis über einen Beratungsbesuch nach § 37 Abs. 3 SGB XI

Angaben zur pflegebedürftigen Person:

Pflegeversichertennummer (ggf. entspricht diese der Krankenversichertennummer)

Name

Vorname

Geburtsdatum

Straße

PLZ   Ort

Bei der o. a. pflegebedürftigen Person wurde am ⌊_⌊_⌊_⌊_⌊_⌋

in der Zeit von ⌊_⌊_⌊_⌋ Uhr bis ⌊_⌊_⌊_⌋ Uhr ein Beratungsbesuch durchgeführt.

☐ Die Beratung erfolgte auf Wunsch der pflegebedürftigen Person im Rahmen einer Videokonferenz.

Hinweis: Die nachfolgenden Einschätzungen werden von der Beratungsperson dokumentiert:

1. Die Pflege- und Betreuungssituation wird **aus Sicht der pflegebedürftigen Person sowie der Pflegeperson** wie folgt eingeschätzt[1]:

   _____
   _____
   _____
   _____
   _____

2. Die Pflege- und Betreuungssituation wird **aus Sicht der Beratungsperson** wie folgt eingeschätzt[2]:

   _____
   _____
   _____
   _____
   _____

---

[1] Ziffer 1 und/oder 2 sind nur dokumentiert, sofern die pflegebedürftige Person bzw. die gesetzlich betreuende/vertretende Person der Weitergabe der Dokumentation zugestimmt hat. Die Einschätzungen sind auf der Ausfertigung des Nachweises über den Beratungsbesuch für die pflegebedürftige Person dokumentiert.
[2] Ebd.

Formular 5

3. Nach Einschätzung der Beratungsperson ist die Pflege- und Betreuungssituation sichergestellt:
   ☐ Ja.   ☐ Nein,
   weil
   _____
   _____
   _____
   _____
   _____

4. Werden aus Sicht der Beratungsperson Maßnahmen zur Verbesserung der Pflege- und Betreuungssituation angeregt?

   ☐ Nein, es werden keine Maßnahmen angeregt.

   ☐ Ja, es werden folgende Maßnahmen angeregt:

   ☐ Pflegekurs/-schulung   ☐ Tages-/Nachtpflege   ☐ Pflegesachleistungen
   ☐ Kombinationsleistung   ☐ Angebote zur Unterstützung im Alltag   ☐ Kurzzeitpflege
   ☐ Verhinderungspflege   ☐ Pflege-/Hilfsmittel/technische Hilfen   ☐ Wohnraumanpassung
   ☐ Rehabilitationsleistungen ☐ erneute Pflegebegutachtung   ☐ Freistellungsmöglichkeiten
                                                                     Pflegezeit/Familienpflegezeit

   ☐ Weitere Maßnahmen und Erläuterungen zu o. a. Maßnahmen
   _____
   _____
   _____
   _____
   _____
   _____

5. ☐ Aus Sicht der Beratungsperson ist eine Pflegeberatung nach § 7a SGB XI angezeigt.

6. Die pflegebedürftige Person und die Pflegeperson(en) wurden auf die Auskunfts-, Beratungs- und Unterstützungsmöglichkeiten der Pflegestützpunkte sowie die Pflegeberatung nach § 7a SGB XI hingewiesen:

   ☐ Die pflegebedürftige Person wünscht eine Pflegeberatung nach § 7a SGB XI.

Anhang

Information

Die Weitergabe der beim Beratungsbesuch gewonnenen Erkenntnisse über die Möglichkeiten zur Verbesserung der häuslichen Pflegesituation darf an die Pflegekasse oder das private Versicherungsunternehmen und im Fall der Beihilfeberechtigung an die zuständige Beihilfefestsetzungsstelle nur mit Einwilligung der pflegebedürftigen Person vorgenommen werden. Die Datenverarbeitung dient der regelmäßigen Hilfestellung und Beratung der Pflegenden zur Sicherung der Pflegequalität.

Die Daten werden nicht an Dritte weitergegeben, sofern nicht in die Weitergabe eingewilligt wurde und keine akute Gefahrensituation vorliegt. Die Weitergabe der beim Beratungsbesuch gemachten Einschätzungen an die Pflegekasse oder das private Versicherungsunternehmen und im Fall der Beihilfeberechtigung an die zuständige Beihilfefestsetzungsstelle ist freiwillig. Aus einer Ablehnung der Einwilligung entstehen der pflegebedürftigen Person keine Nachteile. Bei Vorliegen einer akuten Gefahrensituation (Gefahr im Verzug) erfolgt die Weitergabe der Information, dass die Pflege nicht sichergestellt ist, jedoch auch ohne die Einwilligung der pflegebedürftigen Person. Eine akute Gefahrensituation liegt vor, wenn nach Einschätzung der Beratungsperson ein unmittelbarer Schaden für Leib oder Leben der pflegebedürftigen Person droht, weshalb ein sofortiges Einschreiten notwendig erscheint. Ebenfalls nicht erforderlich ist die Einwilligung für die Weitergabe der Information, dass aus Sicht der Beratungsperson eine Pflegeberatung nach § 7a SGB XI angezeigt ist.

Die Einwilligung in die Datenverarbeitung kann jederzeit bei der zuständigen Pflegekasse oder dem privaten Versicherungsunternehmen und im Fall der Beihilfeberechtigung bei der zuständigen Beihilfefestsetzungsstelle – auch ohne Angaben von Gründen – ganz oder teilweise schriftlich mit Wirkung für die Zukunft widerrufen werden. Nach Erhalt des Widerrufs werden die betreffenden Daten nicht mehr genutzt bzw. verarbeitet und gelöscht. Durch den Widerruf der Einwilligung wird die Rechtmäßigkeit der aufgrund der Einwilligung bis zum Zeitpunkt des Widerrufs erfolgten Verarbeitung nicht berührt.

Einwilligungserklärung:

Hinweis für Beratungen per Videokonferenz: Die Einwilligung der pflegebedürftigen Person bzw. der gesetzlich betreuenden/vertretenden Person genügt in mündlicher Form. Die Felder werden nach Absprache mit der pflegebedürftigen Person bzw. der gesetzlich betreuenden/vertretenden Person durch die Beratungsperson angekreuzt.

☐ Ich stimme der Übermittlung der unter Ziffer 3. gemachten Angaben zur Sicherstellung der Pflege- und Betreuungssituation an meine Pflegekasse bzw. mein privates Versicherungsunternehmen zu.

☐ Ich stimme der Übermittlung der unter Ziffer 4. genannten Empfehlungen zur Verbesserung der Betreuungs- und Pflegesituation an meine Pflegekasse bzw. mein privates Versicherungsunternehmen zu.

Im Rahmen des Beratungsbesuchs kann aufgrund des Gesamteindrucks bzw. auf Hinweise der pflegebedürftigen Person bzw. der Pflegeperson oder der gesetzlichen Betreuerin bzw. des gesetzlichen Betreuers zur Klärung von pflegefachlichen Fragestellungen eine Inaugenscheinnahme von bestimmten Körperregionen durch die Beratungsperson erforderlich sein. Eine solche Inaugenscheinnahme erfolgt nur mit Einwilligung der pflegebedürftigen Person:

☐ Ich habe einer Inaugenscheinnahme zugestimmt und stimme der Übermittlung dieser Information an meine Pflegekasse bzw. mein privates Versicherungsunternehmen zu.

Formular 5

Im Rahmen einer Pflegeberatung nach § 7a SGB XI können die beim Beratungsbesuch gewonnenen Erkenntnisse von der Pflegekasse oder dem privaten Versicherungsunternehmen für die weitere Beratung (z. B. zu Unterstützungsangeboten) verarbeitet werden:

☐ Ich stimme der Verarbeitung der übermittelten Ergebnisse des Beratungsbesuches zur Pflegeberatung nach § 7a SGB XI zu.

_____   _____
Ort, Datum   Unterschrift der pflegebedürftigen Person
                                  bzw. des gesetzlichen Betreuers/des
                                  Vertreters (nicht Zutreffendes streichen)

_____
Nur im Falle einer Beratung per Videokonferenz:
Unterschrift der Beratungsperson[3]

Eine Ausfertigung des Nachweises wurde der pflegebedürftigen Person bzw. der gesetzlich betreuenden/vertretenden Person ausgehändigt oder unverzüglich übermittelt.

_____ |_|_|_|_|_|_|_|_|_|
Stempel und Unterschrift der   IK des Pflegedienstes/der anerkannten
Beratungsperson (Pflegedienst/anerkannte   Beratungsstelle/der beauftragten
Beratungsstelle/beauftragte   Pflegefachkraft/der kommunalen
Pflegefachkraft/Pflegeberater nach § 7a   Beratungsstelle
SGB XI/kommunale Beratungsstelle)

Anschrift der Pflegekasse/des privaten Versicherungsunternehmens/der Beihilfefestsetzungsstelle:

|_|_|_|_|_|_|_|_|_|_|_|_|_|_|_|_|_|_|_|_|_|_|_|_|_|_|_|_|_|
Name (Bei längeren Namen bitte auch die nächste Zeile mitverwenden.)
|_|_|_|_|_|_|_|_|_|_|_|_|_|_|_|_|_|_|_|_|_|_|_|_|_|_|_|_|_|
Name
|_|_|_|_|_|_|_|_|_|_|_|_|_|_|_|_|_|_|_|_|_|_|_| |_|_|_|_|_|
Straße   Nr.
|_|_|_|_|_| |_|_|_|_|_|_|_|_|_|_|_|_|_|_|_|_|_|_|_|_|_|_|
PLZ   Ort

---

[3] Sofern im Falle der Beratung per Videokonferenz die Unterschrift der pflegebedürftigen Person bzw. der gesetzlich betreuenden/vertretenden Person nicht geleistet werden kann, versichert die Beratungsperson hiermit die Richtigkeit der Angaben entsprechend der Absprache mit der pflegebedürftigen Person bzw. der gesetzlich betreuenden/vertretenden Person.

Formular 6

Antrag auf Sozialhilfe

Das aktualisierte Formular finden Sie unter:
https://www.lkt-nrw.de/media/12801/antragsformular-sozialhilfe-sgb-xii-stand-2021.pdf (**Zugriff am 09.10.2024**)

Formular 6

Eingang	**Antrag auf Sozialhilfe - Seite 1 -**

Hinweis:
Falls eine einzelne volljährige Person eine getrennte Erfassung ihrer Daten wünscht, können die Daten in einem weiteren Antrag auf Sozialhilfe eingetragen werden. Die Richtigkeit der Angaben ist durch Unterschrift der jeweiligen Person oder ihres gesetzlichen Vertreters auf der letzten Seite zu bestätigen. Die Datenerhebung im Zusammenhang mit dem Antrag erfolgt nach § 67 a Abs. 2 Satz 1 Sozialgesetzbuch -Zehntes Buch (SGB X). Die weitere Datenverarbeitung erfolgt nach § 67 b Abs. 1 SGB X. Ihre Verpflichtung zur Mitwirkung in diesem Verfahren ergibt sich aus § 60 Abs. 1 Sozialgesetzbuch - Erstes Buch (SGB I). Sofern Sie dieser Mitwirkungspflicht nicht nachkommen, kann die beantragte Sozialhilfe ganz oder teilweise versagt werden. Um sachgerecht über Ihren Antrag auf Sozialhilfe entscheiden zu können, werden von Ihnen Informationen und Unterlagen über Sie benötigt. Sie werden deshalb gebeten, den Antrag sorgfältig auszufüllen. Bitte beachten Sie die Erläuterungen auf Seite 5 – 8 dieses Vordruckes und vergessen Sie nicht, den Antrag auf Seite 8 zu unterschreiben. Nachweise und Belege sind auf Verlangen vorzulegen oder es ist ihrer Vorlage zuzustimmen. Originalunterlagen erhalten Sie zurück.

← Art der beantragten Hilfe

Persönliche Verhältnisse und Zugehörigkeit zu bestimmten Personengruppen	PZ 1 ☐ männlich ☐ weiblich	PZ 2 ☐ männlich ☐ weiblich	PZ 3 ← Personenziffer ☐ männlich ☐ weiblich
	Antragsteller(in)	☐ Vater bei unverheirateten Minderjährigen ☐ Ehegatte oder eingetragener Lebenspartner(in) (nicht getrennt lebend) ☐ Lebenspartner(in) im Sinne des Lebenspartnerschaftsgesetzes ☐ Partner(in) in eheähnlicher Gemeinschaft	☐ Mutter bei unverheirateten Minderjährigen ☐ _____ (Art der Beziehung zum HS)
Familienname, auch Geburtsname, Vorname			
Anschrift Straße, Haus-Nr., PLZ, Ort Telefon (freiwillig)			
Geburtsdatum Geburtsort und -Kreis			
Familienstand	seit	seit	seit
Staatsangehörigkeit			
bei Ausländern aufenthaltsrechtlicher Status	☐ EU-Ausländer ☐ Asylberechtigter ☐ Kriegs- oder Bürgerkriegsflüchtling ☐ Sonstiger Ausländer	☐ EU-Ausländer ☐ Asylberechtigter ☐ Kriegs- oder Bürgerkriegsflüchtling ☐ Sonstiger Ausländer	☐ EU-Ausländer ☐ Asylberechtigter ☐ Kriegs- oder Bürgerkriegsflüchtling ☐ Sonstiger Ausländer
bei 15 – 66 Jährigen: Beschäftigung	☐ ja ☐ nein	☐ ja ☐ nein	☐ ja ☐ nein
Einschränkung der Arbeitskraft	☐ ja ☐ nein	☐ ja ☐ nein	☐ ja ☐ nein
Volle Erwerbsminderung	☐ ja ☐ nein	☐ ja ☐ nein	☐ ja ☐ nein
Vormund / Betreuer (Kopie der Bestellungsurkunde beifügen)			
Anschrift Straße, Haus-Nr., PLZ, Ort Telefon (freiwillig)			
Anerkannte Schwerbehinderung (Kopie Ausweis oder Bescheid beifügen)	Datum Grad der Behinderung % Antrag gestellt? ☐ ja ☐ nein	Datum Grad der Behinderung % Antrag gestellt? ☐ ja ☐ nein	Datum Grad der Behinderung % Antrag gestellt? ☐ ja ☐ nein
Bei geschiedenen oder getrennt lebenden Ehegatten	Urteil o.ä. vom - Gericht in		Geschäftszeichen

Weitere Personen im Haushalt

Persönliche Verhältnisse	PZ 4 ☐ männlich ☐ weiblich	PZ 5 ☐ männlich ☐ weiblich	PZ 6 ← Personenziffer ☐ männlich ☐ weiblich
Familienname, auch Geburtsname Vorname			
Geburtsdatum Geburtsort und –Kreis			
Familienstand	seit	seit	seit
Persönliche Stellung zum / zur Antragsteller(in) (z.B. Sohn)			
Staatsangehörigkeit			
bei Ausländern aufenthaltsrechtlicher Status	☐ EU-Ausländer ☐ Asylberechtigter ☐ Kriegs- oder Bürgerkriegsflüchtling ☐ Sonstiger Ausländer	☐ EU-Ausländer ☐ Asylberechtigter ☐ Kriegs- oder Bürgerkriegsflüchtling ☐ Sonstiger Ausländer	☐ EU-Ausländer ☐ Asylberechtigter ☐ Kriegs- oder Bürgerkriegsflüchtling ☐ Sonstiger Ausländer
bei 15 – 66 Jährigen: Beschäftigung	☐ ja ☐ nein	☐ ja ☐ nein	☐ ja ☐ nein
Einschränkung der Arbeitskraft	☐ ja ☐ nein	☐ ja ☐ nein	☐ ja ☐ nein
Volle Erwerbsminderung	☐ ja ☐ nein	☐ ja ☐ nein	☐ ja ☐ nein
Bestreitet den Lebensunterhalt selbst	☐ ja ☐ nein	☐ ja ☐ nein	☐ ja ☐ nein

Antrag auf Sozialhilfe – Seite 2 –

I. Unterhaltsberechtigte/unterhaltspflichtige Personen außerhalb des Haushaltes
(wie: leibliche Kinder/Adoptivkinder, Eltern, geschiedene oder getrennt lebende Ehegatten/Lebenspartner)

Familienname, Vorname	Geburtsdatum	Persönliche Stellung (z.B. zu PZ 01: Sohn)	Anschrift
1.			
2.			
3.			
4.			

Besteht ein Unterhaltstitel	Zu Zeile	Aktenzeichen:		Zu Zeile	Aktenzeichen

II. Bei Kindern nicht miteinander verheirateter Eltern

PZ	Name und Anschrift des unterhaltspflichtigen Elternteiles	Vaterschaft anerkannt vor/ Festgestellt durch/am	Bei Unterhaltsbeistandschaft: Name und Anschrift des Jugendamtes	Höhe des festgesetzten mtl. Unterhaltsbeitrages	
				Betrag	ab

III. Aufenthaltsverhältnisse

Zugezogen am	☐ alle Personen ☐ PZ _____	Zuzug einzelner Personen	PZ _____ am _____ PZ _____ am _____

Wurde bereits Sozialhilfe geleistet? ☐ Nein ☐ Ja, vom Sozialamt in	bis

Aufenthalt in den letzten 2 Monaten vor der Beantragung der Hilfe (ggf. Aufenthalt in einer Einrichtung, z.B. Krankenhaus, Heim, Justizvollzugsanstalt)			
von – bis	In (Zeiten, Orte ggf. mit Kreiszugehörigkeit, lückenlos angeben)	Stationäre Einrichtung	Übergangseinrichtung
		☐	☐
		☐	☐
		☐	☐
		☐	☐

Kostenträger des letzten Aufenthaltes in einer Einrichtung	Falls bereits aus der Einrichtung entlassen, Tag der Entlassung -->

IV. Bei Übertritt eines außerhalb der Bundesrepublik Deutschland geborenen Leistungssuchenden aus dem Ausland und Hilfebedürftigkeit innerhalb eines Monats nach dem Übertritt

PZ	Tag und Ort des Übertritts	PZ	Tag und Ort des Übertritts

V. Sind Angehörige durch Kriegsereignisse gefallen, vermisst bzw. verstorben oder in Ausübung des Wehr-/Zivildienstes, durch Gewalttaten, durch Impfschäden geschädigt bzw. verstorben?
Sind Angehörige von rechtsstaatswidrigen Entscheidungen der ehemaligen DDR betroffen?

Familienname, Vorname, Geburtsdatum, Verwandtschaftsverhältnis, letzter Familienstand

Formular 6

Antrag auf Sozialhilfe – Seite 3 –

VI. Kranken-/Pflegeversicherung der Personen im Haushalt

PZ	Leistungsträger (genaue Anschrift) Versicherungsnummer	Pflegeversicherung	Krankenversicherung	Mitgliedschaft bestand / besteht von	bis (falls bekannt)
		☐ nicht versichert ☐ pflichtversichert ☐ freiwillig versichert ☐ privat versichert	☐ nicht versichert ☐ pflichtversichert ☐ freiwillig versichert ☐ privat versichert		
		☐ nicht versichert ☐ pflichtversichert ☐ freiwillig versichert ☐ privat versichert	☐ nicht versichert ☐ pflichtversichert ☐ freiwillig versichert ☐ privat versichert		
		☐ nicht versichert ☐ pflichtversichert ☐ freiwillig versichert ☐ privat versichert	☐ nicht versichert ☐ pflichtversichert ☐ freiwillig versichert ☐ privat versichert		
		☐ nicht versichert ☐ pflichtversichert ☐ freiwillig versichert ☐ privat versichert	☐ nicht versichert ☐ pflichtversichert ☐ freiwillig versichert ☐ privat versichert		

VII. Einkommen (Bitte Einkommensnachweise für 12 Monate vorlegen)

Kein Einkommen [ ] [ ] [ ] [ ] [ ] ← Links sind die Personenziffern (PZ) einzutragen, die **kein** Einkommen haben. Nachfolgend bitte die einzelnen Einkommen eintragen, und zwar bezogen auf jede Person (PZ).

	Antragsteller(in)	Weitere Personen PZ		Antragsteller(in)	Weitere Personen PZ
Nichtselbstständige Tätigkeit (Nettoerwerbseinkommen, Ausbildungsvergütung)			Leistungen nach dem Lastenausgleichsgesetz (z.B. Unterhaltshilfe, Pflegegeld, Entschädigungsrente)		
Krankengeld (einschl. Arbeitgeberzuschuss)			Leistungen der Grundsicherung für Arbeitsuchende (SGB II), Leistungen der Arbeitsförderung (SGB III)		
Land- und Forstwirtschaft					
Gewerbebetrieb			Leistungen nach dem Wohngeldgesetz (Miet-/Lastenzuschuss)		
Sonstige selbstständige Tätigkeit			Leistungen für Kinder (z.B. Kindergeld, Erziehungsgeld, Leistungen nach dem Unterhaltsvorschussgesetz)		
Kapitalvermögen					
Vermietung und Verpachtung (siehe Rentabilitätsberechnung)			Ausbildungsförderung		
Renten / Pensionen (z.B. Rente wg. Erwerbsminderung, Altersruhegeld, Unfallrente, Landwirtschaftliches Altersgeld, Witwen- oder Waisenrente, Erziehungsrente, Kinderzuschuss/-zulage, Pflegegeld zur Rente, Werksrente, Kindererziehungsleistung, Sonstige Renten / Pensionen / Altersvorsorge)			Unterhaltsbeiträge		
			Leistungen nach dem Blinden- und Gehörlosengesetz		
			Leistungen der Pflegekasse		
			Privatrechtliche geldwerte Ansprüche (z.B. Beköstigung, Wohnrecht, Taschengeld), Pflegegeld		
Leistungen der Grundsicherung im Alter und bei Erwerbsminderung (SGB XII)			Leistungen Asylbewerberleistungsgesetz		
Leistungen nach dem Bundesversorgungsgesetz (z.B. Grundrente, Elternrente)			Steuererstattung		
			Sonstige Einkünfte		

VIII. Vom Einkommen evtl. absetzbare Beträge und besondere finanziellen Belastungen (Bitte Nachweise vorlegen)

Absetzbare Beträge	Antragsteller(in)	Weitere Person PZ	Absetzbare Beträge	Antragsteller(in)	Weitere Person PZ
Krankenversicherung			Rechtsschutzversicherung		
Pflegeversicherung			PKW-Haftpflichtversicherung		
Rentenversicherung			Aufwendungen für Arbeitsmittel		
Altersvorsorgebeiträge			Beiträge für Berufsverbände		
Unfallversicherung			Mehraufwendungen für doppelte Haushaltsführung		
Sterbegeldversicherung			Fahrtkosten zur Arbeitsstelle - mit öffentlichen Verkehrsmitteln		
Lebensversicherung			- mit PKW		
Hausratversicherung			- mit Motorrad		
Haftpflichtversicherung			- mit Mofa		
Berufsunfähigkeitsversicherung			Sonstige absetzbare Beträge		
PZ	Ggf. Begründung der Notwendigkeit, insbesondere bei Fahrtkosten (Entfernung zwischen Wohnung und Arbeitsstätte) und sonstigen absetzbaren Beträgen)				

Sofern Währungsangaben nicht in Euro sind, bitte Währung angeben!

Anhang

Antrag auf Sozialhilfe – Seite 4 –

IX. Bargeld, Guthaben (z.B. Spar- und Girokonten) und sonstiges Vermögen **(Bitte Nachweise vorlegen)**

	Antragsteller(in)	Weitere Personen PZ		Antragsteller(in)	Weitere Personen PZ
Bargeld			Hauseigentum / Wohnungseigentum		
Bank-/Spargutthaben (einschl. Vermögenswirksame Leistungen)			Sonstiger Grundbesitz		
Wertpapiere			Kraftfahrzeug(e)		
Forderungen			Sonstiges Vermögen		
Lebensversicherungen (Rückkaufwert)			Staatlich geförderte private Altersvorsorge		
Bestattungsvorsorge			Mietkaution oder Genossenschaftanteile		

Wurde Vermögen in den letzten 10 Jahren vor Eintritt der **Bedürftigkeit** auf andere Personen übertragen (z.B. Schenkung, Übergabevertrag, Altenteil, Verzicht auf Wohnrechte bzw. sonstige Rechte)? ☐ nein ☐ ja (Verhandlung aufnehmen)

Wenn nein, hat eine Übertragung vor mehr als 10 Jahren stattgefunden? ☐ nein ☐ ja (Verhandlung aufnehmen)

Sollten Sie bei den zuvor genannten Fragen „ja" angekreuzt haben, füllen Sie bitte die nachfolgenden Zeilen aus:

Begünstigte/r (Name, Adresse, ggf. gesonderte Aufstellung beifügen)	Art der Zuwendung (Was wurde übergeben?)	Höhe/Wert der Zuwendung

X. Kosten der Unterkunft (bei Haus-/Wohnungseigentum siehe Rentabilitätsberechnung)

Kaltmiete (Betrag)	Nebenkosten (Betrag), soweit nicht in der Miete enthalten	**Bitte Nachweise vorlegen!**	Kosten der Unterkunft (monatlicher Betrag)
	← z.B. Flurbeleuchtung, Fahrstuhl, Wassergeld, Treppenhausreinigung		

Wohnungsgröße Gesamt – qm	Anzahl der Räume	Davon untervermietet →	leer ... Räume	möbliert ... Räume	Wohngeld (Miet-/Lastenzuschuss) bewilligt bis ... monatlicher Betrag

Vermieter (Name und Anschrift, Geschäftszeichen)

Heizungsart	Energieart						Darin Kochfeuerung enthalten?	Einnahmen aus Untervermietung (monatlicher Betrag)
☐ Zentralheizung ☐ Einzelöfen	☐ Kohle	☐ Öl	☐ Gas	☐ Nachtstrom	☐ Haushaltsstrom	☐ Fernwärme	☐ nein ☐ ja	

Heizungspauschale (soweit nicht in der Miete untrennbar bzw. in den Hauslasten enthalten) (monatlicher Betrag)	ohne Warmwasserbereitstellung ☐	Mit Warmwasserbereitstellung ☐	zu zahlen an (auch Kundennummer)

Mieter der Wohnung	Zahl der Personen im Haushalt (falls abweichend von Personenzahl auf S. 1)

XI. mögliche Ansprüche bzw. beantragte Leistungen

Rentenversicherung Krankenversicherung Pflegeversicherung Unfallversicherung Lebens- und Sterbeversicherung Leistungen der Grundsicherung für Arbeitsuchende (SGB II), Leistungen der Arbeitsförderung (SGB III)	Leistungen nach dem Bundesversorgungsgesetz (BVG) (z.B. Leistungen der Kriegsopferfürsorge, Leistungen für Impfgeschädigte, für Opfer von Gewalttaten) Ansprüche auf Sachleistungen (z.B. Altenteil, Wohnung, Beköstigung, Pflege, Deputate)	Sonstige Ansprüche (z.B. Kindergeld, Unterhaltsvorschuss, Leistungen der Grundsicherung im Alter und bei Erwerbsminderung, Erbansprüche, Schadensersatzansprüche, Versorgungs-/Zugewinnausgleich, Beihilfeanspruch, Lohnforderung, Unterhaltssicherung, Lastenausgleichsleistungen, Entschädigungsrente, Haftlingshilfe)

PZ	lfd. Nr.	Versicherungs-/Leistungsträger bzw. Schuldner usw. (genaue Anschrift) Renten- oder Aktenzeichen	Bemerkungen z.B. Art des Anspruchs (s. oben), Versicherungssumme, Fälligkeitstag, Versichertenzeiten	Leistung beantragt am
	1			
	2			
	3			
	4			

PZ	Zu lfd. Nr.	Abgelehnt am	Falls Widerspruch/Klage Datum, Geschäftszeichen	PZ	Zu lfd. Nr.	Abgelehnt am	Falls Widerspruch/Klage Datum, Geschäftszeichen

Antragsbegründung und besondere finanzielle Belastungen (ggf. auf gesondertem Blatt fortsetzen)

Evtl. zu gewährende Geldleistungen bitte ich wie folgt zu zahlen:

IBAN	Bank/ Geldinstitut
⎵⎵⎵⎵ ⎵⎵⎵⎵ ⎵⎵⎵⎵ ⎵⎵⎵⎵ ⎵⎵⎵⎵ ⎵⎵	

Sofern Währungsangaben nicht in Euro sind, bitte Währung angeben!

Formular 6

Antrag auf Sozialhilfe – Seite 5 –

Zusammenstellung wichtiger Informationen für alle, die Sozialhilfe erhalten wollen (Merkblatt)

Einen ausführlicheren Überblick über die Leistungen der Sozialhilfe nach dem Sozialgesetzbuch – Zwölftes Buch (SGB XII) und deren Voraussetzungen gibt die Broschüre „Sozialhilfe und Grundsicherung" des für „Soziales" zuständigen Bundesministeriums. Diese Broschüre kann im Internet heruntergeladen oder bestellt werden: www.bmas.de – dort unter --> Service --> Publikationen.

Was ist Sozialhilfe und wer erhält sie?

Sozialhilfe ist eine Leistung der Kommune (kreisfreie Stadt oder Kreis zusammen mit den kreisangehörigen Städten und Gemeinden, Landschaftsverbände), auf die unter den Voraussetzungen des SGB XII ein Anspruch besteht, wie auf andere Sozialleistungen (z.B. Grundsicherung für Arbeitsuchende, Kindergeld oder Wohngeld). Sie können sich zum Thema Sozialhilfe im Sozialamt kostenlos beraten lassen.
Sozialhilfe erhält nur, wer alle anderen Möglichkeiten zur Beseitigung der Notlage ausgeschöpft hat. Die Sozialhilfe tritt erst ein, wenn dem Sozialamt die Notlage bekannt geworden ist (z.B. persönliche oder telefonische Vorsprache, Antrag, Brief). Die Übernahme von Schulden ist grundsätzlich ausgeschlossen, ebenso eine Übernahme von Kosten für Güter und Dienstleistungen, die zuvor ohne Beteiligung des Sozialamtes gekauft oder bestellt wurden.
Formen der Sozialhilfe sind die persönliche Hilfe, Geldleistungen und Sachleistungen. Ziel der Sozialhilfe ist es, die Leistungen möglichst schnell entbehrlich zu machen; deshalb hat sie die Aufgabe, Hilfe zur Selbsthilfe zu leisten. Sie haben hieran nach Ihren Kräften mitzuwirken.

Welche Hilfen gibt es?

Hilfe zum Lebensunterhalt erhält, wer den notwendigen Lebensunterhalt weder aus eigenen Mitteln (Einkommen und Vermögen) und Kräften (Einsatz der Arbeitskraft) noch mit Hilfe anderer (hierzu gehören auch Unterhaltszahlungen) bestreiten kann. Diese Verpflichtung, sich selbst zu helfen, trifft insbesondere Leistungsberechtigte und Ehegatten sowie Eltern im Verhältnis zu ihren minderjährigen unverheirateten, nicht schwangeren Kindern.

Können Leistungsberechtigte durch Aufnahme einer zumutbaren Tätigkeit Einkommen erzielen, sind sie hierzu sowie zur Teilnahme an einer erforderlichen Vorbereitung verpflichtet.

Wurden Unterhaltsansprüche nicht selbst geltend gemacht, so werden die Unterhaltspflichtigen durch den Sozialhilfeträger überprüft und eventuell herangezogen. Personen, die in eheähnlicher Gemeinschaft leben, werden wie Eheleute behandelt.
Suchen Personen Hilfe, die mit Verwandten oder Verschwägerten in einem Haushalt leben (hierzu gehören auch Stiefkinder), wird vermutet, dass deren Lebensunterhalt von den nicht leistungsberechtigten Personen im Haushalt sichergestellt wird (§§ 20, 39 SGB XII).
Durch die Hilfe zum Lebensunterhalt wird insbesondere der Bedarf eines Menschen an Ernährung, Kleidung und Unterkunft einschl. Heizung, Hausrat und anderen Bedürfnissen des täglichen Lebens gesichert. Sollten Sie umziehen wollen, stimmen Sie dies bitte zuvor mit dem Sozialamt ab, da nicht in jedem Falle die Kosten des Umzugs und der neuen Wohnung bei der Hilfe berücksichtigt werden.

Zur Sicherung des Lebensunterhalts im Alter und bei dauerhafter Erwerbsminderung werden auf Antrag Leistungen der **Grundsicherung** nach §§ 41 ff. SGB XII gewährt. **Weitere Hilfen** erhalten Personen, die in einer besonderen Lebenssituation, die nicht unter die Hilfe zum Lebensunterhalt fällt, Unterstützung benötigen (z. B. bei Krankheit, Behinderung, Pflegebedürftigkeit) und Hilfe nicht ausreichend von anderen, insbesondere Sozialleistungsträgern, erhalten. Auch bei diesen Hilfen wird der Einsatz von Einkommen und Vermögen geprüft. Die zur Hilfe zum Lebensunterhalt dargestellte Verpflichtung, sich selbst zu helfen, gilt auch hier.

Zahlung und Erstattung von Sozialhilfe

Sozialhilfe wird meistens als nicht zurück zu zahlende Leistung, in bestimmten Fällen aber auch als Darlehen gewährt. Darlehen kommen insbesondere bei kurzzeitiger Hilfe und bei vorrangig einzusetzendem Vermögen in Betracht. Auf Bankbelegen (Kontoauszüge, Überweisungsträger) sind die Hilfeleistungen für Sie am Aktenzeichen erkennbar.
Über die Hilfe kann täglich neu entschieden werden, da die Sozialhilfe keine rentengleiche Dauerleistung ist. Leistungen sind für den Zweck zu verwenden, für den sie bewilligt werden.

Eine Rückzahlung durch Leistungsberechtigte oder durch diejenigen, die die Leistung durch vorsätzliches oder grob fahrlässiges Verhalten herbeigeführt haben, ist vorgesehen. Dies gilt z.B., wenn Volljährige die Leistungsgewährung an sich oder ihre Angehörigen durch vorsätzliches oder grob fahrlässiges Verhalten herbeigeführt

Antrag auf Sozialhilfe – Seite 6 –

haben (z.B. arglistige Täuschung, falsche Angaben oder grob fahrlässige Verletzung der Sorgfaltspflicht). Ist in diesen Fällen auch der Straftatbestand des Betruges erfüllt, so wird er zur Anzeige gebracht.
Erben können in bestimmtem Umfang verpflichtet sein, in der Vergangenheit geleistete Sozialhilfe zu ersetzen.

Datenschutz und Mitwirkungspflichten

Wer Sozialhilfe beantragt oder erhält, hat nach §§ 60 ff Sozialgesetzbuch - Erstes Buch (SGB I) alle für die Leistung erheblichen Tatsachen anzugeben und der Erteilung von Auskünften Dritter zuzustimmen (z.B. Behörden, Ärzte, Krankenhäuser, Banken), wenn die notwendigen Daten nicht selbst beigebracht werden können. Alle Änderungen in den für die Leistung erheblichen Verhältnissen sind unverzüglich dem Sozialamt unaufgefordert mitzuteilen, insbesondere

- Aufnahme einer Erwerbstätigkeit, Schul- oder Berufsausbildung oder eines Studiums
- Beantragung und Bewilligung von Renten, Wohngeld (Miet-/Lastenzuschuss), Kindergeld, Leistungen der Agentur für Arbeit, Unterhaltsvorschussleistungen, anderen Sozialleistungen
- Erhalt von jeglichem Einkommen oder Vermögen
- Änderungen der Höhe laufender Einkünfte und ihr Wegfall
- Änderungen an Grundmiete und Nebenkosten sowie Wohnungswechsel
- Ein- und Auszug von Personen sowie vorübergehende Abwesenheitszeiten von Personen im Haushalt
- Beendigung des Schulbesuches oder einer Ausbildung von Kindern
- Ausscheiden aus der gesetzlichen Krankenversicherung, z. B. durch Kündigung des Arbeitsplatzes, Scheidung, Sperrzeiten, etc.
- Krankenhausaufnahmen und Kuranritte
- Mehrtägige Reisen

Beweismittel sind auf Verlangen vorzulegen oder ihrer Vorlage ist zuzustimmen. Wird diesen Pflichten nicht nachgekommen und sind die Verhältnisse ungeklärt, kann die Hilfe abgelehnt oder nicht weiter geleistet werden. Auf die auf den Folgeseiten abgedruckten Rechtsvorschriften des Sozial- und des Strafgesetzbuches wird hingewiesen.

Das Sozialamt darf das Bundeszentralamt für Steuern ersuchen, bei den Kreditinstituten die in § 93b Abs. 1 der Abgabenordnung – AO bezeichneten Daten abzurufen, soweit dies zur Überprüfung des Vorliegens der Anspruchsvoraussetzungen erforderlich ist und ein vorheriges Auskunftsersuchen an den Betroffenen nicht zum Ziel geführt hat oder keinen Erfolg verspricht (§ 93 Abs. 8 AO).

Das Sozialamt erhebt zur Bestimmung der Form der Sozialhilfe und deren detaillierter Ausgestaltung sowie zur Bemessung der Sozialhilfeleistung persönliche und wirtschaftliche Daten. Der Umfang dieser Daten ergibt sich in der Regel aus dem Sozialhilfeantrag. Es kann aber die Notwendigkeit bestehen, darüber hinausgehende Daten zu ermitteln, wenn die Ausgestaltung der Hilfe dies erfordert.

Es können auch Daten erhoben werden, deren Mitteilung freiwillig ist. Sie sind im Sozialhilfeantrag gekennzeichnet oder bei weiteren Fragen mit entsprechenden Hinweisen versehen.
Grundsätzlich hat jede Person das Recht, ihre eigenen Daten selbst dem Sozialamt mitzuteilen. Sollen andere Personen dies tun, ist für einen vertretenen Volljährigen eine Vollmacht notwendig; bei minderjährigen Kindern ist der gesetzliche Vertreter berechtigt. Kinder ab Vollendung des 15. Lebensjahres haben ein eigenes Antragsrecht (§ 36 SGB I).

Jeder hat Anspruch darauf, dass die ihn betreffenden Sozialdaten vom Sozialamt nicht unbefugt erhoben, verarbeitet oder genutzt werden. Die Einzelheiten zum Schutz der Sozialdaten sind in den §§ 67 ff. Sozialgesetzbuch - Zehntes Buch (SGB X), u.a. § 67 a „Datenerhebung", § 67 b „Zulässigkeit der Datenverarbeitung und -nutzung", sowie in § 35 SGB I „Sozialgeheimnis" geregelt. Die Daten werden maschinell verarbeitet und gespeichert.

Nach § 118 Abs. 1 SGB XII können die dort bestimmten Daten regelmäßig mit den Daten anderer Sozialhilfeträger und anderer Sozialleistungsträger, der Bundesagentur für Arbeit, den gesetzlichen Trägern der Unfall-, Renten- oder Krankenversicherung, dem Bundesamt für Finanzen, aber auch den kommunalen Dienststellen (z.B. Einwohnermeldeamt, Straßenverkehrsamt, Liegenschaftsamt) abgeglichen werden. Hierzu dürfen Name, Vorname (Rufname), Geburtsdatum, Geburtsort, Nationalität, Geschlecht, Anschrift und Versicherungsnummer der Empfänger von Sozialhilfeleistungen der zentralen Auskunftsstelle übermittelt werden. Weitere Dienststellen werden bei Bedarf gutachterlich beteiligt, wie z.B. das Schulamt, das Gesundheitsamt, die kommunale Bewertungsstelle beim Gutachterausschuss. Dies soll helfen, rechtmäßige und sachgerechte Hilfen zur Verfügung zu stellen und den Missbrauch von Sozialhilfe zu vermeiden. Sind ärztliche Unterlagen erforderlich, wird eine gesonderte widerrufbare Erklärung zur Entbindung von der ärztlichen Schweigepflicht von Ihnen angefordert.

Zur Beurteilung der Auswirkungen des SGB XII und zu seiner Fortentwicklung wird nach §§ 121 ff. SGB XII eine Bundesstatistik über die Empfänger der Sozialhilfe durchgeführt. Die dabei zu meldenden Erhebungsmerkmale ergeben sich aus § 122 SGB XII.

Weitere Informationen zu den Themen „Datenschutz" und „Mitwirkungspflichten" können Sie in Ihrem Sozialamt erhalten.

Antrag auf Sozialhilfe – Seite 8 –

Erklärung
der antragstellenden Personen

Ich habe das vorstehende Merkblatt erhalten und gelesen. Die im Antrag genannten Personen hatten ebenfalls Gelegenheit, das Merkblatt zu lesen.

Den Antrag auf Sozialhilfe mit seinen Anlagen habe ich für mich und für die mit mir in einem Haushalt zusammenlebenden minderjährigen Kinder wahrheitsgemäß ausgefüllt.

☐ Die Angaben zu den anderen Personen habe ich ausgefüllt, weil ich sorgeberechtigt bin bzw. mir Vollmacht erteilt wurde.

☐ Andere Personen haben ihre Angaben durch ihre Unterschrift (unten) bestätigt oder einen eigenen Vordruck ausgefüllt.

Soweit sich die persönlichen und wirtschaftlichen Verhältnisse (Familien-, Wohn-, Einkommens-, Vermögens- und Aufenthaltsverhältnisse) abweichend von den Antragsangaben entwickeln, werden die Unterzeichner die Änderungen unverzüglich und unaufgefordert dem Sozialamt mitteilen. Dies gilt auch für Angaben zu den vertretenen Personen.

☐ Besteht noch weiterer Informations- oder Unterstützungsbedarf, ggf. auch zu anderen Sozialleistungen?

Bescheide in Angelegenheiten der Sozialhilfe sollen an die nachstehende Person gesandt werden:

Die übrigen Personen werden von dieser Person informiert.

Datum	PZ 1	Unterschrift
Datum	PZ 2	Unterschrift
Datum	PZ 3	Unterschrift
Datum	PZ 4	Unterschrift
Datum	PZ 5	Unterschrift

Anhang

> **Antrag auf Sozialhilfe – Seite 9 –**

Auszug aus dem Sozialgesetzbuch - Allgemeiner Teil - (SGB I)
vom 11. 12. 1975 (BGBl I S. 3015),
zuletzt geändert durch Gesetz vom 19. Oktober 2013 (BGBl. I S. 3836)
(Eine evtl. aktuellere Fassung können Sie im Internet unter „http://bundesrecht.juris.de"
und dort unter „Gesetze/Verordnungen" und dem Stichwort „SGB I" finden.)

Dritter Titel: Mitwirkung des Leistungsberechtigten

§ 60 Angabe von Tatsachen

(1) Wer Sozialleistungen beantragt oder erhält, hat

1. alle Tatsachen anzugeben, die für die Leistung erheblich sind, und auf Verlangen des zuständigen Leistungsträgers der Erteilung der erforderlichen Auskünfte durch Dritte zuzustimmen,
2. Änderungen in den Verhältnissen, die für die Leistung erheblich sind oder über die im Zusammenhang mit der Leistung Erklärungen abgegeben worden sind, unverzüglich mitzuteilen,
3. Beweismittel zu bezeichnen und auf Verlangen des zuständigen Leistungsträgers Beweisurkunden vorzulegen oder ihrer Vorlage zuzustimmen.

Satz 1 gilt entsprechend für denjenigen, der Leistungen zu erstatten hat.

(2) Soweit für die in Absatz 1 Nr. 1 und 2 genannten Angaben Vordrucke vorgesehen sind, sollen diese benutzt werden.

§ 66 Folgen fehlender Mitwirkung

(1) Kommt derjenige, der eine Sozialleistung beantragt oder erhält, seinen Mitwirkungspflichten nach den §§ 60 bis 62, 65 nicht nach und wird hierdurch die Aufklärung des Sachverhalts erheblich erschwert, kann der Leistungsträger ohne weitere Ermittlungen die Leistung bis zur Nachholung der Mitwirkung ganz oder teilweise versagen oder entziehen, soweit die Voraussetzungen der Leistung nicht nachgewiesen sind. Dies gilt entsprechend, wenn der Antragsteller oder Leistungsberechtigte in anderer Weise absichtlich die Aufklärung des Sachverhalts erheblich erschwert.

(2) Kommt derjenige, der eine Sozialleistung wegen Pflegebedürftigkeit, wegen Arbeitsunfähigkeit, wegen Gefährdung oder Minderung der Erwerbsfähigkeit oder wegen Arbeitslosigkeit beantragt oder erhält, seinen Mitwirkungspflichten nach den §§ 62 bis 65 nicht nach und ist unter Würdigung aller Umstände mit Wahrscheinlichkeit anzunehmen, dass deshalb die Fähigkeit zur selbständigen Lebensführung, die Arbeits-, Erwerbs- oder Vermittlungsfähigkeit beeinträchtigt oder nicht verbessert wird, kann der Leistungsträger die Leistung bis zur Nachholung der Mitwirkung ganz oder teilweise versagen oder entziehen.

(3) Sozialleistungen dürfen wegen fehlender Mitwirkung nur versagt oder entzogen werden, nachdem der Leistungsberechtigte auf diese Folge schriftlich hingewiesen worden ist und seiner Mitwirkungspflicht nicht innerhalb einer ihm gesetzten angemessenen Frist nachgekommen ist.

Auszug aus dem Strafgesetzbuch - (StGB)
(Die jeweils aktuelle Fassung können Sie im Internet unter „http://bundesrecht.juris.de"
und dort unter dem Stichwort „StGB " finden)

§ 263 Betrug

(1) Wer in der Absicht, sich oder einem Dritten einen rechtswidrigen Vermögensvorteil zu verschaffen, das Vermögen eines anderen dadurch beschädigt, dass er durch Vorspiegelung falscher oder durch Entstellung oder Unterdrückung wahrer Tatsachen einen Irrtum erregt oder unterhält, wird mit Freiheitsstrafe bis zu fünf Jahren oder mit Geldstrafe bestraft.

(2) Der Versuch ist strafbar.

(3) In besonders schweren Fällen ist die Strafe Freiheitsstrafe von sechs Monaten bis zu zehn Jahren. .....

(4) § 243 Abs. 2 sowie die §§ 247 und 248a gelten entsprechend.

(5) ...

(6) Das Gericht kann Führungsaufsicht anordnen (§ 68 Abs. 1).

(7) ....

Weitere Informationen zu gesetzlichen Bestimmungen können Sie auf Wunsch auch in Ihrem Sozialamt erhalten.

Formular 7

Vollmacht/Vorsorgevollmacht
Kurzform der Vollmacht/Vorsorgevollmacht (Stand 2023, Hrsg.: Bundesministerium der Justiz)

Das aktualisierte Formular finden Sie unter:
https://www.bmj.de/SharedDocs/Downloads/DE/Formular/Vorsorgevollmacht.pdf?__blob=publicationFile&v=7 (**Zugriff am 09. 10. 2024**)

Anhang

VOLLMACHT A

Vollmacht Seite 1

Vollmacht

Ich, _____ (Vollmachtgeber/in)
Name, Vorname

_____
Geburtsdatum

_____
Geburtsort

_____
Adresse

_____
Telefon, Telefax, E-Mail

erteile hiermit Vollmacht an

_____ (bevollmächtigte Person)
Name, Vorname

_____
Geburtsdatum

_____
Geburtsort

_____
Adresse

_____
Telefon, Telefax, E-Mail

Diese Vertrauensperson wird hiermit bevollmächtigt, mich in allen Angelegenheiten zu vertreten, die ich im Folgenden angekreuzt oder angegeben habe. Durch diese Vollmachtserteilung soll eine vom Gericht angeordnete Betreuung vermieden werden. Die Vollmacht bleibt daher in Kraft, wenn ich nach ihrer Errichtung geschäftsunfähig geworden sein sollte.

Die Vollmacht ist nur wirksam, solange die bevollmächtigte Person die Vollmachtsurkunde besitzt und bei Vornahme eines Rechtsgeschäfts die Urkunde im Original vorlegen kann.

Fortsetzung Seite 2

Formular Vollmacht – Bundesministerium der Justiz, Stand: Januar 2023

A VOLLMACHT

Vollmacht Seite 2

1. Gesundheitssorge/Pflegebedürftigkeit

- Sie darf in allen Angelegenheiten der Gesundheitssorge entscheiden, ebenso über alle Einzelheiten einer ambulanten oder (teil-)stationären Pflege. Sie ist befugt, meinen in einer Patientenverfügung festgelegten Willen durchzusetzen. ○ ja ○ nein

- Sie darf insbesondere in eine Untersuchung des Gesundheitszustands, eine Heilbehandlung oder einen ärztlichen Eingriff einwilligen, diese ablehnen oder die Einwilligung in diese Maßnahmen widerrufen, auch wenn mit der Vornahme, dem Unterlassen oder dem Abbruch dieser Maßnahmen die Gefahr besteht, dass ich sterbe oder einen schweren und länger dauernden gesundheitlichen Schaden erleide (§ 1829 Absatz 1 und 2 BGB). ○ ja ○ nein

- Sie darf Krankenunterlagen einsehen und deren Herausgabe an Dritte bewilligen. Ich entbinde alle mich behandelnden Ärzte und nichtärztliches Personal gegenüber meiner bevollmächtigten Vertrauensperson von der Schweigepflicht. Diese darf ihrerseits alle mich behandelnden Ärzte und nichtärztliches Personal von der Schweigepflicht gegenüber Dritten entbinden. ○ ja ○ nein

- Solange es erforderlich ist, darf sie

    über meine freiheitsentziehende Unterbringung (§ 1831 Absatz 1 BGB) ○ ja ○ nein

    über freiheitsentziehende Maßnahmen (z.B. Bettgitter, Medikamente u. ä.) in einem Heim oder in einer sonstigen Einrichtung (§ 1831 Absatz 4 BGB) ○ ja ○ nein

    über ärztliche Zwangsmaßnahmen (§ 1832 Absatz 1 BGB) ○ ja ○ nein

    über meine Verbringung zu einem stationären Aufenthalt in einem Krankenhaus, wenn eine ärztliche Zwangsmaßnahme in Betracht kommt (§ 1832 Absatz 4 BGB) ○ ja ○ nein

    entscheiden.

-
-
-

2. Aufenthalt und Wohnungsangelegenheiten

- Sie darf meinen Aufenthalt bestimmen. ○ ja ○ nein
- Sie darf Rechte und Pflichten aus dem Mietvertrag über meine Wohnung einschließlich einer Kündigung wahrnehmen sowie meinen Haushalt auflösen. ○ ja ○ nein
- Sie darf einen neuen Wohnungsmietvertrag abschließen und kündigen. ○ ja ○ nein
- Sie darf einen Vertrag nach dem Wohn- und Betreuungsvertragsgesetz (Vertrag über die Überlassung von Wohnraum mit Pflege- und Betreuungsleistungen; ehemals: Heimvertrag) abschließen und kündigen. ○ ja ○ nein

-

Fortsetzung Seite 3

Formular Vollmacht – Bundesministerium der Justiz, Stand: Januar 2023

Vollmacht Seite 3

VOLLMACHT A

3. Behörden

- Sie darf mich bei Behörden, Versicherungen, Renten- und Sozialleistungsträgern vertreten. Dies umfasst auch die datenschutzrechtliche Einwilligung. ○ ja ○ nein

-

4. Vermögenssorge

- Sie darf mein Vermögen verwalten und hierbei alle Rechtshandlungen und Rechtsgeschäfte im In- und Ausland vornehmen, Erklärungen aller Art abgeben und entgegennehmen sowie Anträge stellen, abändern, zurücknehmen, namentlich ○ ja ○ nein

- über Vermögensgegenstände jeder Art verfügen (**bitte beachten Sie hierzu auch den nachfolgenden Hinweis 1**) ○ ja ○ nein

- Zahlungen und Wertgegenstände annehmen ○ ja ○ nein

- Verbindlichkeiten eingehen (**bitte beachten Sie hierzu auch den nachfolgenden Hinweis 1**) ○ ja ○ nein

- Willenserklärungen bezüglich meiner Konten, Depots und Safes abgeben. Sie darf mich im Geschäftsverkehr mit Kreditinstituten vertreten (**bitte beachten Sie hierzu auch den nachfolgenden Hinweis 2**) ○ ja ○ nein

- Schenkungen in dem Rahmen vornehmen, der einem Betreuer rechtlich gestattet ist. ○ ja ○ nein

-

- Folgende Geschäfte soll sie **nicht** wahrnehmen können:

-

-

Hinweis:
1. Denken Sie an die erforderliche Form der Vollmacht bei Immobiliengeschäften, für Handelsgewerbe oder die Aufnahme eines Verbraucherdarlehens (vgl. Ziffer 2.1.6 der Broschüre „Betreuungsrecht").
2. Für die Vermögenssorge in Bankangelegenheiten sollten Sie auf die von Ihrer Bank/Sparkasse angebotene Konto-/Depotvollmacht zurückgreifen. Diese Vollmacht berechtigt den Bevollmächtigten zur Vornahme aller Geschäfte, die mit der Konto- und Depotführung in unmittelbarem Zusammenhang stehen. Es werden ihm keine Befugnisse eingeräumt, die für den normalen Geschäftsverkehr unnötig sind, wie z. B. der Abschluss von Finanztermingeschäften. Die Konto-/Depotvollmacht sollten Sie **grundsätzlich** in Ihrer Bank oder Sparkasse unterzeichnen; etwaige spätere Zweifel an der Wirksamkeit der Vollmachtserteilung können hierdurch ausgeräumt werden. Können Sie Ihre Bank/Sparkasse nicht aufsuchen, wird sich im Gespräch mit Ihrer Bank/Sparkasse sicher eine Lösung finden.

Fortsetzung Seite 4

Formular Vollmacht – Bundesministerium der Justiz, Stand: Januar 2023

VOLLMACHT

Vollmacht Seite 4

5. Post und Fernmeldeverkehr

- Sie darf im Rahmen der Ausübung dieser Vollmacht die für mich bestimmte Post entgegennehmen, öffnen und lesen. Dies gilt auch für den elektronischen Postverkehr. Zudem darf sie über den Fernmeldeverkehr einschließlich aller elektronischen Kommunikationsformen entscheiden. Sie darf alle hiermit zusammenhängenden Willenserklärungen (z. B. Vertragsabschlüsse, Kündigungen) abgeben.   ○ ja   ○ nein

6. Vertretung vor Gericht

- Sie darf mich gegenüber Gerichten vertreten sowie Prozesshandlungen aller Art vornehmen.   ○ ja   ○ nein

7. Untervollmacht

- Sie darf Untervollmacht erteilen.   ○ ja   ○ nein

8. Betreuungsverfügung

- Falls trotz dieser Vollmacht eine gesetzliche Vertretung („rechtliche Betreuung") erforderlich sein sollte, bitte ich, die oben bezeichnete Vertrauensperson als Betreuer zu bestellen.   ○ ja   ○ nein

9. Geltung über den Tod hinaus

- Die Vollmacht gilt über den Tod hinaus.   ○ ja   ○ nein

10. Weitere Regelungen

- ....
....
....
....
....

....
Ort, Datum   Unterschrift der Vollmachtnehmerin/des Vollmachtnehmers

....
Ort, Datum   Unterschrift der Vollmachtgeberin/des Vollmachtgebers

Letzte Seite

Formular Vollmacht – Bundesministerium der Justiz, Stand: Januar 2023

Formular 8

Antrag auf Pflegewohngeld (Landkreistag NRW)

Das aktualisierte Formular finden Sie unter:
https://www.lkt-nrw.de/media/12439/antragsformular-pflegewohngeld-stand-2021.pdf (**Abruf: 11. 06. 2024**)

Formular 8

Träger/Einrichtung:	Bevollmächtigter/Betreuer: (Bitte Vollmacht/ Bestellung beifügen)
	Name:
	Adresse:
	Telefonnummer:
	Mobil:

☐ Kriegsopferfürsorge **(KOF)**

☐ Höherstufung beantragt am: _____

☐ Erste Kontaktaufnahme mit dem Träger/der Einrichtung am: _____

Antrag auf Pflegewohngeld ab: _____

☐ Neuantrag (immer in Original)   ☐ Änderung / Weiterbewilligung   ☐ Heimplatzwechsel

A. Angaben zur Person der/des Pflegebedürftigen

Name	Vorname	Geburtsdatum	Familienstand

Letzte Anschrift vor Aufnahme in die Pflegeeinrichtung
(bei Heimplatzwechsel: letzte Anschrift vor erstmaliger Aufnahme im Pflegeheim)

Tag der Aufnahme in die Pflegeeinrichtung:

Zustimmungserklärung   ist beigefügt   ☐
(bei Neuantrag)   wird nachgereicht   ☐

Pflegegrad: _____ seit: _____

☐ Einzelzimmer incl. Zuschlag
☐ Mehrbettzimmer

Der tägliche Pflegesatz beträgt seit dem _____ _____ €

B. Angaben zu den Einkommens- und Vermögensverhältnissen bitte Auswahl treffen **und** bitte Auswahl treffen **nicht getrennt lebenden** bitte Auswahl treffen sowie den Ansprüchen gegen die Pflegekasse

Grundsätzlich sind die Belege beizufügen lediglich im Ausnahmefall können diese zur Fristwahrung nachgereicht werden.

Zutreffendes bitte ankreuzen	ist/sind beigefügt	liegt/liegen vor	wird/werden nachgereicht
1.) Einkommenserklärung	☐	☐	☐ bis _____
2.) Einkommensnachweise[1]	☐	☐	☐ bis _____
3.) Vermögenserklärung	☐	☐	☐ bis _____
4.) Vermögensnachweise	☐	☐	☐ bis _____
5.) Bescheid der Pflegekasse über vollstationäre Pflegeleistungen	☐	☐	☐ bis _____

---

[1] Rentenbescheide der Rentenversicherungsträger (auch Werksrenten, Zusatzrenten, usw. - incl. zu erwartende Sonderzahlungen)

C. Angaben der Pflegeeinrichtung

(Zutreffendes bitte ankreuzen)

Für die Einrichtung besteht ☐ ein Versorgungsvertrag gem. § 72 Abs. 1 SGB XI
☐ Bestandsschutz für vollst. Einrichtungen gem. § 73 Abs. 3 und 4 SGB XI
☐ eine Vergütungsvereinbarung gem. § 85 SGB XI (liegt vor)

Der Nachweis über die genehmigten, gesondert berechenbaren, Aufwendungen gem. § 82 Abs. 3 SGB XI
☐ **ist beigefügt**   ☐ **liegt vor**

Für den belegten Heimplatz liegt Bedarfsbestätigung durch den überörtlichen Träger der Sozialhilfe (§ 11 Abs. 7 APG NRW) vor

☐ **ja**   ☐ **nein**

_____   _____
Ort, Datum   Unterschrift Einrichtungsmitarbeiter(in)

Sofern die Antragsstellung **nicht** mit Zustimmung des Bewohners durch das Heim erfolgt:

_____   _____
Ort, Datum   Unterschrift der/des Antragsteller/in bzw.
                             der/des Bevollmächtigten/Betreuer/in

D. Zustimmungserklärung
gemäß § 16 Abs. 2 APG DVO

Hiermit erkläre ich

Name	Vorname	Geburtsdatum

gemäß § 16 Abs. 2 APG DVO meine Zustimmung zur Antragstellung auf Leistungen gemäß § 14 Alten- und Pflegegesetz (APG NW) – Pflegewohngeld – durch den Träger der Einrichtung

Name der Pflegeeinrichtung

Straße, Hausnummer

PLZ, Ort

Eine das weitere Verwaltungsverfahren betreffende Vollmacht wird hierdurch nicht begründet.

Meine Mitwirkungspflichten gemäß § 16 Abs. 3 APG DVO i.V.m. §§ 60, 66 und 67 Sozialgesetzbuch Erstes Buch (SGB I) habe ich ausdrücklich zur Kenntnis genommen.

Die Zahlung des Pflegewohngeldes erfolgt gemäß § 16 Abs. 4 APG DVO unmittelbar an die Einrichtung.

Diese Zustimmungserklärung gilt bis auf Weiteres

☐ für die erstmalige Beantragung

☐ für Folgeanträge

_____   _____

Ort, Datum   Unterschrift
der/des Antragstellers/in
bzw. der/des Bevollmächtigten

Formular 9

Haushaltsscheck für Privathaushalte (Minijob-Zentrale)

Das vollständige und aktualisierte Formular finden Sie unter:
https://www.minijob-zentrale.de/SharedDocs/Downloads/DE/Formulare/privat/Haushaltsscheck-Formular.html (**Abruf: 17. 07. 2024**)

Formular 9

09 HAUSHALTSSCHECK für Privathaushalte

Per Fax: 0201-384 97 97 97 Per Post: Minijob-Zentrale • 45115 Essen
Alternativ können Haushaltshilfen auch online unter minijob-zentrale.de gemeldet werden.

○ Anmeldung
○ Abmeldung

Arbeitgeber/-in

Name | Vorname | Vorsatzwort, Namenszusatz, Titel

Straße und Hausnummer | Betriebsnummer als Privathaushalt

Postleitzahl | Wohnort | Steuernummer

E-Mail-Adresse | Telefonnummer

Beschäftigte/-r

Name | Vorname

Straße und Hausnummer | Telefonnummer

Land | Postleitzahl | Wohnort | Rentenversicherungsnummer der/des Beschäftigten

Nur ausfüllen, wenn die Rentenversicherungsnummer nicht bekannt ist
Geburtsdatum | Geburtsname | Geburtsort | Männlich Weiblich Divers
T T M M J J J J | | | ○ ○ ○

Pauschsteuer Ja ○ Nein ○ | Steuer-Identifikationsnummer der/des Beschäftigten (Nur angeben, wenn bei Pauschsteuer „Nein" angekreuzt ist)

Welche der folgenden Aussagen trifft auf Ihre Haushaltshilfe zu? Meine Haushaltshilfe...
übt eine weitere Beschäftigung mit einem Arbeits- | ist **nicht** gesetzlich | möchte selbst **Pflichtbeiträge** Ja ○ Nein ○
entgelt oberhalb der Geringfügigkeitsgrenze aus | krankenversichert | zur Rentenversicherung zahlen

Beschäftigung

Nur ausfüllen zur Anmeldung der Haushaltshilfe
Beginn der Beschäftigung am:
T T M M J J J J

Nur ausfüllen zur Abmeldung der Haushaltshilfe
Die Beschäftigung wurde beendet oder das Ende steht bereits fest.
Ende der Beschäftigung:
T T M M J J J J

Arbeitsentgelt

○ monatlich **gleichbleibend** ab: | Monatliches Arbeitsentgelt (volle Eurobeträge z. B. „0120") | Hiervon abweichendes Arbeitsentgelt im **ersten / letzten** Monat der Beschäftigung
| bis auf Weiteres Euro | Euro
T T M M J J J J
○ monatlich **schwankend**

SEPA-Basislastschriftmandat - gemäß § 28a Abs. 7 Sozialgesetzbuch Viertes Buch (SGB IV) zwingend erforderlich -

Deutsche Rentenversicherung Knappschaft-Bahn-See • 45115 Essen Gläubiger-Identifikationsnummer: DE 81KBS00000034886

Ich ermächtige die Deutsche Rentenversicherung Knappschaft-Bahn-See (KBS), Zahlungen von meinem Konto mittels Lastschrift einzuziehen. Zugleich weise ich mein Kreditinstitut an, die von der KBS auf mein Konto gezogenen Lastschriften einzulösen. Ich kann innerhalb von acht Wochen, beginnend mit dem Belastungsdatum, die Erstattung des belasteten Betrages verlangen. Es gelten dabei die mit meinem Kreditinstitut vereinbarten Bedingungen.

Hinweis: Die Mandatsreferenz teilen wir Ihnen separat (in der Regel auf dem Abgabenbescheid) mit.

Vorname und Name der Kontoinhaberin/des Kontoinhabers | Straße und Hausnummer

Postleitzahl | Wohnort | Kreditinstitut

D E
IBAN (International Bank Account Number)

Ort, Datum | Unterschrift

Das SEPA-Basislastschriftmandat ist nur mit Datum und Unterschrift gültig.

Die Minijob-Zentrale geht sorgfältig mit Ihren Daten um. Hinweise zum Datenschutz finden Sie in der Fußzeile auf der Homepage der Minijob-Zentrale. HHS09 001

Anhang

Deutsche Rentenversicherung
Knappschaft-Bahn-See
Minijob-Zentrale
45115 Essen

---

09 HAUSHALTSSCHECK für Privathaushalte
Per Fax: 0201-384 97 97 97 Per Post: Minijob-Zentrale • 45115 Essen
Alternativ können Haushaltshilfen auch online unter minijob-zentrale.de gemeldet werden.

○ Anmeldung
○ Abmeldung

Für den/die Arbeitgeber/-in

Arbeitgeber/-in
Name | Vorname | Vorsatzwort, Namenszusatz, Titel

Straße und Hausnummer | Betriebsnummer als Privathaushalt

Postleitzahl | Wohnort | Steuernummer

E-Mail-Adresse | Telefonnummer

Beschäftigte/-r
Name | Vorname

Straße und Hausnummer | Telefonnummer

Land | Postleitzahl | Wohnort | Rentenversicherungsnummer der/des Beschäftigten

Nur ausfüllen, wenn die Rentenversicherungsnummer nicht bekannt ist
Geburtsdatum | Geburtsname | Geburtsort | Männlich Weiblich Divers
T T M M J J J J | | | ○ ○ ○

Pauschsteuer ○ Ja ○ Nein | Steuer-Identifikationsnummer der/des Beschäftigten (Nur angeben, wenn bei Pauschsteuer „Nein" angekreuzt ist)

Welche der folgenden Aussagen trifft auf Ihre Haushaltshilfe zu? Meine Haushaltshilfe...
○ übt eine weitere Beschäftigung mit einem Arbeitsentgelt oberhalb der Geringfügigkeitsgrenze aus
○ ist **nicht** gesetzlich krankenversichert
○ möchte selbst **Pflichtbeiträge** zur Rentenversicherung zahlen ○ Ja ○ Nein

Beschäftigung

Nur ausfüllen zur Anmeldung der Haushaltshilfe
Beginn der Beschäftigung am:
T T M M J J J J

Nur ausfüllen zur Abmeldung der Haushaltshilfe
Die Beschäftigung wurde beendet oder das Ende steht bereits fest.
Ende der Beschäftigung:
T T M M J J J J

Arbeitsentgelt
○ monatlich **gleichbleibend** ab: | Monatliches Arbeitsentgelt (volle Eurobeträge z. B. „0120") | Hiervon abweichendes Arbeitsentgelt im **ersten / letzten** Monat der Beschäftigung
T T M M J J J J   bis auf Weiteres | Euro | Euro
○ monatlich **schwankend**

SEPA-Basislastschriftmandat – gemäß § 28a Abs. 7 Sozialgesetzbuch Viertes Buch (SGB IV) zwingend erforderlich –
Deutsche Rentenversicherung Knappschaft-Bahn-See • 45115 Essen Gläubiger-Identifikationsnummer: DE 81KBS00000034886
Ich ermächtige die Deutsche Rentenversicherung Knappschaft-Bahn-See (KBS), Zahlungen von meinem Konto mittels Lastschrift einzuziehen. Zugleich weise ich mein Kreditinstitut an, die von der KBS auf mein Konto gezogenen Lastschriften einzulösen. Ich kann innerhalb von acht Wochen, beginnend mit dem Belastungsdatum, die Erstattung des belasteten Betrages verlangen. Es gelten dabei die mit meinem Kreditinstitut vereinbarten Bedingungen.
Hinweis: Die Mandatsreferenz teilen wir Ihnen separat (in der Regel auf dem Abgabenbescheid) mit.

Vorname und Name der Kontoinhaberin/des Kontoinhabers | Straße und Hausnummer

Postleitzahl | Wohnort | Kreditinstitut

D E
IBAN (International Bank Account Number)

Ort, Datum | Unterschrift
Das SEPA-Basislastschriftmandat ist nur mit Datum und Unterschrift gültig.

Die Minijob-Zentrale geht sorgfältig mit Ihren Daten um. Hinweise zum Datenschutz finden Sie in der Fußzeile auf der Homepage der Minijob-Zentrale. HHS09 001

Formular 9

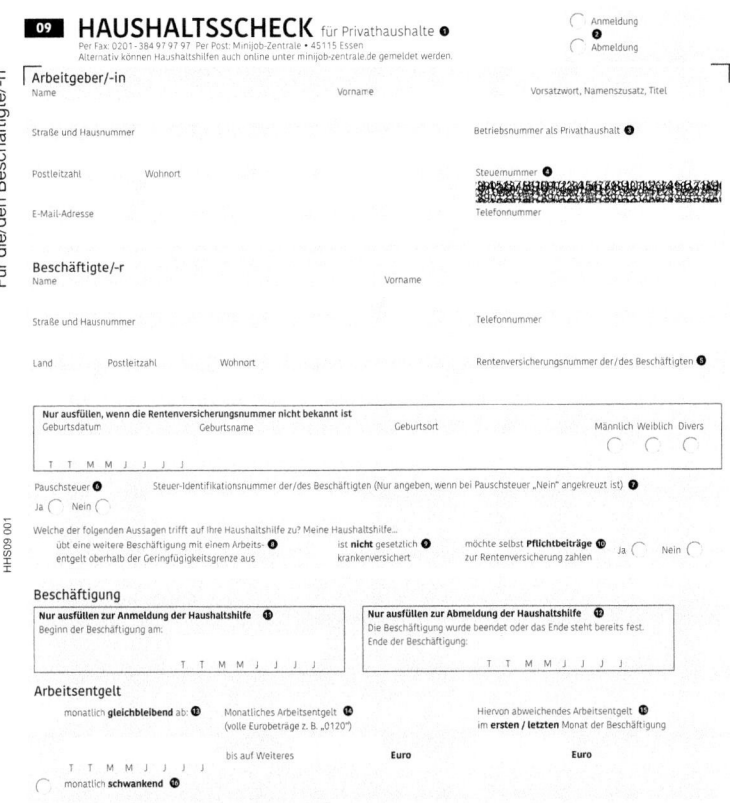

Haushaltsscheck – was Sie beachten sollten!

❶ Privathaushalte. Für das Haushaltsscheck-Verfahren kommen nur natürliche Personen als Arbeitgeberin oder Arbeitgeber in Betracht. Bei Beschäftigungsverhältnissen in privaten Haushalten, die mit Dienstleistungsagenturen, Wohnungseigentümergemeinschaften oder Hausverwaltungen geschlossen werden, kann der Haushaltsscheck nicht genutzt werden. Eine Hilfe im Haushalt kann nur dann mit dem Haushaltsscheck angemeldet werden, wenn sie für dieselbe arbeitgebende Person keine weiteren Arbeiten, wie z. B. in den dem Privathaushalt angeschlossenen Geschäftsräumen, erbringt.

❷ Anmeldung/Abmeldung. Der Haushaltsscheck ist für die Anmeldung zwingend zu verwenden. Die Abmeldung ist damit auch möglich (siehe Punkt 12). Alternativ kann hierfür und für Änderungen der Änderungsscheck genutzt werden.

❸ Betriebsnummer. Wenn Sie schon eine Betriebsnummer als Privathaushalt haben, dann tragen Sie diese bitte ein. Falls nicht, teilen wir Ihnen diese mit.

❹ Steuernummer. Die Steuernummer entnehmen Sie bitte Ihrem letzten Steuerbescheid. Wenn vorhanden, bitte eintragen.

❺ Rentenversicherungsnummer. Die Nummer erfragen Sie bitte bei Ihrer Haushaltshilfe. Sie kann zum Beispiel einem Dokument des Rentenversicherungsträgers oder der Lohnabrechnung eines anderen Arbeitgebers entnommen werden. **Nicht bekannt?** Bitte Geburtsname, Geburtsdatum, Geschlecht und Geburtsort der/des Beschäftigten eintragen.

❻ Pauschsteuer. Ja, wenn Sie die Lohnsteuer als so genannte einheitliche Pauschsteuer in Höhe von zwei Prozent des Arbeitsentgelts an uns zahlen möchten. **Nein,** wenn Sie die Lohnsteuer nach den Lohnsteuermerkmalen erheben, die dem zuständigen Finanzamt vorliegen.

❼ Steuer-Identifikationsnummer. Sie ist immer anzugeben, wenn unter Punkt 6 „Nein" angekreuzt ist und die Lohnsteuer nach den Lohnsteuermerkmalen erhoben wird. Jeder in Deutschland gemeldete Bürger besitzt eine bundeseinheitliche und dauerhaft gültige 11-stellige steuerliche Identifikationsnummer. Die Nummer findet Ihre Haushaltshilfe auf dem Schreiben des Bundeszentralamts für Steuern bei der erstmaligen Erteilung der Steuer-Identifikationsnummer, dem Einkommensteuerbescheid oder der Lohnsteuerbescheinigung.

❽ Weitere Beschäftigung oberhalb der Geringfügigkeitsgrenze. Bitte ankreuzen, wenn Ihre Haushaltshilfe gleichzeitig eine (Haupt-)Beschäftigung ausübt. Der Bezug von Leistungen wie Elterngeld oder Arbeitslosengeld stellt keine (Haupt-)Beschäftigung dar.

❾ Keine gesetzliche Krankenversicherung. Bitte ankreuzen, wenn Ihre Haushaltshilfe **nicht** gesetzlich krankenversichert ist. Der weit überwiegende Teil der Bevölkerung in Deutschland ist bei einer gesetzlichen Krankenkasse (AOK, BKK, Ersatzkasse, IKK, landwirtschaftliche Krankenkasse, KNAPPSCHAFT) pflicht-, freiwillig oder familienversichert.

❿ Pflichtbeiträge zur Rentenversicherung. Ja, wenn Ihre Haushaltshilfe **eigene Rentenbeiträge** zahlen möchte. Den monatlichen Rentenbeitrag berechnen wir mindestens von 175 Euro. Ihr Arbeitgeberanteil beträgt fünf Prozent vom tatsächlichen Arbeitsentgelt. Die Differenz bis zum vollen Beitrag trägt Ihre Haushaltshilfe. Diesen Beitragsanteil ziehen Sie Ihrer Haushaltshilfe vom Verdienst ab. Zur Fälligkeit buchen wir die vollen Rentenbeiträge vom angegebenen Konto ab.

Nein, wenn Ihre Haushaltshilfe **keine eigenen Rentenbeiträge** zahlen möchte und deshalb die Befreiung von der Rentenversicherungspflicht wünscht.

Eine Befreiung von der Rentenversicherungspflicht gilt als erteilt, wenn wir nicht innerhalb eines Monats nach Eingang des Haushaltsschecks widersprechen. Die Befreiung ist unwiderruflich und wirkt grundsätzlich ab Beginn des Kalendermonats, in dem Ihr Haushaltsscheck bei uns eingeht, frühestens ab Beginn der Beschäftigung. Bei mehreren Minijobs gilt die Befreiung für alle gleichzeitig bestehenden und später aufgenommenen Beschäftigungen.

Bitte wenden

Vor der Entscheidung für oder gegen die Zahlung von Pflichtbeiträgen empfehlen wir Ihrer Haushaltshilfe, sich mit dem Thema auseinanderzusetzen. Ihre Haushaltshilfe findet hierzu weitere Informationen auf minijob-zentrale.de. Gerade bei Rentnern ergeben sich aufgrund der Flexibilisierung der Vollrenten wegen Alters und der Hinzuverdienstgrenzen vielfältige Gestaltungsmöglichkeiten. Wenn Ihre Haushaltshilfe weitergehende Fragen hat, soll sie sich an ihren zuständigen Rentenversicherungsträger wenden, der sie individuell zu ihrer persönlichen Situation berät.

⑪ Beginn der Beschäftigung. Hier geben Sie den Beginn der Beschäftigung an. Den Beginn der Beschäftigung bitte nur bei der Anmeldung eintragen (auch bei erneuter Beschäftigung nach einer Unterbrechung von mehr als einem vollen Monat).

⑫ Ende der Beschäftigung. Hier tragen Sie das Datum ein, wenn die Beschäftigung beendet wurde. Bei einem befristeten Beschäftigungsverhältnis kann das Ende der Beschäftigung gleichzeitig mit der Anmeldung eingetragen werden.

⑬ Arbeitsentgelt monatlich gleichbleibend. Bitte ankreuzen, wenn Sie jeden Monat **denselben** Betrag zahlen. Tragen Sie bitte das Datum und rechts daneben das konstante monatliche Entgelt ein.

⑭ Arbeitsentgelt. Das ist das vereinbarte Bruttoentgelt, also der Betrag **vor** Abzug von eventuell einbehaltenen Steuern (siehe Punkt 6) und des Beitragsanteils der Haushaltshilfe bei Rentenversicherungspflicht (siehe Punkt 10). Sachbezüge (beispielsweise kostenlose Verpflegung) werden nicht dem Arbeitsentgelt zugerechnet.

⑮ Abweichendes Arbeitsentgelt im ersten/letzten Monat. Beginnt oder endet eine auf Dauer angelegte bzw. regelmäßig wiederkehrende Beschäftigung im Laufe eines Kalendermonats **und** Sie zahlen Ihrer Haushaltshilfe anstelle des vollen Verdienstes nur einen anteiligen Betrag, dann tragen Sie diesen bitte hier ein.

Beispiel 1
Beginn der Beschäftigung am 15. August 2022 mit einem gleichbleibenden monatlichen Arbeitsentgelt von 200 Euro. Trotz der geringeren Arbeitsleistung im August erhält die Haushaltshilfe im Monat des Beschäftigungsbeginns die vollen 200 Euro.
Lösung: Punkt 13: 15082022   Punkt 14: 0200 Punkt 15: keine Angaben

Beispiel 2
Beginn der Beschäftigung am 15. August 2022 mit einem gleichbleibenden monatlichen Arbeitsentgelt von 200 Euro. Aufgrund der geringeren Arbeitsleistung im August erhält die Haushaltshilfe im Monat des Beschäftigungsbeginns nur 100 Euro.
Lösung: Punkt 13: 15082022   Punkt 14: 0200 Punkt 15 (erster Monat): 0100

⑯ Arbeitsentgelt monatlich schwankend. Bitte ankreuzen, wenn Sie jeden Monat einen anderen Betrag zahlen. Die Arbeitsentgelte melden Sie bitte mit einem Halbjahrescheck. Diesen stellen wir Ihnen automatisch zur Verfügung.

⑰ SEPA-Basislastschriftmandat. Erteilen Sie bei Ihrer ersten Anmeldung oder wenn sich Ihre Bankverbindung geändert hat. Sie ermächtigen die Deutsche Rentenversicherung Knappschaft-Bahn-See/Minijob-Zentrale, folgende Beträge von Ihrem Konto abzubuchen: Beiträge zur Kranken- und Rentenversicherung (Beitragsanteile von Ihnen und bei Rentenversicherungspflicht auch die Ihrer Haushaltshilfe), Unfallversicherungsbeiträge, Umlagen zum Ausgleich der Arbeitgeberaufwendungen bei Krankheit und Mutterschaft, etwaige Nebenforderungen sowie gegebenenfalls die einheitliche Pauschsteuer. Das Lastschriftmandat ist nur mit Datum und Unterschrift gültig.

Sollte das SEPA-Basislastschriftmandat nicht von Ihnen, sondern von einer anderen Person erteilt worden sein, möchten wir Sie bitten, dass Sie alle relevanten Daten (Mandatsreferenz, Fälligkeitstag und die Höhe des einzuziehenden Betrages) dieser Person mitteilen. Sie erhalten diese Informationen in der Regel mit dem Abgabenbescheid. Sie können auch vorab mit dem Haushaltsscheck-Rechner unter minijob-zentrale.de Ihre Abgaben berechnen.

Ihre Minijob-Zentrale

Formular 10

Antrag auf Kostenübernahme

Das Formular finden Sie unter:
https://www.gkv-spitzenverband.de/media/dokumente/pflegeversicherung/phm_vertraege/Muster_PHM_Einzelvertrag_Lesefassung.pdf (**Abruf: 19.09.2024**)

Formular 10

Formular 11

Anlage 4 zum Vertrag über die Versorgung der Versicherten mit zum Verbrauch bestimmten Pflegehilfsmitteln gem. § 78 Abs. 1 i. V. m. § 40 Abs. 2 SGB XI

Antrag auf Kostenübernahme

....
(Name, Vorname)   (Geburtsdatum)   (Pflegekasse, Versichertennummer)

....
(Anschrift: Straße, PLZ, Wohnort)

Ich beantrage die Kostenübernahme für:

☐ zum Verbrauch bestimmte Pflegehilfsmittel - Produktgruppe (PG 54) - bis maximal des monatlichen Höchstbetrages nach § 40 Abs. 2 SGB XI / bei Beihilfeberechtigung bis maximal der Hälfte des monatlichen Höchstbetrages nach § 40 Abs. 2 SGB XI. Darüber hinausgehende Kosten werden von mir selbst getragen.

zum Verbrauch bestimmte Pflegehilfsmittel	zutreffendes ankreuzen	Pflegehilfsmittelpositionsnummer
saugende Bettschutzeinlagen Einmalgebrauch	☐	54.45.01.0001
Fingerlinge	☐	54.99.01.0001
Einmalhandschuhe	☐	54.99.01.1001
Mundschutz	☐	54.99.01.2001
Schutzschürzen - Einmalgebrauch	☐	54.99.01.3001
Schutzschürzen - wiederverwendbar	☐	54.99.01.3002
Händedesinfektionsmittel	☐	54.99.02.0001
Flächendesinfektionsmittel	☐	54.99.02.0002

☐ Pflegehilfsmittel zur Körperpflege/Körperhygiene (PG 51) unter Abzug eines Eigenanteils von 10 v. H., soweit keine Befreiung nach § 40 Abs. 3 Satz 5 SGB XI vorliegt.

benötigte Stückzahl	Pflegehilfsmittel zur Körperpflege/Körperhygiene	Pflegehilfsmittelpositionsnummer
	saugende Bettschutzeinlagen - wiederverwendbar	51.40.01.4

☐ durch folgenden Leistungserbringer:

Name und Anschrift	Institutionskennzeichen (sofern bekannt)

Mit meiner Unterschrift bestätige ich, dass ich darüber informiert wurde, dass die gewünschten Produkte ausnahmslos für die ambulante private Pflege (und nicht durch Pflegedienste) verwendet werden dürfen.

(Datum und Unterschrift der/des Versicherten)

....

Genehmigungsvermerk der Pflegekasse

☐ PG 51 mit Zuzahlung
☐ PG 51 ohne Zuzahlung

☐ PG 54
bis maximal des monatlichen Höchstbetrages nach § 40 Abs. 2 SGB XI

☐ PG 51 mit Zuzahlung/Beihilfeberechtigter
☐ PG 51 ohne Zuzahlung/Beihilfeberechtigter

☐ PG 54 Beihilfeberechtigung
bis maximal der Hälfte des monatlichen Höchstbetrages nach § 40 Abs. 2 SGB XI

---------------------   ---
(Datum)   (IK der Pflegekasse, Stempel und Unterschrift)

Vertragsstand 1. November 2008

Formular 11

Betreuungsverfügung (Stand 2023, Hrsg.: Bundesministerium der Justiz)

Das Formular finden Sie unter:
https://www.bmj.de/SharedDocs/Downloads/DE/Formular/Betreuungsverfuegung.pdf?__blob=publicationFile&v=5

Formular 11

Digitale Zusatzmaterialien

BETREUUNGSVERFÜGUNG

Betreuungsverfügung

Ich,

Name, Vorname

Geburtsdatum — Geburtsort

Adresse

Telefon, Telefax, E-Mail

lege hiermit für den Fall, dass ich infolge Krankheit oder Behinderung meine Angelegenheiten ganz oder teilweise nicht mehr selbst besorgen kann und deshalb ein Betreuer für mich bestellt werden muss, Folgendes fest:

■ **Zu meinem Betreuer/meiner Betreuerin soll bestellt werden:**

Name, Vorname

Geburtsdatum — Geburtsort

Adresse

Telefon, Telefax, E-Mail

■ **Falls die vorstehende Person nicht zum Betreuer oder zur Betreuerin bestellt werden kann, soll folgende Person bestellt werden:**

Name, Vorname

Geburtsdatum — Geburtsort

Adresse

Telefon, Telefax, E-Mail

■ **Auf keinen Fall soll zum Betreuer/zur Betreuerin bestellt werden:**

Name, Vorname

Geburtsdatum — Geburtsort

Adresse

Telefon, Telefax, E-Mail

■ **Zur Wahrnehmung meiner Angelegenheiten durch den Betreuer/die Betreuerin habe ich folgende Wünsche:**

1. 2.

3. 4.

Ort, Datum — Unterschrift

Formular Betreuungsverfügung – Bundesministerium der Justiz, Stand: Januar 2023

Digitale Zusatzmaterialien

Folgende Materialien im Buch erhalten Sie auch als digitale Versionen zum Download. Die Zusatzmaterialien[1] können Sie unter folgendem Link herunterladen: https://dl.kohlhammer.de/978-3-17-045358-6

Formular 1: Individueller Antrag auf das Persönliche Budget (Deutsche Rentenversicherung)
Formular 2: Antrag des Betroffenen auf Einrichtung einer gesetzlichen Betreuung (Bundesministerium der Justiz und für Verbraucherschutz)
Formular 3: Antrag/Anregung zur Einrichtung einer rechtlichen Betreuung gemäß § 1896 BGB (Kammergericht Berlin)
Formular 4: Fragebogen zur Vorbereitung auf die Begutachtung durch Medicproof (Medicproof GmbH)
Formular 5: Nachweis über einen Beratungseinsatz nach § 37 Abs. 3 SGB XI (GKV-Spitzenverband)
Formular 6: Antrag auf Sozialhilfe
Formular 7: Vollmacht/Vorsorgevollmacht
Formular 8: Antrag auf Pflegewohngeld (Landkreistag NRW)
Formular 9: Haushaltsscheck für Privathaushalte (Minijob-Zentrale)
Formular 10: Antrag auf Kostenübernahme
Formular 11: Betreuungsverfügung
Tabelle 5.5: Darstellung eines Pflegetagebuches
Tabelle 5.6: Überblick über die Leistungen der Pflegeversicherung
Tabelle 5.11: Entscheidungshilfen für den Einzug in eine stationäre Einrichtung
Tabelle 5.15: Merkzeichen und deren Bedeutung nach SGB IX (Schwerbehindertengesetz)

---

[1] Wichtiger urheberrechtlicher Hinweis: Alle zusätzlichen Materialien, die im Download-Bereich zur Verfügung gestellt werden, sind urheberrechtlich geschützt. Ihre Verwendung ist nur zum persönlichen und nichtgewerblichen Gebrauch erlaubt. Jede Verwendung außerhalb der engen Grenzen des Urheberrechts ist ohne Zustimmung des Verlags unzulässig und strafbar. Das gilt insbesondere für Vervielfältigungen, Übersetzungen, Mikroverfilmungen und für die Einspeicherung und Verarbeitung in elektronischen Systemen.

Stichwortverzeichnis

2

24-Stunden-Betreuung zu Hause 198

A

Altenpflegeeinrichtung 176
– Altenheim 176
– Altenpflegeheim 176
– Altenwohnheim 176
Anti-Dekubitusmatratze 136
Assessment 81

B

Barrierefreiheit
– in der Häuslichkeit 144
Begutachtung 157, 164
Belastungen von pflegenden Angehörigen 59
Beratung 53, 54
– Beschaffung relevanter Informationen 120
– im Internet 113, 114
– in der Häuslichkeit 111
– in »neutralen Räumen« 112
– telefonisch 109
– Vorbereitung 108
Beratungsangebote, gesetzliche 50
Beratungsbesuch
– nach § 45 SGB XI 32
Beratungsgespräch 54, 98
Beratungsgutscheine 41
Beratungsinhalte 28
Beratungskonstellation 97
Beratungskonzept 55
Beratungsprozess 54
Beratungsqualität 42
Beratungsstelle
– Vor- und Nachteile 112
Betreutes Wohnen 176, 193
Betreuungsrecht 208
Betreuungsverfügung 214
Budgetassistenz 222

C

Case Management 67, 223
– Abgrenzung zur Pflegeberatung 71
– als Handlungskonzept 67
– Anwendungskriterien 72
– Aufgaben 68
– Einsatz von 71
– Evaluation 89
– Fallebene 74
– Handlungskonzept 69
– Hilfeplanung 81
– Implementierung 93
– Leitlinien 71
– Linking 82
– Merkmale 71
– Monitoring 88
– Schrittfolge 74
– Systemebene 90
– Vernetzung 72
– Voraussetzungen 68
– Ziele 68, 72
Case Manager 46, 73

D

Datenschutz der EU 118
Demenz
– für Sicherheit sorgen 197
– Orientierung geben 197
– Wohntipps 196
Dienstleistungsnetzwerke 91
Dokumentation 158

E

Einlegerahmen, höhenverstellbar 135
Einrichtungen
– Ansprechpartner bei Beschwerden 184
– ohne Versorgungsvertrag 182
– stationäre 176, 179
Eisberg-Prinzip 105
Eldercare 188

Entlassungsmanagement 122
Entlassungsmanagement, gesetzlich vorgeschrieben 123
Ersatzpflege 169
Expertenstandards 122

F

Familienpflegezeitgesetz (FPfZG) 190
Freistellung zur Pflege eines Angehörigen, kurzfristige 188

G

gesetzliche Betreuung 213
Gesprächsführung
- klientenorientierte 56
- lösungsorientierte 55
- salutogenetische 57
Gesprächstechniken 99
Gesundheitsförderung 14
Gesundheitspolitik 13
Gesundheitssystem 13
GKV-Versorgungsstärkungssesetz 2015 123

H

Haushaltshilfe, geringfügig beschäftigt 202
Haushaltshilfen, ausländische 201
Hausnotrufsystem 138
Heimaufsicht 183
Heimbeirat 183
Heimentgelt 176
Heimgesetz 182
Heimpflegenotwendigkeitsbescheinigung 180
Heimvertrag 181
Hilfebedarf
- von Erwachsenen 167
Hilfen zur Pflege 203
Hilfeplan 226
Hilfeplankonferenz 227
Hilfsmittel 128, 131
- nach SGB V 134
Hilfsmittelrezept 129
Hilfsmittelverzeichnis 129
Hospiz
- ambulantes 233
- stationär 234

I

Investitionskosten 177

K

kollegiale Fallbesprechung 104
Kommunikation 98
Kosten, pflegebedingte 177
Kurzzeitheime 174
kurzzeitige Arbeitsverhinderung 188
Kurzzeitpflege 173, 180

L

Leistungskomplexe 168

M

Medicproof 219
Mehrgenerationenhaus 192

N

Netzwerk 90
Netzwerkarbeit 93

O

Ombudsmann 159

P

Palliativ-Konsiliardienst 234
Palliativnetzwerk 234
Palliativpflege 233
Palliativstation 234
Patientenverfügung 214
Personenrufsystem 138
- Anbieter 141
- Kosten 139
- Zusatzgeräte 140
Persönliches Budget 222, 223, 225, 226
Pflege zu Hause 59
Pflegebedürftigkeit 15
Pflegebedürftigkeitsbegriff, neu 149
Pflegeberater 60
- Kompetenzen 101
- materielle Ausstattung 107
- Qualifizierung 43
- Rolle 61, 127
- Stellenbeschreibung 117
- Verantwortung des Arbeitgebers 116
- Zugangsvoraussetzungen 45
Pflegeberatung 13, 53, 71
- Adressaten 103

- Checkliste für den Beraterkoffer 107
- Dokumentation 118
- durch Pflegestützpunkte 36
- Eigenverantwortlichkeit 61
- Einflussfaktoren 94, 103, 106, 116
- Ergebnisoffenheit 62
- Freiwilligkeit 61
- Gesprächsführung 55
- Gründe der Inanspruchnahme 16, 52
- im Internet 113, 114
- in der Häuslichkeit 111
- Individualität 61
- Informationsvermittlung 52
- Kinder als Pflegeperson 231
- Kosten 16
- Marketinginstrument 18
- Marketingkonzept 119
- Mitwirkende 104
- nach § 7a SGB XI 24, 35
- nach §37 Abs. 3 SGB XI 26
- neues Berufsfeld 21
- Perspektiven 17
- Pflege, durch Minderjährige 231
- psychosoziale Begleitung 55
- Ressourcenorientierung 62
- Setting 109
- telefonische 110
- Ziele 16, 58
- Zukunftsorientierung 62

Pflegeberatung, transkulturelle 231
Pflegebett 135
Pflegedatenbank 121
Pflegegeld 167
Pflegegeldbezieher 27
Pflegegrade 151
Pflegehilfsmittel 128, 131
- ausgewählte 135
- Empfehlungen bei der Begutachtung 133
- für den technischen Gebrauch 131
- Indikation zur Verordnung 132
- zum Verbrauch bestimmt 131
pflegende Angehörige 15
Pflegeperson
- laut § 14 SGB XI 172
Pflegeprotokoll 160
Pflegestärkungsgesetz (PSG) 149
Pflegestützpunkte 42
Pflegetagebuch 160
Pflegeversicherungsgesetz (SGB XI) 15
Pflegezeit 188, 189
Poolen von Leistungen 191
Prävention 14
Probewohnen 180

Q

Qualitätssicherung 15

R

Rechtsberatung 208, 214
Rollator 136

S

Sachleistung 168
Schlichtungsstelle 159
Selbsthilfegruppen 230
SMART- Modell 81
Sozialhilfe 203
Standardrollstuhl 136
Systemmanagement 92

T

Tagespflege 169
Teilhabe behinderter und benachteiligter Menschen 205
Trauercafé 235
Treppenlift 137
Treppensteiger 137

U

Umzug in stationäre Einrichtung 179
Unfallversicherung von pflegenden Angehörigen 187
Unterschiede PKV/GKV 216
Urlaub
- mit dem Pflegebedürftigen 229

V

Vereinbarkeit von Beruf, Familie und Pflege 187
Verhinderungspflege 170
Versorgungsplan 37
Vollmacht 214
Vorsorgeregister 213
Vorsorgevollmacht 214

W

Widerspruch 158
Wohnformen im Alter 191
Wohnraumberatung 145
Wohnumfeldanpassung 144, 145
- Antragstellung 147

– Zuschüsse 148
wohnumfeldverbessernde Maßnahmen 145
Wundmanager 135

Z

Zusatzleistungen 181